Group-analytic Psychotherapy

A Meeting of Minds

心理动力学团体分析

——心灵的相聚

［英］哈罗德·贝尔　　莉赛尔·赫斯特／著
（Harold Behr）　　（Liesel Hearst）

武春艳　徐旭东　李苏霓／译

中国轻工业出版社

图书在版编目（CIP）数据

心理动力学团体分析：心灵的相聚／（英）哈罗德·贝尔（Harold Behr），（英）莉赛尔·赫斯特（Liesel Hearst）著；武春艳译. —北京：中国轻工业出版社，2017.5（2024.10重印）

ISBN 978-7-5184-1231-0

Ⅰ.①心…　Ⅱ.①哈…　②莉…　③武…　Ⅲ.①集体心理治疗-研究　Ⅳ.①R459.9

中国版本图书馆CIP数据核字（2016）第316529号

责任编辑：朱胜寒　　　　责任终审：杜文勇
文字编辑：唐　淼　　　　责任校对：刘志颖
策划编辑：阎　兰　　　　责任监印：吴维斌

出版发行：中国轻工业出版社（北京鲁谷东街5号，邮编：100040）
印　　刷：三河市鑫金马印装有限公司
经　　销：各地新华书店
版　　次：2024年10月第1版第5次印刷
开　　本：710×1000　1/16　印张：18
字　　数：163千字
书　　号：ISBN 978-7-5184-1231-0　定价：52.00元
读者热线：010-65181109
发行电话：010-85119832　　010-85119912
网　　址：http://www.chlip.com.cn　http://www.wqedu.com
电子信箱：1012305542@qq.com
版权所有　侵权必究
如发现图书残缺请拨打读者热线联系调换
241847Y2C105ZYW

献给中德班

序　言

2008年9月至2010年6月在上海精神卫生中心首次举办了由心理师和精神科医生参加的心理团体分析模块培训，2011至2013年举办了第二期培训。肖泽萍教授、仇剑崟医生、徐勇医生和Alf Gerlach医生设计了培训内容，参与了教学。首期培训的参考书目为福克斯(1948,1975)、亚隆(2005)、Grotjahn(1977)和比昂的著作(1961)。

在首期培训结束之后，我们想到了Harold Behr和Liesel Hearst的书，决定以这本书为主要参考书目，因为它对分析性团体治疗做了很好的介绍，并用浅显易懂的语言解释了许多分析性团体治疗的重要内容。当然我们的培训也参考了福克斯、亚隆、Grotjahn和比昂的著作。

我们的生命始于团体

我们的生命始于小的家庭单位和延伸家庭。家庭外我们也生活在不同的团体中。我们是团体人，我们所经历的不同团体生活决定性地塑造了我们。

我们可以把团体理解为一个活的有机体——具有团体生命和团体文化。每个团体具有团体身体、团体无意识、团体自体、团体超我、团体理想和团体自我。可把团体生活比喻为多声部的音乐作品，一个声音处于前景，其他声音处于背景中。

团体可在许多不同的情绪和智力水平上工作，也能退行到精神病性状态。团体关心个体成员时也在关心其他成员和团体整体。如果对成员个人做出解释，这个解释同时也是针对其他人和团体整体的。团体成员就好像是一个句子里的单词，只有知道了每个单词的意思才能理解这句话。

什么是团体分析或团体心理治疗？

分析性团体治疗是一种团体心理治疗方法，由福克斯在1940年创立。团体分析是在团体里对个人的精神分析，由团体、团体成员和团体带领者操作。团体分析也是对团体进程的探索。

团体带领者的重要任务是建立并维持团体设置

团体分析师有重要任务，包括提高设置的清晰性。在团体里他不仅要分析不同成员间的人际关系，还要分析成员家庭内的重要经历、那些被带到成员日常生活和团体体验中的重要经历和体验。

团体进程中有关设置的最重要规则之一是所谓的自由悬浮注意，也就是团体治疗师观察团体，问自己团体整体上发生了什么、每个成员发生了什么。团体带领者运用自己的反移情来寻找这些问题的答案。

他就像是管弦乐队的指挥，既关注乐队整体，也关注乐队的各个组成部分以及乐队内的多重关系。

团体分析师要时刻想到精神分析的理论和技术，如个人潜意识的概念蕴藏了生活史中潜意识层面的所有关系体验。

团体里多种真实关系和移情关系

每个团体分析情境都是多重人际、多重关系的场，因为在这样的团体里发展出了不同的关系。如果成员是按照一个人的本来面目认识这个人的，那么这些关系可被看作真实的关系。但在每个团体里都会发展出不同的移情关系，也就是移情神经症。

福克斯把真实关系和移情关系的多样性，即关系的整个网络称为矩阵。团体矩阵就像是脑的神经网络，是团体内所有交流和关系的网络，无论这些关系是真实的还是移情性的。所有移情关系都要被体验到、认识到并得到修通。

团体里的自由悬浮联想、讨论、互动激发了团体里自发的共鸣，类似于打台球时球之间的互相碰撞。

团体里总会通过认同或真实的、移情性的反应，呈现出从一个成员到另一个成员意识的、前意识的或潜意识的共鸣。因此我们把共鸣现象理解为团体成员对另一个成员真实的和移情性的反应。在团体分析中所有这些共鸣、反应、回应都很重要。

团体生活的此时此地，团体作为整体，团体作为舞台，在团体里的再现

团体治疗师要关注团体生活里此时此地的现象，不仅要考虑到不同的成员，也要考虑到团体整体，这样做是很重要的。受潜意识幻想也即所谓团体幻想的驱使，团体发展出共同的行为。

团体里发生的事情就像是舞台上的表演，因此有必要关注团体内的再现。每个团体具有不同的场景、再现和关系体验。患者常常在团体里再现各自家庭内的经历，如成为替罪羊、讨人喜欢的或被宠坏的孩子、不受欢迎的孩子、公主或王子等。

团体像一个家庭

把团体比作家庭非常有助于进行团体分析。可把团体理解为处于俄狄浦斯期或前俄狄浦斯期的家庭。每个团体可能会表现出不同的俄狄浦斯关系，如同胞间的爱恨、竞争、嫉妒、羡慕，对团体父亲也即治疗师的爱或恨到要杀死治疗师，对团体母亲的爱和恨，等等。团体常被体验为一个好的、共情的母亲。团体也会被体验为不共情的、侵入性的或疏忽的母亲。团体里出现的爱的情感在某种程度上具有乱伦的意味，伴随着恐惧、内疚和／或愉悦。

在团体里有可能处理冲突

精神分析和团体分析是关系和冲突的心理学。没有任何一种关系不具有冲突。我总是鼓励团体意识到存在种种冲突，去描述冲突、分析冲突，目的是解决冲突或与冲突共存。

团体治疗的有效治疗因素

　　团体成员在其他成员身上看到了被自己拒绝的、分裂出去的那些部分。很保守的成员能够从别人那里学到如何开放地表达。团体帮助成员出离自我中心。每位成员都与他人的痛苦建立连接，有助于处理被隔离的痛苦。团体适宜地发展出投射和投射性认同。在足够好的团体中能够获得矫正性家庭情感体验。当成员离开团体时，团体处理与分离和丧失有关的感受和情绪。当有成员加入团体时，团体要处理的主题是"家里有弟弟妹妹出生，这意味着什么"。

Friedrich Markert

精神分析师，中德班高级组教师

2016.12

译 者 序

值此译稿付梓之际，心中有无限感激。

本书是中德心理治疗师连续培训项目（中德班）高级组团体心理治疗培训的参考书目。在2010年5月团体治疗培训结业之际，Friedrich Markert 医生向中德班推荐了本书，在此后的培训中教师们采纳了此书的内容。因为有中德班这个培训项目的存在和 Markert 老师的推荐，我们得以接触到这本书。

本书的翻译工作得到了中德班德方负责人 Alf Gerlach 博士和中方负责人肖泽萍、张海音、仇剑崟、徐勇医生的支持。感谢仇医生对翻译此书想法的肯定，由此开启了具体翻译出版事宜。感谢张天布、苏晓波医生向出版社举荐此书。感谢戴婕编辑在确定选题、洽谈版权中的付出，使翻译工作得以进行。感谢徐旭东、李苏霓的精准翻译。感谢阎兰、唐淼编辑在译稿审读、校对、付印中的编辑加工，个中艰辛，旁人难以体会。感谢刘金萍、胡丛笑、王琳丽、胡晓峰阅读译稿，提出修改意见，使得译稿更加契合中文语境。感谢学习小组董云梅、徐旭东、张冰的支持和鼓励。感谢唐伟医生的鼓励。

感谢中德班的组员们，谢谢你们。

感谢家人的陪伴。

自2005年参加中德班，至今已逾十年，衷心祝愿中德班越办越好。海角天涯，情系中德班。

尽管我们在翻译中力争字斟句酌，行文上仍难免有疏漏之处，还望读者不吝赐教，给予指正。联系邮箱：chunyanwu2006@gmail.com。

武春艳

2016.12

原著推荐序

　　心理治疗迅即成了艺术和科学。前者表现为治疗师的直觉、人格和想象力；后者表现为心理治疗的法则：治疗师应当对他人的想法和工作满怀好奇心。Harold Behr 和 Liesel Hearst 在对团体分析的广泛论述中举例说明了这两个领域的结合。本书是两位作者在团体分析领域作为治疗师、督导师和教师长期合作的结晶。

　　本书立足于福克斯学派基本的团体理论和实践模式。两位作者以此为基石，构建了当代团体分析实践的画卷，引领读者认识在此领域中快速发展的新思想。我认为本书是迄今为止最全面、完整的临床团体分析教科书，主要讲述了分析性团体治疗实践中会遇到的多种议题和任务。两位作者以在团体治疗的教学和督导中善于列举临床案例而著称，读者会在书中阅读到大量临床案例。我特别欣赏他们在讲述"评估""为团体治疗准备患者"以及"新团体的早期阶段"这些重要内容的技术问题时生动的对话。"行动中的团体"这一部分戏剧性地重现了这个领域内两位资深巧匠的工艺，提醒我们在仔细维持必要设置的情况下关注福克斯学派模式的价值、优点和治疗效果，以启迪心灵。

　　本书深思熟虑，富有同情心，对临床工作进行了许多睿智的观察；文笔机智、鲜明、反讽，文风生动活泼，作者的许多学生和同事都能认得出。它是对分析性团体心理治疗文献独特的、翔实的补充，拓宽了团体分析的方法和理念。我相信它适用于所有团体工作的从业人员，是一本对全世界的团体培训都有价值的参考书。

Tom Hamrogue

北伦敦团体治疗中心

致　谢

　　我们感谢 Sylvia Hutchinson 女士、Bryan Lask 教授、Steinar Lorentzen 医生、Malcolm Pines 医生和 Cynthia Rogers 女士的鼓励、支持和忠告。Ann Goldman 医生曾与我们中的一人一起担任共同治疗师，带领一个家长团体，感谢她允许我们使用这个团体的资料。最后，感谢 Lesley Behr 女士的辛勤劳动，把海量的涂鸦之作转变为付梓文稿，指导我们掌握必要的计算机写作技能，一路悉心关照直至定稿。

引　言

关于我们自己

我们作为心理治疗师的工作的方式，源自我们个人经历的与源自我们职业培训的一样多。写这本书时，我们主要涉及专业领域，但如果不补充一些个人的简介，以使读者有机会判断我们的偏好并与自己的工作进行比较，读者就不能看到全貌。当然这些个人简介经过了精心挑选，起到了遮羞布的作用，但我们仍希望它们能成功地揭示真实的情况，令读者能看到形成团体分析师身份的社会文化动机。

Harold Behr 记得他的团体分析是这样开始的："我生长于南非种族隔离时期。八九岁时我已经知道自己被分类为'欧洲人'。我逐渐明白我被分在这个团体很幸运，因为它给了我很多特权，相反我周围的许多人被分类为'非欧洲人'。同时困扰我的是看到我这个阵营——'欧洲人阵营'的儿童和成人——那么恶劣地对待其他阵营的儿童和成人。我特别注意到'欧洲人'表现出嘲讽姿态、侮辱和暴力行为，而他们所面对的人们只是畏缩地承受，丝毫没有报复的迹象。

那时，我在约翰内斯堡市中心的街道附近走动。那里的人群吸引了我，特别是那些因政治目的聚集的人们。其中一个场景给我留下了深刻的印象：从一个安全的办公大楼顶层望去，我看到约翰内斯堡市政厅的台阶上有一群怒火中烧的人。后来我得知是工会领袖 Solly Sachs 在做反政府集会演讲。我喜欢他们发出的众多诘问，同时我也感到害怕。俯瞰下去，另一群人正集结而来。一队警车停在街道上，从车里出来很多身穿卡其布外套的警察。他们围成了几个圈，每个圈都包围了一小部分人群。这些圆圈收紧，挤压所包围的人群，朝着警车的方向来回地摇摆。一些人头部被警棍击中，他们被推搡进警车，然后警车开走了。

回顾这段经历，我知道这一幕已经根植在我脑海里，告诉我团体既令人激动，又充满了危险。像19世纪晚期的群体心理学家一样，我无意去区分群体与其他任何类型的团体。似乎如果你在错误的地方，或站在错误的一面，或说出了错误的言论，头部就可能被打，被带走，受惩罚。但如果你不是因为自己的过错而是因为属于一个错误的团体，又该如何？对此我还没有答案。

20年后我有了首次带领治疗性团体的经历。那是在开普敦沃肯伯格医院（Valkenberg Hospital）登记的精神病患团体。沃肯伯格是典型的精神病院，远离主干道，有大片由病患精心照管的场地。我和一位职业治疗师一起带领一个由4位患者组成的团体。每位患者的诊断都不相同，但因特殊的需要，他们要待在一个封闭病房，这使他们联结在一起。我记得最清楚的是，我不能把他们的主诉与医疗人员一丝不苟地给出的诊断结合起来。实际上看上去那些诊断很大程度上与他们的病情并不相关，因为他们所关心的是不公正的居住条件、对加药或减药的焦虑以及病情改善转到开放病房的可能性。团体的第二课：专业人士与患者的客观世界出现隔阂。这两个世界在团体里相遇时，要建立有意义的沟通，专业人士的视角必须要有所矫正。

心理治疗之于我就像是疏离荒漠中的绿洲。在 Maudsley 医院的心理治疗科，我第一次接受了 Bob Hobson、Malcolm Pines 和 Heinz Wolff 对分析性团体治疗的督导，事实上他们认为在团体里与患者对话是值得重视的临床行为。条条大路通往伦敦团体精神分析研究所，在那里我结束了自然的学习，完成了可靠的培训；但是，我一直都认为团体可能产生不良效果，要么是在履行一个意识形态的议程的过程中，要么因缺乏专业性的理解。"

Liesel Hearst 的职业生涯有不一样的开端。

"我生于维也纳，我的家庭对什么构成了'好的社会'、如何在私人生活和公众生活中践行它具有强烈的信念。有些信念是错误的，有些甚至变得危险，但他们给了我清晰的团体身份和归属感以及婴儿通常在功能良好的家庭里所能获得的其他内容。在此情况下，我体验并认识到，一个人的社会环境对其情感形态、对生活的理解、个人的渴望——事实上，个体的整体人格——有重大且深远的影响。

那时我正处于青春期，正好体验了在一个自我定义的、强大的、不能容忍种族、宗教或意识形态差异，把自己的信念强加给整个国家的团体的粗暴攻击下，这种团体归属感是多么强烈和有影响力。我和家人属于幸运的人，通过移民逃离了灭顶之灾。但与祖国隔绝是我第一次经历被团体排除在外，成为局外人，不得不放弃所珍爱的身份感。我不得不重新去体验。

最终我加入了另一个团体——英国军队。可能因为这是我自己深思熟虑的、自愿的行为，对军队我没有弗洛伊德所描述的那些感觉。我并没有把我的部分自我委派给最高统帅，也就是弗洛伊德所说的'领导者'。我很清楚，我的目的碰巧与当时英军的目的一致，即击败德国纳粹。对我、英国人、德国人而言，它就是关乎生死的事情。

当生活再次正常地在年轻人面前展现时，个人必须要做出选择，承担责任。我决定拥抱英国，把它当作我的新家乡。我在那里定居，研究社会科学，结婚，养家。在我看来，由出生所决定的属于一个国家团体的原初感觉从来都不曾被取代；但当失去它时，却会有所得：有意识且充分地体验选择的含义。

大学毕业后我在饱受战争威胁的伦敦从事很有意义的社会精神病学工作。患者的勇气、达观和永不改变的归属感，帮助我靠近这个新世界。身为'外国人'，我置身于英国阶层之外，使病患更能近距离审视我。我能帮助他们看到社会给了他们哪些团体归属感，哪些是他们本来就拥有的。我一直对这个问题感兴趣，这成为我职业生涯的特点。

在实现成为团体分析师的终极职业目标之前，有一个团体——跨学科的儿童和家庭精神病诊所，我是其中的一员——帮助我成长。在我的职业生涯中，最令我满意的团体体验之一是与尊重、欢迎具有不同职业技能和取向的团体一起工作。正是这个团体鼓励我接受培训，在新成立的伦敦团体分析研究所先接受心理治疗师的培训，然后是团体分析师的培训。"

　　这两种不同的背景形成了持久的、种类繁多的职业合作。我们的初次合作犯的错误及由此产生的学习曲线与获得的成功和欢乐同样令人难忘。那是给一所精神病院的医务人员举办的团体心理治疗培训。培训很受欢迎，但也出现了一些神秘的小问题：教室被锁，钥匙丢失，培训过程中学员被叫走。晚上在回家的路上，我们坐在车里思考这些出乎意料的问题可能是潜意识的对顺畅授课的破坏。最后我们无意中发现原因可能是：在把多学科的人安排在一起时，我们忽略了医院的行政人员，没有纳入他们。这个教训对我们以后在丹麦和挪威的培训课程很有用，我们要求参加培训的团体具有多学科的结构。

　　在共同参与的多种培训项目中，我们发现早期形成的治疗取向——有的是医学和精神病学取向，有些是社会的和精神分析取向——为既往彼此孤立的学科提供了一种综合的模式。这就是我们所理解的团体分析的精髓。

　　我们在团体分析协会持续举办工作坊，后来为团体分析研究所的学员开设督导课程。我们认为应该言行一致，为此我们和一群志趣相投的同道建立了实践和督导团体分析的基地——北伦敦团体治疗中心。中心每年夏季也组织国际团体分析工作坊，给我们带来了很多专业上的乐趣。

目　录

第 1 章

团体分析的社会和文化基础

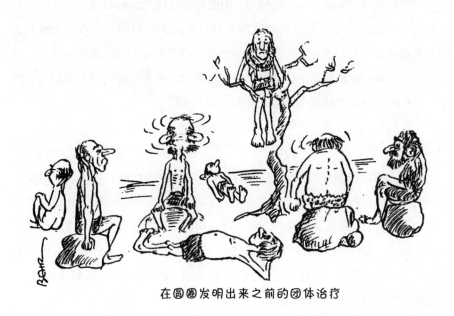

在圆圈发明出来之前的团体治疗

19世纪末，支撑科学观的三大支柱为医学、哲学和自然科学，并且它们是彼此孤立存在的。此时，虽然心理学尚处于摇篮之中，但在早期就出现了身份危机，在自然科学与新建立的社会科学之间徘徊。弗洛伊德学派横空出世，如地震般动摇了原有科学观的知识框架。正当人们刚认为自己从以诡辩的思维方式为主的黑暗时代中解放出来，并且认为自己是非常理性的生物时，弗洛伊德却揭示出人类其实是被其内心深处一种不合理的力量所支配。正如达尔文不停地强调人类存在着低等生物习性，弗洛伊德所论证的性本能和乱伦渴望的理论震惊了整个科学界，扰乱了原有的知识体系。

　　尽管充满来自当时正统科学家的挑战，弗洛伊德学派的观点仍然扎稳了根基。神经科医生和精神科医生对患者离奇多样的表现感到困惑，于是开始采纳弗洛伊德学派对心灵的假设和解释。直至第一次世界大战前，根据弗洛伊德的假设提出的理论及其临床应用已经生根发芽，欣欣向荣，一种叫作精神分析、针对精神疾病的新的治疗方式开始形成并获得了广泛关注。精神动力性心理治疗学科诞生了。

　　旧的科学秩序正在坍塌，同样地，旧的政治秩序也面临分崩瓦解。随着第一次世界大战的进行，曾经构成欧洲主要板块的奥匈帝国、沙俄和土耳其帝国及其他公侯国纷纷崩解；在这些地方形成了两大意识形态：共产主义与法西斯主义，这两大阵营都试图控制整个世界。此时，所有矛盾的核心都集中在德国。这个曾经被战争摧毁的国家，试图重新"崛起"。

法兰克福学派

　　此时，西欧的科学界发现自己被推进了政治的竞技场。目睹了法西斯主义和纳粹的危险行径及其最丑陋的表现，学者们在受惊吓的同时，在社会发展原则的基础上，凭着职业领悟力，努力寻找解决之道。许多人聚集在德国法兰克福，创立了后来被人们津津乐道的法兰克福学派，事实上它是个巨大的智库，致力于对不同的社会科学分支、精神分析、心理学和神经学的研究和整合，并将它运用到政治和日常社会生活的领域。

　　20世纪许多有影响力的社会和政治人物的思想都来自法兰克福学派，一些新学科如人际心理治疗和社会心理学的创立者也都来自这个学派。埃里希·弗洛姆（Erich Fromm）、赫伯特·马尔库塞（Herbert Marcuse）和西奥多·阿多诺（T.W. Adorno）是法兰克福社会科学院中左翼社团的成员。左翼社团成员一直致力于进一步完善并发展马克思主义社会理论，并对社会主义有了新的解读，他们称之为"批判理论"，此理论在原有的马克思主义社会理论的基础上着重强调文化和心理因素在社会现象中的重要性，在此之前，它完全是一个经济学理论。

　　统一的民族精神是一种建立在激进的社会主义原则基础上的意识形态，

这使得法兰克福学派中的跨学科的文化思想跨越传统上互相分离的界限，彼此联系。他们的目的是建立科学家和知识分子共同体，继而建立更好的社会，但发生的事情超过了他们的预期。纳粹主义的兴起导致了这一网络的解体及其成员的疏散，有些人逃到了美国或英国，在那里继续他们的工作。

福克斯、整体论与格式塔心理学

福克斯（S. H. Foulkes）是精神科医生和精神分析师，他提出了团体分析的理论依据并把它发展为一种治疗方法，1921—1933 年在法兰克福开展了团体分析实践。在那里他遇到了法兰克福学派的代表人物，在思想上和情感上均受到了他们的影响。福克斯尤其受到运用整体论方法的神经科医生库尔特·戈尔茨坦（Kurt Goldstein）和格式塔心理学理论的领军人物马科斯·韦特海默的影响。在第一次世界大战期间，戈尔茨坦对脑损伤士兵进行研究，发现他们能够发展出非凡的适应和康复能力，而以往盛行的观点认为脑损伤会不可避免地导致不可逆的功能丧失。他提出了神经功能的整体论模式，在机体作为一个整体能提供资源的前提下，神经系统可以产生新的神经通路，绕过创伤性损伤。由此福克斯提出了最具创造力的比喻：团体是交流的网络，如同脑的神经网络一样。

戈尔茨坦认为，格式塔心理学的指导原则是整个有机体是"完形"（字面意思为有机的整体，被感知为不仅仅是部分的总和）的概念。健康的格式塔表现为整个有机体与其所处的环境的要求一致。观察者必须考虑有机体的所有表现，不偏爱对任何特殊现象的描述。系统是作为整体发挥功能的，因此任何刺激都必定使整个机体发生改变。

戈尔茨坦思考的是生物有机体，特别是脑。福克斯把这些想法整合到自己关于团体中的个体的概念化中。他认为个体形成了网络，类似于神经系统网络。在这里团体被看作一个整体进行互动和反应，团体在网络中理解每一个体的贡献，因此团体与个体成员相互影响。Gregory van der Kleij 把这一过程生动地描述为"团体中的每个成员就像是构成一个完整句子的词汇，其中，除了名词能表达自身的意思，其他的词都不能单独表达其含义，只有组合在一起，才能完整地表达自身意思"（van der Kleij，1982）。

　　福克斯选用矩阵的概念来表达这个过程，它是人际间和跨人际交流的动态网络，个体作为其中的结点，如同神经元网络里通过纤维互相连接的神经元。团体本身代表了跨人际的网络：它作为整体做出反应和回应，从精神分析的意义上说，联合成一个整体。所有的言语和非言语交流都发生在正在发展的团体矩阵中，它是内心和人际间关系的操作基础。整体论和格式塔这两个模式体现在福克斯提出的概念中，即团体是互动的和做出反应的有机体，人物—背景构型不断发生变化。

精神分析对团体分析的贡献

　　精神分析是福克斯团体治疗模式的第三思想来源。作为分析师，福克斯接受过传统精神分析的培训，认为精神分析的治疗技术可用于团体，精神分析主要的动力学概念与建立在交流基础上的团体功能模式本质上不谋而合。

　　精神分析把心灵感知为目标导向的本能驱力及其变迁构成的精神系统，后来的学者认为心灵是由客体和部分客体关系构成的永远变化的动力系统，这时福克斯也在酝酿自己的新思想。精神分析学者的思考也出现了变化，出现了新的理论，如比昂的涵容—受涵容者模型、费尔贝恩的作为客体寻求的力比多理论、温尼科特的母婴单元、拉康的主体与自体理论、鲍尔比的依恋理论和科胡特的自体心理学。

　　福克斯在阐明自己的理论观点时并没有直接参考上述任何理论。当被问及是否认为客体关系理论尤其不适合用于团体分析时，他想了一下回答道："我不需要它。"然而，这些精神分析中的新思潮后来引起了大量团体分析师的关注，他们利用这些思想发展了团体分析工作。丹尼斯·布朗和柯林·詹姆斯整合了福克斯、温尼科特和比昂的核心思想，发展了治疗模式。依恋理论和团体分析一起构成了马里奥·马洛内的治疗理念，而自体心理学与团体分析的结合激发了许多治疗师的想象力，包括 Irene Harwood、Malcolm Pines 和 Sigmund Karterud。

　　福克斯认为自己是名副其实的弗洛伊德学派，然而他所创立的治疗是激进的，几乎背离了传统精神分析教授给他的内容，也背离了在维也纳时海伦娜·朵伊契对他进行的分析及那伯格对他的督导（那伯格是著名的年轻分析师研讨会 Kinderseminar 的成员之一，其成员还包括威廉·赖希）。即使移居到英国，成为伦敦精神分析研究所的培训分析师后，福克斯的理论立场仍未改变。

福克斯摒弃了客体关系理论，在当时显得很傲慢。但他也说出了团体分析的某些真实情况。他指出了精神分析的二元状态与团体分析情境的不同之处，一个新的治疗方法由此产生。"我不需要它"意为"我需要不同的概念以运用到不同的治疗中"。福克斯指的是团体本身成为参照的框架，应从这个框架本身及其内部寻找团体中所发生的一切的意义。"团体情境"一词有特定的内涵：它指的是房间里所有的人，包括治疗师，面对面围坐成一个圆圈。这个圈包含了生理和心理的空间，由团体的所有成员来界定。福克斯认为所有的团体成员共享了同一空间。

虽然团体本身可以采用整体论、格式塔术语来定义，但它也是一种精神分析治疗。团体中的真实性和即时性加强了移情体验，从移情体验中产生的感觉被团体容纳，最终得到了修正、修改，并且个体把这种适应现实的新体验运用到自己与他人的关系中，每个成员都会在这个过程中受益。分析性团体以此种方式提供了温尼科特所称的健康的心理发展所需的"必要环境"。

文化在团体分析中的作用

社会学家诺贝特·埃利亚斯（Norbert Elias）对团体治疗的认识做出了重大贡献，但直到如今才获得了迟到的承认。"迟到"似乎一直伴随着埃利亚斯。他的许多著述是在退休后问世的，其最早的和最知名的著作《文明的进程》（The Civilizing Process）尽管早在1939年就已出版，但一直乏人问津，直到30年后才引起了学者和团体分析治疗师们的注意。然而，就像他的朋友和最大的拥护者斯蒂芬·门内尔（Stephen Mennell，1992）所说的，"那一年对于一个犹太人在德国出版一部大部头、两卷的书并不是最适合的时机，尤其是关于文明的书"。

埃利亚斯提出了福克斯有关团体分析的精神分析和"准系统"（quasisystemic）概念所缺失的一个元素——历史和文化的连续性对团体中面对面相处的成员间互动的影响的重要性。对埃利亚斯来说，相互依存是一个重要的概念，这一观点认为素不相识的、从未谋面的人们之间仍然是互相依存的。他对人类从古至今的行为方式及其细节的研究引人注目，向我们展现了看得见的社会进化过程如何塑造了人类的心灵面具。正是这个过程让人们更加意识到我们对他人的影响以及对他人的认同，表现为我们越来越不容易感到羞耻和尴尬，我们预测他人如何对自己做出反应的能力也不断提高。

埃利亚斯对人类行为的社会起源和心理起源的关注，即关注与我们的过去息息相关的一系列文化事件，不可避免地提出了这个过程中出现的彻底转变和失败的问题以及社会创伤造成的影响。社会学家和团体分析师厄尔·哈伯和 Vamik Volkan 据此进一步研究。厄尔·哈伯提出了社会在遭受巨大创伤时的退行模式，Vamik Volkan 强调历史创伤与团体间冲突持续存在两者紧密相关。另一位团体分析师，法哈德·达拉尔（Farhad Dalal）继续研究了埃利亚斯所提出的社会关系及构型的概念，此概念旨在描述人类经历的内在联系，而不首先把人类划分为个体或团体。达拉尔指出，构型的概念限制了我们的思想和团体的行动，并认为福克斯对团体的思考中缺失了这部分内容：如强加的种族和文化定式体现了团体中的权力关系问题以及如何把它应用在治疗中。

团体分析术语中的领导力概念

福克斯喜欢用"指挥（conductor）"这个术语而不是"领导者（leader）"来描述团体分析师，领导者一词会令法兰克福学派中有社会主义觉悟的成员很不开心。"指挥"一词由 T. W. 阿多诺提出，他是有名的社会学理论家，其晚年时期有关偏见和独裁主义人格的著作为其在社会心理学前沿赢得了一席之地。阿多诺对马克思主义文化上层建筑感兴趣，这促使他研究音乐的审美和社会功能以及指挥与乐队的关系。

指挥与乐队之间的权力关系不断变化，这吸引了福克斯的注意，他视之为团体的一种领导模式。他同意一开始团体成员把指挥看作智慧和洞察力的来源，但这些对权威的早期投射是建立在全能幻想的基础之上的，团体会逐渐脱离这个幻想，然后才能发现他们自己在集体中的权威性并为治疗过程负责。指挥从未放弃自己的智力权威，但大多数时候都是处于背景中，允许发生不同的人物—背景构型组合和互动。用福克斯的话来说，当团体好像搁浅或转到非治疗方向时，或换句话说在交流暂时受阻时，指挥可能需要不时地"轻轻推动"团体。而大多数时候团体整体上能够一点点地朝着分析过程的方向推进。

团体作为整体相互作用，应在整个人际网络的背景中理解每一个个体的贡献——这个网络受到了团体中每个人的影响，也影响着团体中的每个人。因此福克斯学派的观点是：并非团体中的8个人中的某一位在接受心理治疗，也不是把团体当作治疗师的"患者"。换句话说，它不是新的精神分析二元体。精神分析的概念，如潜意识、防御机制、退行、移情和反移情、投射和投射性认同仍适用于团体治疗，但要在新的分析性团体背景中表达和评价。为了将其方法与精神分析进行区分，福克斯给它起了个不那么优雅的名字——"分析性团体治疗"（group-analytic psychotherapy）。

团体作为一个系统

福克斯的团体理念与团体的系统观点有许多相对应的地方，但他从未公开阐述二者的密切关系。团体分析与系统治疗（systemic therapy）的本质相似之处在于主要通过交流来促使改变发生，个人逐渐退回到一个不那么突出的位置，位居个体间的人际关系之下。然而二者仍有很大的不同。为了把人类团体和生物过程及更广泛的现象相联系，系统理论忽略了构成个人及其团体的独特属性。系统理论不涉及潜意识的概念，但潜意识在团体分析中具有突出的地位，它在具有深层潜意识的个人和具有社会潜意识的团体人际间流动。系统理论家们构建的治疗模式限定于对现在正在发生的内容进行干预，即"此时此地"。对个人史的暴露在系统治疗中不被看作一种治疗策略，但如果暴露个人史是作为系统的一部分，旨在改变系统内的交流方式时，也会被使用。

团体分析师如 Yvonne Agazarian、Helen Durkin 和 Robin Skynner 试图缓和系统论和分析性治疗观点上的两极分化，他们综合了这两种方法，以此为基础，发展出了团体分析的模式。系统的和分析性方法的整合模式尤其适用于对家庭和组织机构的治疗工作，治疗师面对的是从一开始就具有致密结构和完善的交流模式的团体。

相聚是维持团体同一性的一种方式

团体可以被定义为一群人因共同的品质或观点而集合在一起。"团体"一词具有抽象的意义，意味着一类人，不论他们是否处于同一物理空间而集会。另外它也可指个体为了特定的目的而聚集在一起。团体不论何时相聚，都会加强团体的同一性，那些从不相聚的团体或仅偶尔相聚的团体，通过集体自我感知获得团体同一性与通过他人对自己的认识来获得团体同一性的程度是一样的。因此团体在形成同一性，甚至于命运的过程中，易受到外在世界的兴衰变化和投射的影响。

为了使团体中出现并修复那些"存在已久"的关系，以治疗为特定目的的团体必须提供足够的时间和空间进行交流和分析。治疗师需仔细设计构建这样的团体，为展现这些过程提供必要的安全氛围。在分析性团体治疗中，我们期待人们至少在他们感到愿意的时候，能够把生命中某个时候最具个人化的想法交付给团体。因而团体分析的技术必须要尽可能确保选择进入治疗性团体的个人感到安全和有回报。聚会必须足够频繁，持续足够长的一段时期，才能发生有意义的改变。

治疗性团体是一个社会的缩影

福克斯认为每一人都由其所生活的世界主宰，这至关重要。他不同意"个人与社会""素质与环境""内在世界和外在世界"这样二分法的存在，认为仅能通过人为的隔离，如心理治疗情境中所发生的内容或通过建构神经症性界限，才能把它们彼此分开。因此治疗的任务是通过交流允许这些概念流动到每个人心中，随着时间推移，交流变得越来越广泛，越来越深入。当治疗性团体相遇时，团体成员集体代表了组成团体的社会，通过形成团体以微观的形式把它再次创造出来。

然而，团体成员也与这个微观社会隔离起来，这部分代表了他们自己受困扰的特殊方面。这种共同常态，即社会缩影与不同的个人困扰并列而行，搭建了治疗过程的舞台。福克斯的名言总结了团体治疗的价值：他们集体（团体成员）设立了规范，而成员各自又会偏离它（Foulkes，1948）。

隔离是困扰的基础，沟通是解药

在我们所处的较大的社会里，我们从出生就归属于团体。整个一生中我们在不同的团体间迁移。在任何一刻我们总是同时处于几个团体中，每个团体都形成了一个心理单元，构成我们的身份。按照福克斯的观点，神经症是一种心理状态，当个体在团体中有"异类"特点时，就会不同程度地把自己与他人隔离开来，就形成了神经症。

根据定义，神经症性位点是高度个人主义的，因此与团体之间发生了对抗。它刺激了团体和个人，如果不干预，会导致个人从团体中隔离。所谓的个体神经症性症状事实上是他或她自己不能用语言交流的部分，因此仅能表现为症状。如想让别人理解症状，就必须把它翻译为可沟通的语言。

因此，沟通是团体分析的核心观念。进行治疗就是把神经症性现象翻译为可被共享的语言，通过言语的交换——这一团体的"货币"——来实现。分析性团体中不断扩大和深入的交流汇集，就是治疗的精髓所在。团体分析师的任务是通过加入团体——有时带着他的治疗权威性，另一些时候更像是成员——促进团体过程。随着团体能够发展出交流的空间，分析性团体就建立起来。

总而言之，身体、心灵和社会共同组成了福克斯的治疗理念。个人被看作基本的生物体，团体被看作基本的心理单位，社会为拥有二者的单位。人本质上是社会性的，只要有可能，就应在社会背景内治疗个人的困扰。团体治疗的创造性过程是这样的：在分析性团体中，精心设计的治疗环境主要是为了把社会引入团体，通过建立沟通网络，运用分析技术，找到被隔离的部分，即个人与社会的关系中受到困扰的核心问题。

第 2 章
团体治疗的一个世纪

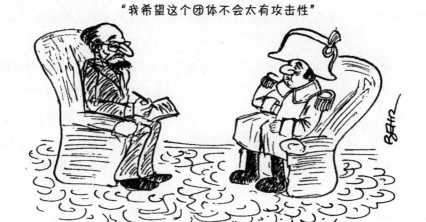

"我希望这个团体不会太有攻击性"

亨利·福特说"历史就是胡说八道"，但对我们来说并不是那样的。对于当代团体分析师来说，回溯这一行业的开始，追随团体治疗概念及其临床实践的发展演进过程是非常有益的。前人到底在这个过程中吸收、改善或摒弃了什么？其中的原因是什么？

Joseph H. Pratt: 肺病患者的课堂

20世纪的第一个10年，在马萨诸塞州的波士顿诞生了第一个治疗性团体。内科医生 Joseph Hersey 具有基督教福音教派的思想，他对身体、大脑和精神间的相互作用有先见之明，为肺结核患者开设了一系列"鼓舞人心的课程"。

在尚未有抗生素的时代，人们只能用禁欲的养生法，如隔离、限制饮食和延长休息，来对抗这种"白色死亡"或"消耗性疾病"。患者们普遍士气低迷、情绪冷淡或抑郁。

Pratt 发现当患者聚集在走廊和候诊室等待看医生时，气氛改变了。Pratt 觉得这个现象很有趣，这时患者们似乎很享受有机会谈论各自的病情。他们说话的语气变得生动活泼，似乎谈话本身具有令人振奋的效果。这个发现让 Pratt 突发奇想：何不利用这种自发的情况将它转化为治疗的优势呢？他把患者组成15～20人的团体，由他来带领。Pratt 用激励患者的方式演讲，敦促他们为自己的健康负责，鼓励患者自己记录病情并在团体中报告和分享取得的进步。

我们能发现 Pratt 激励患者的方法包含了很多当今团体治疗实践的内容。他认识到了使患者社会化的治疗价值，给他们灌输希望，但不鼓励继发性获益，而是让他们对获得变化负责任。他也把具有相同问题和不同长处的人们聚集在一起，从而可以利用团体内在的力量。他对心理分析有些兴趣，但不会采用它的技术。团体潜意识动力被完全抛在一边，他也不鼓励患者谈论隐藏的冲突。他写道："课堂聚会是所有成员相聚的愉快的社交时光……由广泛的不同种族和不同地区的人构成，患有同样疾病人们存在着一个共同的联结纽带。他们发展出了美好的友情。他们从不讨论症状，几乎总是处于良好的精神状态中。"（Pratt，1907）

让人好奇的是，今天有些人喜欢把他们的团体治疗比作课堂，这种表达方式也许是想要消除治疗的病耻感，把它重新界定为一种教与学的体验，从广义上来看，这也是一种分析过程。

Pratt 后来把他的团体方法拓展到罹患其他躯体疾病和精神疾病的患者以及介于二者之间令人困惑的边缘性患者的治疗中。团体治疗的历史学家认为他是团体治疗的开创者，同时也是精神病学和心身医学领域的先驱。

Edward Lazell：给精神疾病患者的演讲

Pratt 关于躯体疾病患者团体治疗的文章发表于1906年，对后人产生了深远的影响。20世纪20年代早期，这种治疗方式的教学模型被引入精神病院。当时，罹患精神疾病的患者们对康复也不抱什么希望。在华盛顿特区，精神科医生 Edward Lazell 先是师从弗洛伊德，再追随荣格，开始从精神分析的角度对患者讲授心灵是如何工作的。考虑到患者精神病性症状的严重程度不同和未经检查的问题，这是一个冒险的尝试。有些患者处于紧张性退缩状态，另一些人受幻听影响而无法集中注意。但令人惊奇的是，在演讲所创造的团体气氛中，这些患者似乎能吸收并记住一些向他们传递的内容。构成 Lazell 演讲的一系列基本性的主题也很适合列入针对一般大众的精神分析入门课程。它包括了很多非常吸引人的题目，如"逃离女性的常见原因""自卑""白日梦""情绪的再激活"和"死亡恐惧"等。

　　Lazell 特别重视把死亡恐惧和所谓"与性有关的冲突"带入治疗中的重要性。他认为团体给患者带来的额外好处是减少了患者对治疗师的恐惧。他写道："他们（患者）感到有很多人和自己处于相同的情形中，自己不会那么糟。"这种观点与当代把普遍性和相互认同当作团体治疗中的一个非常重要的治疗因素的思想相呼应。像 Pratt 一样，Lazell 是医学和精神病学整体论方法的创立者，除了对精神疾病患者开设团体治疗课程，他还对甲状腺功能亢进者、"神经衰弱症"和癫痫患者开设团体治疗课程，强调情感生活对躯体功能的影响。他肯定了患者的智能和理解其症状意义的愿望，这种实践哲学与21世纪对患者的治疗理念是一致的，即重要的是患者自己与治疗师积极合作，主动参与治疗方案的决定过程。Lazell 被认为是首位使团体分析的教育和分析功能达到和谐一致的团体治疗师。

Cody Marsh：治愈的人群

　　10年后 Reverend L. Cody Marsh 进一步发展了 Lazell 在20世纪20年代的早期贡献，Marsh 是一位牧师，也是精神科医生，并且是知名牛仔主持人William Cody（"水牛比尔"）的堂兄弟。和 Pratt 一样，Marsh 把宗教复兴和教育技术与他的团体治疗方法相结合。为伍斯特州立医院的住院患者大团体做讲座时，他希望患者们记笔记。他也开设了艺术和舞蹈课程。后来他给门诊患者讲课。他的演讲与 Lazell 的不同，更加符合社会大众的口味，内容包括如下题目："人民与社会习俗""适应住院生活""工作与放松的问题""如何养育孩子""平衡平静与快乐的愿望"等。

Cody Marsh 在第一次世界大战期间担任士气官。在他看来，治疗的本质上是一种"从内省、幻想、痛苦、羞耻、自卑……到外观（原文如此）、建设性的计划、欢乐、确信、安全"的宗教复兴运动的转变，都是现代标准所赞许的治疗目标，他的宣言辞藻华丽，"我的精神病学盾牌上的箴言，（就是）在人群中被击垮，也应在人群中被治愈"（Marsh，1933）。

Louis Wender："轻度"疾病的小团体

Louis Wender 带领我们进入一个直接应用精神分析理论治疗小团体的领域。在第二次世界大战爆发前的 10 年间，人们主要是通过 Wender 在精神病院对边缘性患者工作的团体治疗技术了解他的治疗理念。他尽力把自己的精神分析方法与当时盛行的教育和"引导性"技术区分开来。然而，他并没有完全与这种传统决裂。每次他都以行为的动力和梦的重要性的演讲为治疗的开端。同性别的患者组成一个团体，每周治疗 2 ~ 3 次，每次 1 个小时，此外还有个别治疗，他鼓励这种联合治疗方式。

Wender 的团体治疗方法最适合治疗"轻度精神障碍"这一特定类型的患者，他们能表达情感，也没有智力损害。他认为治疗师的功能是象征性的父母，患者彼此之间代表了兄弟姐妹的同胞关系，在此基础上，他运用移情来治疗。

Paul Schilder：在精神分析的艺术中培训患者

Paul Schilder 在神经病学、精神病学和团体治疗历史上均占有一席之地。他致力于心灵对体像的构建并把它发展为一种影响我们生活方式的意识形态，开启了迄今为止仍在进行的一系列体像障碍（body image disorder）研究。身为纽约大学精神病学专业的研究教授，他运用自身的优势将团体治疗的理论与技术发扬光大，并十分热衷于这种治疗方法。他在团体中试验性地运用精神分析的概念，先对患者进行个别治疗，用自由联想、梦的解释和回想早期记忆的艺术和技术培训他们。他是一位严格的治疗师，要求患者能准确地表达他们的生活经历、目标和兴趣，并敦促他们写下来。然后介绍患者进入6～7人的团体，同时每周接受2次个别治疗。他扩展了传统的治疗框架，鼓励成员对其他患者做出解释，这项新技术现在被认为是团体分析性心理治疗的本质技术。他也打破了传统，非常开放地向团体解释自己对团体的观点和看法，由此看来他更像是个团体成员，这是前无古人的做法。

Trigant Burrow：意识的社会基础

Trigant Burrow 与 Schilder 一样是医学科学家和精神分析师，后来成为团体治疗师。他对精神分析的背离如同《圣经·旧约》中保罗所带来的启示被背弃一样*。一位被他分析的学生通过逆转分析师与被分析者的角色挑战他，目的是"检验他的诚实"。Burrow 接受了挑战，并开始意识到蕴含在分析二元体中的权力主义的态度，但即使逆转了分析者角色，也没有满足 Burrow 关于互惠原则的标准；相反，他在小团体中构建了相互分析的模式，并于1925年提出了"团体分析"这一术语。

Burrow 是个标新立异的人，他对精神分析建制不感兴趣，并因其激进的思想而引起弗洛伊德的反感。他工作、居住在纽约上州的一个镇上，在此他发展出了把团体看作改变社会的工具的想法。他的团体治疗方法包括大胆的概念，即把自己的亲戚、学生和同事介绍到他的病人团体里。在这方面，他被视作家庭治疗和治疗性社区运动的先驱。

Burrow 在一本经典教材《意识的社会基础》(*The Social Basis of Consciousness*)中讲述了他的想法，受到了 D.H. Lawrence 和 Sir Herbert Read 的好评。后者写道：

> 只有 Burrow 提议了一种方法……通过它社会偏差可得到纠正……本质上 Burrow 医生提出的不是心理学试验，而是人类进化的下一个阶段的新的基础 (Read, 1949)。

---

* 保罗启示外邦人上帝的旨意，但被哥林多人所背弃，也就是他们并没有听他的启示。——译者注

尽管有这样的美誉，Burrow 对团体治疗的贡献相对还是被忽视了。他英雄般的尝试，即把自然科学、精神分析和社会整合为一个包罗万象的体系，以及对团体构成的大胆试验，远超过当今社会所能容忍的程度。由于他对人的社会本质的看法与现代团体分析密切相关，人们又开始重新对他的著作产生了兴趣。

弗洛伊德对团体的反感

虽然弗洛伊德对团体心理学感兴趣，但他从未把它看作精神分析方法的治疗手段。他斥责 Burrow 把团体视作治疗社会疾病的良药这一观点，而是赞同法国社会学家古斯塔夫·勒庞（Gustav le Bon）的观点，他把团体描绘为能引起人幼稚的野蛮本能的危险体。勒庞沉溺于反动政治（reactionary politics）。他深受1871年巴黎公社暴乱和骚乱的影响，相信团体只能由具有聪明才智的领导人的花言巧语或军队来控制，最终只能服务于政治。在团体中，个人陷入一种责任感减弱的精神病态。勒庞混淆了"团体""群体""人群""乌合之众"等术语，于是削弱了团体作为一种文明的话语媒介的作用，更不用说团体治疗了。作为最有影响力的新兴的群体心理学派的心理学家，他不仅被弗洛伊德仰慕，也被不同的政治学家仰慕，如西奥多·罗斯福和墨索里尼。

在1921年出版的弗洛伊德的经典专著《群体心理学和自我的分析》中，弗洛伊德关注了社会自身制度化所形成的大团体的动力，尤其是军队和教会。他指出，这些团体在他们共同认同的一位领导人的带领下聚集在一起，这位领导人是象征意义上的父亲，人们感到他有能力给予爱和惩罚。团体成员通过对他的认同而彼此间建立联系。他写道："如果领导被忽视，则不可能领悟团体的本质。"（Freud，1921）

弗洛伊德相信分析性治疗不可能用于团体。他在给 Burrow 的信中写道：

> 我不相信对患者的分析能够在家庭以外应用，也就是说，分析应仅限于两个人之间。要么群体立即产生一位领导人，其他人由他领导，这样就变得类似家庭的情况，但势必极难发挥表达功能并产生不

必要的、复杂的嫉妒和竞争；要么又或者会导致"兄弟部落"，也就是说每个人都有相同的权力。我相信在这两种情况下，都不可能产生分析性的作用。（Freud，1926）

没有证据显示弗洛伊德改变过他的这一想法。

没有弗洛伊德的认可，欧洲的精神分析师们鲜有涉足团体领域的工作。有所尝试的分析师之一是阿尔弗雷德·阿德勒，他是弗洛伊德的学生，一位热心的社会学家。阿德勒对"工人阶级团体"的问题很感兴趣。他雇用了教育工作者和社会工作者联系社区里的人，并建立了指导中心，在此可开设团体。然而，他的临床工作中没有采用团体治疗，他对团体治疗发展的影响主要是在教育和社会方面。

库尔特·勒温：团体动力的试验

虽然库尔特·勒温（Kurt Lewin）更多的是位实验主义者而非治疗师，但他在几个方面对团体治疗的发展做出了贡献。首先，他将团体引入工商、教育和其他非临床的社会场景中；其次，他把团体动力纳入正规的培训和研究项目中。对社会问题的参与和对政治领导方式的兴趣使他设计出一些试验，表明与专制者和放任自由主义者带领的团体相比，按照民主方式进行的团体能更有效地解决问题，较少产生欺凌和替罪羊现象。

勒温的工作证明了团体在临床和非临床设置中都能有效地自我探索和解决问题。他主要关注的是把团体作为整体，体验相聚的当下时刻，这被称为"此时此地"。这样的聚焦为训练团体的感受性搭建了舞台：极度聚焦的、以加强人们在团体中对自己的觉察为目标的短程团体。聚焦于此时此地与分析性团体心理治疗有一些共鸣，即整个团体的动力会不时出现，成为前景，要求得到带领者的关注。不过，关注"此时此地"的主要价值在于探索组织结构的动力，通常不会过多关注个人和集体的过去。

作为具有还原论视角的科学家，勒温认为团体服从于动力，类似于物体在物理力量场里运作的方式。个体受制于原始驱力，驱使他们一直以来都朝着

由情绪决定的目标而奋斗，直到与其他人的驱力发生冲突。前进和后退两种
力量相互抗衡以获得和平的解决。团体的动力可以用团体空间的矢量图方式
表示，以显示每一个体如何与他人就生活空间达成一致。根据谨慎设计的试
验，人们可做出预测和进行归纳。

　　勒温复杂的示意图和构想被后来的研究思潮荡涤遗弃，但他是首位将以
下观点记录在案的人：即团体及其成员的行为和情感，与其他自然现象一样受
到了法则和规则的支配，因而可对他们进行试验性研究。他可被视为团体心
理学研究的创立者，他的格言"没有什么比好的理论更实用"仍然是对现代研
究的有益提示。

Jacob Moreno：自发性的舞台

　　Jacob Moreno 是一位具有超凡魅力的人物，他具有医学、哲学和戏剧背景。
戏剧的背景赋予他灵感，激发他创造出了团体治疗的新形式——他称之为心理
剧。它在社会性疗法领域有着广泛应用，包括家庭治疗（通过角色扮演）、格
式塔疗法和舞动疗法。某些分析性团体治疗师采纳了心理剧技术，他们认为
分析性的方法与基于自发性和宣泄的行为技术并不相悖。

　　发生治疗的治疗室实际上变成了一个舞台，在此患者构建和再现了构成
其问题来源的那些关键的、引人注目的情境。Moreno 创造性的方法允许患者
根据对过去、现在甚至是未来的构想创造出一些场景。治疗师被称为导演，
引领患者——主角，邀请团体的其他成员在其戏剧中扮演配角。主角选择团体
成员来扮演其联想到的场景中的重要角色，或扮演主角的某些部分。戏剧的
高潮时刻也就是团体共同体验到强大的情感之时。与分析方法相同的是，心
理剧的方法依赖于患者把内心世界的某些方面有效地投射到团体的能力，体
验到这一过程释放的情感的能力，以及对自己有了新的觉察后令生活继续下
去的能力。与分析方法的不同之处在于，心理剧依赖于行为技术和治疗师高
度结构化的干预，而后者需要完全不同的、专业的团体技术。心理剧经过发展，
成了一种主要的心理治疗流派，拥有蓬勃发展的培训和实践网络。

比昂和福克斯：小团体的分析

精神分析是团体治疗能够进入英国的第一驱动力，与此发展有关的两位最杰出的人物是阿尔弗雷德·比昂和福克斯。这两位先驱迥异的背景及影响力决定了他们不同的人生轨迹，他们发展出的两种完全不同的治疗哲学，直到现在才有所和解。比昂是克莱因学派的分析师，以一种极度超然的、几乎是神秘的观点看待世界，对治疗本身没有极大兴趣，也不认为自己是团体治疗师。他对团体隐秘的格局及其潜意识内容很着迷，把团体作为整体而非针对团体中的个人来进行观察。他对团体理论的非凡贡献在于发现了团体是由一些潜意识所决定的态度支配的，他称之为"基本假设"。它们干扰了团体的显性任务，如果团体想有效地工作，治疗师就必须处理它们。比昂发现了三种基本假设，每种都要求用不同种类的方式来带领团体。团体处于依赖的基本假设状态时，寻求滋养型的团体领导，类似于由母亲提供的滋养。处于战斗—逃跑的基本假设的团体，要求带领者要么带领团体进入对敌作战状态，要么帮助团体逃入安全状态。第三个基本假设，他称为"配对（pairing）"，是指当团体感到自己需要被拯救、脱离无助状态时，则倾向于出现"配对"。配对行为可能会以直白的有关性的词汇来表达，或使用抽象的术语。出现有关配对的想法时，希望蕴含于一个新出现的实体，比如在一个集体中诞生一个"孩子"或"救世主"，由他来拯救团体。

福克斯是遵循弗洛伊德传统的精神分析师，他是德国犹太人，在希特勒掌权的那年离开德国来到英国，他把社会和文化作为分析过程的核心。在福克斯的治疗范式中，团体和个人不断地互动，谁都不占优势。在德国法兰克福研究所他结识了一些有识之士，对他们的社会论和整体论思想产生了兴趣，将他们的观点纳入团体治疗的理论中，称之为团体分析或分析性团体治疗。他有关团体心理治疗的理论和实践对英国乃至整个欧洲大陆产生了深远的影响，在其他进行心理治疗的国家也日益为人们所熟知。本书所呈现的团体治疗的模式主要是基于他的观点。

诺斯菲尔德试验：战争伤员团体

　　为了应对从第二次世界大战战场返回的大批遭受精神创伤的患者，英军接管了靠近伯明翰的一家大型精神病院——霍利穆尔（Hollymoor）。这家医院更名为诺斯菲尔德（Northfield）军事医院，成为英国对这些患者的主要治疗中心。由于只有战争才能提供这样的机会，一些有团体思想的精神分析师成功地在此进行了两个团体和社区治疗的大型试验。

　　第一个尝试是比昂和约翰·瑞克曼独创思想的结晶。比昂对战事毫不陌生。他在第一次世界大战中任坦克指挥官，心理上对这段经历非常恐惧，即使因勇敢而获得了杰出服务勋章也无法弥补。此时他凭借强大的心灵来帮助他的士兵—病人恢复精神面貌，之所以称他们为士兵—患者是因为他们既不完全是战士，也不完全是病人。他得出了一个结论，即士兵—病人对上级命令的依赖加剧了他们的悲观被动，进而导致其持久的低自尊。如果他们在依赖长官解决问题并被告知自己要做什么的过程中受阻，则有可能借此机会恢复士气。据此比昂和瑞克曼开始鼓励士兵自主形成任务小组，共同管理，集体对日常生活负责。娱乐的、社交的和活动团体迅速发展起来。但这种团体的设计存在致命的缺陷。这项试验在名称上保留了现存的军事代码，但比昂和瑞克曼没有与军队的高级官员，包括那些既不是精神科医生也不是心理治疗师的管理人员事先说明。一次突击性调查发现了他们"纪律松散"，从军队的角度来看这个发现如同针对混乱与无政府主义的一记掌掴。这项试验失败了，比昂离开了诺斯菲尔德，名誉扫地。

　　幸运的是，在诺斯菲尔德的第二项试验的情况要好一些。Harold Bridger、Tom Main 和福克斯吸取前人的经验教训，巧妙地进行了设计，在早期就请医院管理者参与决策过程。这一正确的举措拯救了试验方案，并由此产生了一个原则，即任何治疗性团体的计划制订阶段必须有管理层人员介入。这也成为以后治疗性社区工作的根本原则。

战后时代

诺斯菲尔德是社区和团体方法的成功试验场，第二次世界大战后这些方法被转化于民用。曾在那里工作过的几位精神分析师成为团体治疗和治疗性社区工作领域的杰出人物。除了比昂、瑞克曼、福克斯和 Main 外，还有儿童团体分析的先驱 E. 詹姆斯·安东尼。Joshua Bierer 把社区团体的想法阐述转变为日间医院的概念。另一位有社区意识的精神科军医——Maxwell Jones，曾在米尔希尔（Mill Hill）的野战部队心脏综合征部门工作，他在萨里郡（Surrey）建立的亨德森医院是第一个为公民服务的治疗性社区。

比昂去了伦敦的 Tavistock 中心并在此确立了他的声誉，成为精神分析领域和团体动力方面杰出的思想家，其经典著作《团体体验》（*Experience in Groups*）的素材就来源于他在这里带领的团体。然而，他并未继续从事团体治疗工作，而是致力于心灵工作的临床和哲学研究。他有关思维理论的著作代表了我们对心理动力过程理解的概念上的飞跃。

在被派往诺斯菲尔德之前，福克斯在埃克塞特（Exeter）私人执业，开设团体，然后他到 Maudsley 医院工作，教授团体分析，影响了新一代精神科医生，特别是 Malcolm Pines 和 Robin Skynner。他们与福克斯合作，共同建立了致力于促进团体分析发展的学会。依托学会，他们在专栏发表文章，编撰成册，由他命名为《团体分析国际小组和通讯》（*Group Analytic International Panel and Correspondence*）[后来成为《团体分析》（*Group Analysis*）]的杂志，吸引了一大批对此感兴趣的同道，特别是来自欧洲的同道。福克斯也坚定地把分析性团体治疗纳入私人执业的内容中，在伦敦市中心开展团体分析工作。1971 年他在伦敦创立培训研究所，即团体分析性研究所，而且在英国和其他国家进一步发展为培训和团体分析研究所。

分析性团体治疗的其他模式

在美国的医院和诊所里，有宗教信仰的内科医生发挥了"助产士"的作用，在他们的努力下，团体治疗在美国这一稳定的社会里诞生了。从教育方法发展为分析方法的过程中，学者们起到了很大的推动作用，他们运用在医学界的地位，开设整合了教育和分析方法的培训项目，并使之成为治疗文化的组成部分。

相反，英国的团体治疗是在人们对下一次世界大战即将发生的恐慌中以及在已经被第一次世界大战摧毁的动荡不安的社会中孕育出来的。第二次世界大战后欧洲的团体心理治疗的发展相对缓慢。说德语的治疗师特意与弗洛伊德的理论根源重新建立关系，由此发展出许多团体治疗的精神分析模式。

治疗师对个体的分析

美国的分析性团体治疗保持了强烈的个人主义风格。精神分析师倾向于被视为团体的核心人物，是分析性专业技术的宝库和解释的唯一来源。Alexander Wolf 和 Emmanuel Schwartz 是这一模式的捍卫者，为了证明精神分析应用于团体治疗的可行性，这两位弗洛伊德学派的精神分析师与精神分析界进行了一场论战。显然团体成员是被分析对象，易于运用个体的所有防御，在团体里他们的自由联想和梦能变得更加丰富。在这种治疗形式中，治疗师像父母一样，同胞间的多种多样的横向交叉移情与对分析师的"纵向"移情得以在团体里出现。Wolf 和 Schwartz 也推行了"备用治疗（alternate sessions）"，即没有分析师的团体治疗，这种情况为分析提供了额外的素材。

Samuel Slavson 是分析性小团体的另一位先驱，他对美国的治疗界接受和发展团体治疗影响深远。他在活动性团体中治疗儿童和青少年，把自己当作他们移情的父母，同时重视儿童间的人际关系，认为这是重要的治疗性因素。正因如此，他要求团体成员不多于8人，也不少于5人。像 Wolf 和 Schwartz 一样，他并未过多地掌控团体过程和团体动力。

Heigl-Evers 与 Heigl 提出了另一个团体心理治疗的概念，被称为哥廷根分层模式 [*Goettinger Schichten Modell* 即分层模型（model of stratification）]。它沿袭了精神分析的地形学说，即意识、前意识和潜意识模型。团体在这三层中运作，团体分析师分别对这三层进行处理。在这个模式中，正常的行为调节相当于团体的意识层面，心理社会妥协的解决之道相当于前意识层面，团体集体的梦相当于潜意识层面。

治疗师对团体的分析

比昂在 Tavistock 临床中心的被分析者 Henry Ezriel 接受了他的观点，他能更加清晰透彻地把比昂的观点应用于临床工作中。Ezriel 对团体过程提出了自己的看法。像比昂一样，他对团体整体进行工作，但他期待客体关系理论能成为有效的治疗模式。Ezriel 认为，个体作为团体的部分客体，在潜意识水平彼此竞争，直到达成稳定的状态，即"共同的团体张力"。在潜意识恐惧和愿望的驱使下，团体与治疗师建立了一系列的关系，然后在彼此能够激发的最少焦虑的关系中安定下来。Ezriel 相信，在任一时刻团体都处于想要和治疗师建立密切关系的愿望与恐惧亲密之后将会发生什么的冲突中。因此一种妥协式的关系被建立起来。在这个模式中，治疗师要保持"白屏"的无懈可击的分析姿态，将其干预严格限定于仅通过"此时此地"的观察，对团体与治疗师关系的变化做出解释。

这种治疗方法相对忽视个体的易感性，在我们看来，它更像是一种培训体验而非治疗性体验。虽然 Ezriel 观察到的支配团体的三种原始关系模式为团体工作的潜意识过程提供了有趣的视角，但这种治疗方法仍与福克斯学派的团体分析技术相左。

在德国，受比昂和 Ezriel 的影响，H. Argelander 发展出了团体心理治疗的模式，在这个模式中，交流和行为方式形成了他所称的动力性集体群组（dynamic collective constellation）。这个过程创造了一种完形，即团体。因此他把团体视为具有自我、超我和本我的实体。团体与团体分析师的互动变成了二人模式。

Dorothy Stock Whitaker 和 Morton Lieberman 提出了团体过程的相关模式，团体被视作经历了一系列潜意识愿望引起的冲突，每个冲突都唤起相应的恐惧。每出现一个冲突，团体成员都会奋力找到一个解决办法，以此来使团体向前发展。然而，有些解决办法会限制团体的发展，需要治疗师引导团体发展出更适宜的解决办法，避免限制性的解决办法。Whitaker 和 Lieberman 的方法已应用于组织机构中，有助于人们了解治疗性团体的功能。

奥地利精神分析师和团体分析师 R. Schindler 对分析性团体有不同的概念化认识，他提出了团体建设经由感知到对手——一个对立性实体——而产生。团体集体的目标是觉察到与对手间的张力刺激并最终维持团体。理论上，自身团体以外的任何其他团体结构都是一个对立方。团体成员间的互动由社会动力角色的分布而决定。Schindler 把它们称为阿尔法、贝塔、伽马和欧米伽，其中阿尔法代表团体中最自信的人，欧米伽代表团体中最愿意和解的人。角色分布随团体进行而发生变化。

团体对个体的分析

福克斯突破了团体治疗的二元模式。分析师与被分析对象的二元体和分析师与团体整体的二元体都不能令他满意。相反，他在交流网络这一理念的基础上介绍了分析模式，紊乱伴随仍然存在的常态及分析能力，使团体作为一个整体存留下来。在福克斯的模式中治疗师是重要的，但不是分析过程的核心。团体分析性治疗师不得不接受团体赋予其分析性权威的特质，特别是在治疗的开始阶段；然而，治疗师的任务之一是帮助团体认识到自己内在的能力，即成为团体成员的集体治疗媒介。

后记

历史流转到现在，令人忧虑。20世纪初期的先驱们早已悄然成为历史，但20世纪中期的前辈们呢？我们相信许多经典的团体著作值得被重温抑或翻阅。工作中学习他人的伟大思想总是值得的，在阅读前人著作的过程中也有机会发现新的思想。本章更像是精心选择的一次观光，但我们希望它能激励读者进一步去了解这个领域非常有趣的历史。

第 3 章
计划组建分析性团体

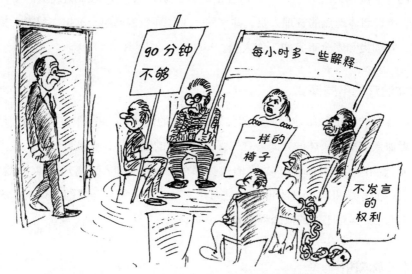

MARCUS就知道将工会领导人介绍到他的团体中是一个错误。

组建分析性团体的灵感可能来自一项服务需求、培训要求、职业发展的需求或私人开业的需求。如果已经具备尊重团体治疗和分析方法的文化氛围，组建团体就会相对容易些。但不论工作环境如何，在评估未来团体成员前需要充分思考和规划。

一个治疗团体，像许多团体一样，是一个较宽泛系统的一部分。当计划组建一个团体时，治疗师必须把指导其工作的上级系统考虑在内。它可以是医院的住院部、门诊部、日间中心、儿童和家庭门诊、私人诊所、学校或社区中心等。如果在安排设置时未充分考虑到上级系统，上级系统对于团体来说变得面目模糊，而这会扰乱团体的工作。

设想一个团体

团体始于对成员组成的设想。如果一个分析团体由成人组成，我们可以开始想象一个能容纳7～8个人的房间。它强调了两个独立的任务：选择集合地点；联系未来可能会与团体成员打交道的人，或者为了能组建一个功能良好的团体需要与之合作的人——潜在的转介人员，共同分担照顾成员的专业人员，负责团体地点的管理人员，共享同一工作环境的同事，承担文秘类、接待类、管理类和安全事宜的工作人员。

团体治疗的不同模式

首要的决定是组建封闭的团体还是开放的团体。"封闭"和"开放"是指患者加入和离开团体的方式。在"缓慢开放"的团体中，成员自行加入或离开团体；而在一个封闭的团体，所有成员都在同一时间加入或离开团体，也就是当团体治疗结束时成员才可以同时离开。而在一个完全开放的团体中，成员来去自由，其对团体的依恋程度是最小的。

缓慢开放式团体

经典的长程分析性团体从性质上讲通常具有缓慢开放的特点。这种类型团体的时间表是开放的，治疗持续时间以年计，而不是按月或周来计。不难想象此种前景有时会使想要加入团体的人和相关工作者产生担忧，但告知他们团体分析治疗的过程注重解决的是一个人一生中长期积累的问题，并且它不局限于只是消除症状，而是扩展到重新建构患者的人际关系之后，他们的迷惑会减轻。缓慢开放团体的模式最接近成员现实所处的人类团体，即多重代际家庭、学校和工作团体。团体成员在动力性背景中协商离开团体的时间，新成员在合适的时机加入团体。

成员加入和离开团体的方式为团体带领者带来了属于团体自身的任务。

由离开和加入团体所激发的情感反应要求带领者敏锐地、有技巧地应对。团体还得应对已经与其建立起关系的、所信任的以及常常是所喜欢的团体成员的离开，处理丧失。成员离开可能会唤起沮丧甚至是嫉妒的情感。留下的成员可能会想："他已经达到治疗目标了，什么时候能轮到我？"而新成员的加入会唤起其他成员淡忘的对家庭新生婴儿的竞争性嫉妒情感。在任何情况下，新成员在团体中都需要被平缓地纳入并且需要治疗师在相当长的时间内给予其特殊的关注。成员加入和离开都为团体提供了大量的机会来修复心理伤害，如丧失和创伤。随着时间流逝，团体成员遇到越来越多的组员，他们也会意识到各自生活经历的普遍性。缓慢开放团体的意义在于团体本身看不见终点，而相对的对个体成员的治疗是有限的。缓慢开放团体的结束本身就是一项治疗任务，对此在随后的章节中会有详细的介绍。

开放式团体

有时团体吐故纳新的速度相当快，从这个意义上来说它是开放的，个体成员可能仅参加一两次会谈就离开团体。这样的团体适用于某些住院患者的设置，如青少年住院患者的父母团体、精神病院急性入院的患者团体。精神病院出院患者组成的团体也更多的是开放式结构，在此类团体中，有核心的常规成员，他们有助于维持团体文化，还有一些外围成员，他们在需要得到支持的情况下不时地"突然造访"。这种团体模式也适用于成瘾障碍的患者，他们利用团体这个方式来预防复发。

急性住院患者的单次团体治疗本身或多或少可以被看作是独立的治疗，这个独立的治疗同时具有由治疗师和其他工作人员维系的团体连续性特征。这种团体的治疗师被迫与时间赛跑，不得不积极地带领团体。治疗必须有紧密的结构，主要干预形式为解释、支持或心理教育。

封闭式团体

根据定义，封闭的团体是有时限的，但并不意味着它必须是短程团体。封闭的团体可持续6周至2年。团体是封闭的，这一事实对治疗过程有动力学影响。共享开始和结束加强了团体凝聚力，也可成为治疗的有利条件。从负性影响来看，如果某些团体成员，不论是出于何种原因，决定永远离开团体，那么封闭的团体所要承担的人员流失的风险就比较大。对于长程团体，这更有可能会带来问题。封闭的团体也失去了新成员加入所能带来的体验机会。然而，从团体建立之初成员之间就开始建立起纽带，通过共同经历同一个团体而团结在一起，这些都会产生强有力的团体认同体验。封闭性团体在人员构成上倾向于同质性，也就是说，他们被分配到一个团体的基础是他们的共同特质或问题，这个基础也给予这个团体特殊的身份认同。同质性团体的更多细节将在本书其他章节中介绍。

短程团体

当一个团体设置为只进行几次治疗，通常会具有限定性的焦点，每次治疗的内容都是缜密的和结构化的。例如，在开始阶段治疗师会引入心理教育内容，或运用"热身"或"轮流"的技术来加快彼此认识的过程。可在结束时进行扫尾式的"评估"，伴随治疗师结构性的干预，引导团体反思过去，根据在团体中的体验来展望未来。团体过程也可照此确定目标，设置练习或任务。这些技术也可与团体分析的视角共存，在处理团体动力问题上发挥作用。

短程团体对治疗丧亲和因特定的创伤事件而联系起来的人们具有独特的价值，如自然灾害、灾难、恐怖袭击或战争相关的创伤。William Piper 根据与丧亲团体工作的经验，建议治疗师持续聚焦于团体成员的共同点而非差异。根据 Piper 的观点，这样做可以加速暴露成员与逝者曾经的长期冲突以及难以相处的关系，这反过来可以增强成员忍受矛盾情感的能力，相应地也减少了与丧亲有关的症状（Piper，1991）。

当等候精神卫生服务的人员名单很长时，常需要大量限时的和目标明确的治疗。分析性心理治疗师有时会回避这种安排，认为强加的治疗时限会损害治疗过程。争议在于由于分析性方法本身的性质，无法提前设定治疗时限，而且治疗是对患者的潜意识进行工作，不应受"现实"的时间限制。然而，面对冗长的等候治疗名单和预算限制的双重压力，精神卫生服务机构的管理人员对"只要需要，无论多长时间都可以"的观点只会给出冷漠的回应。分析性治疗的开放式结束不得不与供不应求的情况相互协调。解决这个问题的一个方法是研究团体分析的疗效，研究哪些患者可从何种治疗中获益。

模块式团体

模块式团体（block therapy）是指具有间隔时段的多个模块组成的治疗，最初是作为一种创造性的方法，用于缺乏团体分析师的地区。考虑到费用和距离，在培训过程中进行模块式团体的第一次尝试显然是合乎情理的，这意味着要把几次治疗打包安排在连续短短几天内进行，间隔时间从1个月至6个月不等。如今模块式治疗已被用于培训以外的场合。它给因生活方式和日常工作安排而无法参加每周1次或每周2次团体分析的人们提供了治疗机会。对于个别治疗所需的资源和必要的保密性皆不具备的社区，模块式治疗也为生活在那里的人们提供了治疗机会。

以团体的形式进行治疗，这种思想引发了有关团体分析过程的最佳治疗频率和治疗强度的讨论。每周1次或每周2次的治疗模式提供了较大的包容性，具有不稳定型依恋的人或需要更多抱持的人更喜欢这种模式，因为这些需求远非模块治疗所能提供。由此产生的必然结果是，对于易受伤害的人，模块式治疗必须提供一个更强大便捷的专业性支持系统，以此缓冲模块治疗间歇期的心理失调。选择模块式治疗的患者时，团体治疗师会选择具有较强自我力量和有弹性的家庭系统支持的团体成员，因为在治疗的间歇期，这些都是个体可以运用的资源。

模块式团体治疗师有额外的压力：团体产生的"下一次模块治疗"的需要，会迫使治疗师产生强烈的反移情——一种"无论发生什么"，都要使治疗继续进行下去的使命感。

案　例

5位团体分析师持续15年开设模块式训练，在此期间，没有一个团体分析师错过任何一次治疗。这种从统计学上看极其少见的持续的稳定性，应被理解为源于课程的结构和参与者的需求：他们来自不同的地方，总是表达出强烈的参加"下一模块"治疗的迫切愿望。当然，无论如何，我们也不应忽视团体分析治疗师们自身的坚定可靠的品质。

那些参加过模块式治疗的人，不论是患者还是治疗师，都相信在这种设置下可以进行深入、广泛的团体分析。短期内紧密的治疗频率，使模块式治疗产生了有自身特点的治疗高潮和低潮节律。模块间歇期对下次治疗的期待是治疗工作的重要组成部分，当团体再相聚时，成员想要立即继续上一次治疗内的回忆、联想、主题，这一事实证明了在两次模块的长间隔期内，团体被成员们记在了心中。

协作治疗

团体分析中的协作治疗（co-therapy）主要在医院和诊所进行，目的之一是当团体成员可能挑战治疗时，协作治疗的形式能带给团体更大的包容性。第二个目的是通过获得体验的方式，把带领团体的技术介绍给对此感兴趣的临床工作者。有些荒谬的是，身为协作治疗师，其中缺乏经验的那位治疗师在医院的地位可能会高于另一位经验丰富的治疗师，这种情形有时会被团体感受到，并通过移情表达出来。

无论现实如何，协作治疗师导致了团体中移情的播散，成员更倾向于把两位治疗师分裂为"好的"和"坏的"、"和蔼的"和"严厉的"，或与性别无关的"母亲"和"父亲"。这可以为治疗服务，但前提是两位治疗师能花时间开放地讨论治疗，并且彼此信任。

有些治疗师喜欢"沉默"的协作治疗师模式，第二位治疗师更多的是位观察者而非参与者。如果采取这种策略，应在治疗开始前就告诉团体。即便如此，仍能唤起组员的——被观察或被用于某种不为人知的目的等——偏执性情感体验。要使这种治疗模式有效，一旦发现成员有这样的焦虑，治疗师就应聚焦于此。与之形成对照的另一种协作治疗模式是，根据我们自己的经验，让缺乏经验的协作治疗师自然而然地进入团体，尽管他们在心理上可能还不成熟，但也常能做出有益的干预，并为团体动力带来新的视角。

在任何情况下，团体里有"一对儿"都确实会影响到团体动力。他们会被感觉是一对父母，也会被视作性伴侣，关于他们在团体以外的生活，特别是治疗间期的生活，团体会对此产生幻想，幻想的内容需要在治疗中浮出水面。团体幻想对治疗师具有强烈的潜意识影响，他们会发现自己表现出团体施加给他们的某些特质。治疗师要在每次治疗结束后另花时间讨论此次治疗中被引发的事件和情感。除了对治疗进行有益的"任务报告"外，这样做也能增强两位治疗师的专业能力、信任感和心身健康。

治疗的外部设置

选择团体治疗室

治疗场所包括团体治疗的房间，其所在的建筑，所属的组织、机构，以及治疗所在地的外部环境。所有这些对确定团体的设置都是重要的。首先，聚会地点应做好接待团体的准备。治疗师或协同工作人员与相关同事了解情况并对地点的使用进行协商，协商成功后，实地查看治疗室，确保它有足够的空间、适当的照明、通风良好、家具摆放合适、在听觉和视觉上均不受外界的干扰。

一种用途以上的房间或多人共用的房间容易面临猝不及防的混乱和卫生问题。不止一位团体治疗师有过这样的经历：不得不在团体治疗开始前，无偿地搬动笨重的家具，清扫碎屑和咖啡渣，重新布置治疗室等。要求保安避免来往人员的打扰也是很有意义的。团体常常会受到无心的工作人员、好奇的患者和任意行进的茶水车的影响，团体治疗经常会受到心系治疗室所在建筑的保安人员、清洁工、勤杂工和为了自己的目的而决意使用这个房间的专业人员的打扰，每位老练的治疗师对此都有一大堆痛苦的回忆。

广义的外部设置

团体治疗室附近应有便利的等候室或接待区。患者应能容易地找到房间，下班后进到治疗室所在的建筑里应不需经历重重困难。如果患者在治疗开始之后到达，他们该知道如何告知治疗师。对治疗的安排还应包括在合适的时机打开治疗室的门，如果有必要，在治疗结束后锁上治疗室的门或整座建筑物的门。工作人员应清楚地理解有关机构接诊患者的过程，个别访谈和团体治疗的必要性，接收、发送信息和信件的机制，以及安全地保管记录。最后，治疗师应照顾好自己，明确在何种前提下能够使自己在治疗前后平静下来，何时接打电话，并在进行团体治疗时确保财物安全。

与管理部门联络

应与管理部门签订条目清晰的合同。这为建立良好的工作关系做好了准备，确保管理人员了解团体的存在、团体的时间设置（包括假期）及治疗师的需求。治疗师应向部门秘书提供团体成员的名单和详细联系方式，明确万一遇到紧急情况，如何及何时联系到他/她。对如何处理电话、短信和信件达成一致，每个人都应明确知道记录存放在哪里、如何获得这些记录。如果未谨慎地对待这些方面，治疗师会发现他们的团体有可能在无意中被离奇的过失或错误暗中破坏。

与专业人员联络

好的专业联络包括列出相关学科的专业合作人士的名单，包括创建、开展团体治疗之处的内部人员和外部人员。在医院开设团体时，跨学科团队的同事可能想知道有哪些团体活动与他们科室有关，如果他们对团体中的患者及团体本身有大致的了解，则更有可能通过转诊患者而给团体较多的支持，抑或出现意外时也更能理解治疗。从非常实际的意义上来看，每周同一时间7~8个患者的进进出出，且不说他们在治疗室内外的高谈阔论，单单这些走动都可能会令附近的工作人员和患者不满。如果能够理解团体里发生了什么，那么局面就能有所缓和，可减少引起争端的可能性。除了那些带来便利的因素外，告诉同事有关团体的信息也是一种提高对团体治疗关注度的方式，前提是不违反保密原则。

团体治疗师要熟知所在部门的流程和实务，使之与自己的动态管理协调一致。有时这两者会存在不匹配，如按照惯例发出提前准备好的格式化的信件或问卷，就需要双方有精妙的协商。如果有可能，团体分析师应去参加临床会议、研讨会和文献讨论会等，在这些活动中，可以通过介绍团体治疗的各个方面或讲授理论，来贡献一个团体的视角。与外部专业人员的联络包括确保他们了解转诊来的患者的治疗结果。应常规、定期地与照料患者的初级护理人员以及精神卫生专业人士进行沟通。心理治疗师的臭名昭著之处是常常在初始报告中过度地记录太多的内容，然后在他们再次写些什么之前，文件已经被搁置一年或更长还布满了灰尘。写给外部专业人员的信应"适当"详细，而且写信之前要经过患者的同意并在注意保密前提下，确保收信人能够在读完信之后对患者问题的性质和起源及所推荐的治疗方向有所了解。对治疗过程中出现的混乱或意料之外的变化应进行更多的交流。专业人士，如全科医生和社区精神科护士常常很乐意接听治疗师的电话。除了使信息得到充分的交流外，这样做也为认识同一工作网络内的其他人和让治疗师自己得到更多专业人员的了解提供了绝佳的机会。这样的地区联络方式在私人开业和公立服务部门中都同样适用。

> **案 例**
>
> 在一个儿童和家庭门诊，一个由严重人格问题患者的母亲们组成的团体成功地持续了数年，这在很大程度上要归功于整个多学科团队的合作，包括管理人员，都参与了组建团体的工作。每个人都同意团体治疗的房间选择及一年的治疗时间表，每个人都知道包括中断治疗这类安排。因为已经向整个门诊的临床工作人员简要告知这样的团体可能会给门诊的管理带来哪些问题，所以对于大量冗长的电话询问、患者在错误的时间到访、治疗结束后难以离开门诊、有严重被剥夺经历的成员的反社会特征行为问题和自恋性障碍患者的问题等，每个工作人员都做好了应对的准备。

为团体转介成员

人们对团体治疗的兴趣有赖于所处的社会氛围及咨询专业，后者既认识到了一般意义上动力性心理治疗的价值，也认识到团体心理治疗的特定价值。在心理治疗相对不为人们所了解的地区，心理工作不容易展开。发放不含行话术语的信函或宣传单介绍团体，有时能提高人们对团体的兴趣，减轻同行的质疑（如他们本来可能更看重个别治疗的方法或把减轻症状作为焦点和最终的治疗目标）。互联网为宣传团体提供了新的天地。有些人或患者会浏览网站，可能会成为心理治疗的来访者，这样的网站是心理治疗服务机构、培训机构和治疗师需要维护的。当今心理学的发展已经成熟，信息交流的渠道众多，针对专业人士的信息和单独针对潜在患者的"美化"信息，二者间的区别已不复存在。有些人想加入团体，如同有的人想接受手术一样，尽可能想要知道这个过程会产生什么效果，也很期望在治疗前得到详尽的信息。

最费时也是最有回报的促使转诊的方法是，治疗师亲自与所在地区（或机构）的重要专业人士交流，告诉他们自己开设团体的意愿，介绍哪些人最有可能从那个特定的团体中获益。在私人诊所中，许多患者来自口口相传的推荐，患者自己会向他人讲述所获得的良好进展。

分析性团体的平衡和构成

理论上，理想的团体应包含具有尽可能范围广泛的不同人格和诊断类型的患者，但不同转诊的来源可能不会给治疗师提供组建这种理想团体的机会。这是一个无法实现的理想，着实令人沮丧。然而，值得记住的是，年龄、种族、性别、人格特质和症状学的多样化丰富了团体矩阵。越是不同的人组成团体，成员们越有可能相互获益，确切地讲，这样才更有益于达到共情的目的及体验镜映、投射和投射性认同，而这些都是团体特有的工具。另一方面，如果团体中相似个性的人（如具有抑郁特质的人）在数量上占优势，那么团体成员可利用的资源就会相对有限。

最佳的患者人数

如果转诊来的患者非常少，那么开始团体治疗的人数的阈值就是个问题。心中铭记传统上需要有8位患者，如果只能召集到3位患者，能开始团体治疗吗？这可有点儿棘手。如果有1人缺席1次治疗，那么治疗师面对的就是2个人的动力，而不是团体的动力。如果设想团体最少为5人，那么问题还不太大，因为从一开始就很明确在这种情况下，团体最终最多会有7～8位成员（Foulkes，1948）。

但仍需考虑相反的情况：人数众多所带来的尴尬。如果外界要求加入团体的人很多时，如一些公共部门、单位有长长的候诊名单，问题就来了：新的团体应该多大？治疗师明智的做法是顶住压力，不因候诊名单太长而把患者放到已经满员的团体内。然而，在团体正式开始之前不得不把超量患者纳入团体名单中时，也还是有可能建立团体分析文化的。例如，福克斯把理想团体的大小标准搁在一边，告诉接受培训的学员：在医院开展团体治疗时，他会把等候名单上的前12人放在一个团体里。他坚称过一段时间后，团体将不可避免地会发生"自适应"——缩小为8人的理想团体。实际上，这是因为他对团体形成过程的了解：在治疗初期，他对团体成员对治疗本身的适应性做了评估，并且对所有成员都进行治疗性工作，这个过程其实是一个筛选的过程，在这个过程中，少数人会退出团体，核心成员则会坚持完成团体分析治疗。

准备与团体有关的信息

假设我们现在打算为一些有心理问题的男女组建一个缓慢开放的、每周1次的分析性团体。对此需做的准备包括哪些呢？首先，应制定详细的治疗时间表，标出休假日和无团体治疗的时段。最好做出一整年的计划，这样会给出一些可预见性的信息，这本身也是一个重要的动力性过程。除了时间表，有些团体分析师会给团体成员一张宣传单，概述参加团体的权利与义务。尽管患者已经在入组前从治疗师那里获取了很多口头上的介绍，但文字的概述仍然是一种尊重患者的表现。除了有关团体的时间—结构方面的基本信息，治疗师通常也会提及保密性的要求和团体成员不能在治疗时间之外交往的重要性。而私人诊所中的团体治疗，还应详细告知付费安排。有些治疗师也会提前准备好这些问题：迟到或缺席的成员该如何与治疗师取得联系？如果有成员要离开，被期望以何种方式通知团体？

为了使治疗有更大的透明度，宣传单给予的信息还会加上团体分析的理论基础，如今这种趋势日益明显。然而，其他一些治疗师，包括我自己在内，认为这部分是属于与成员前期会谈的内容之一，介绍的详细程度视成员的兴趣和求知欲而定。因为，如果宣传单里充斥着过多的解释和警告，可能会使已经对团体有很多担心的成员望而却步。

保管团体记录

治疗师应保管两份不同的记录：一份记录团体过程，另一份记录团体中每个人的进展。后者将作为个体成员的病例记录。团体登记员应记录成员参与团体的情况，包括缺席和迟到（已告知过的或突然的），这有助于治疗师理解个体和团体动力。

第4章

动力性管理

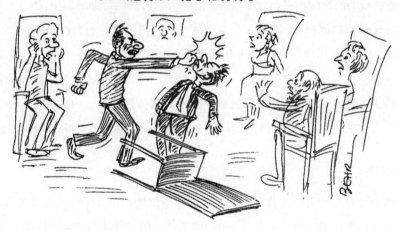

团体分析中的问题。NO 28：团体愤怒
TONY谴责NEIL抢了他的椅子

您很准时到达。

——《哈姆雷特》I.i.6

团体分析是在经过认真构建的设置中进行的。设置是团体作为整体的一个物理表现形式。"动力性管理（dynamic administration）"是指治疗师为创造和维持这个设置而展开的各式各样的活动。这个概念包括看似平凡的工作，如摆放室内的家具、草拟给成员的信，表面看来这些事可以委托给秘书或管理人员去做，但事实上治疗师需要承担这些工作，因为它们具有动力学意义，应把它们作为分析的材料纳入分析过程中。

治疗师和团体之间的分工

交流不管是发生在团体内部还是外部，都属于同一个网络，也就是说动力管理与发生在治疗内的分析性干预一样重要。然而，这两个治疗任务的分配方式具有明显的差异。创造和维持设置的任务由治疗师独立负责，分析任务则由其他团体成员与治疗师共同承担。这就允许治疗师作为团体稳定性的守卫者，与作为治疗性改变中介的团体，产生创造性的相互作用。稳定的设置常能提供丰富的移情素材，它们以各种各样的形式呈现，如当治疗师坚持既定的设置时，出现对父亲般的权威的挑战；当界限得到保护时，体验到母性的包容；通过帮助治疗师准备治疗室，表达能够为父母提供帮助的愿望。

出于同样的原因，治疗师不会与团体成员协商团体的动力性管理安排。诸如座椅的位置、团体时间安排表和新成员加入团体的时机等问题，也可能常常会在团体内谈论，但要把这些讨论引入分析中去，而不是像委员会的议事日程一样来处理。这样的话，在有关如何使团体保持最佳状态的决策上，治疗师可以自由地做决定。对于付费团体，也应由治疗师决定收费标准和付费方式。

应对信息

动力性管理的另一重要的方面是如何应对缺席，以及如何处理（外界）向团体传达的信息和团体（向外界）传达的信息。所有外界与团体之间的交流都应由治疗师接洽，评估它们的动力性含义，决定何时把持、何时将其带入团体。一些团体治疗师在治疗开始时就告诉团体有关缺席或迟到的信息；另一些治疗师更愿意在公开信息之前等待动力浮现，将此信息置于团体背景中去理解。所有的交流都以这种方式最终加入构成团体矩阵的网络中。

治疗室的动力学意义

除了对舒适、稳定和前一章提到的避免被打扰等实用性方面的考虑，治疗室对每位成员和整个团体都具有独特的意义。例如，治疗室可被体验为治疗师的身体，只要不改变则相安无事，但如果有变化，就会激发焦虑或吸引注意。

案　例

治疗师邀请团体想象在她缺席的情况下展开一次治疗。有关治疗的地点和时间的热烈讨论接踵而来，有些内容非常有趣，令人兴奋：这次团体应该在隔壁的酒吧、公园进行吗？一位成员邀请大家到她家里去，但这个邀请被忽视了。最后治疗师请团体注意一个未表达出来的潜规则，即治疗师缺席的治疗不能在通常的日子、时间和治疗室进行。似乎所有这些都属于治疗师本身，她不在时就不属于他们。这种占有治疗室的可能性增加了占有她的身体的焦虑，这使他们如此焦虑，以至他们不能仔细去思考这种可能性。

中间的桌子

在一圈同样的椅子中间放一张小圆桌，这是个好主意，只要其大小不妨碍看到全体成员。圆桌为这个圆圈构成了具有象征意义的和真实的中心。桌上可放一盒纸巾，有些治疗师也喜欢在上面留言，如有关缺席、电话的信息或某位度假的成员寄来的卡片，它们会被成员拿起、阅读或被忽视，对它们的反应是个体即刻做出的，整个团体都能看到。

如何安排座位？

团体治疗师安排座椅的方式各不相同。有些治疗师允许团体把治疗师安排在一圈座椅的任何位置。其他人，明示或暗示，他们更愿意保持自己的座椅，要一直为他们留着，直到他们到来，坐下。无论座次如何，它本身都有动力学意义。谁坐在治疗师旁边？谁朝着门坐？为什么男性选择坐在一起？所有这些问题都有含义，是团体非言语交流的组成部分。只有治疗室的物理环境保持稳定，才能明确这些现象的动力学意义。

空椅子的动力学意义

如果一个成员提前告知团体他将缺席一次治疗，那么围成一圈的椅子中，这个空椅子应被移走吗？有些治疗师根据成员总数摆放座椅，不管是否有人已告知将要缺席；有的治疗师会把已知的缺席者的椅子移走，则圆圈内任何空出的空座椅直白地显示该成员意外地缺席了治疗。前一种安排更准确地表达出团体作为一个人的概念，因为不论在场还是缺席，团体成员都属于团体。通过强调它的象征性意义，治疗师鼓励团体谈论缺席的人，表达他们的关心、愤怒或漠视，这些都成为团体分析的素材。

案　例

在一个8人的、有男有女的团体里，当有空椅子出现时，一位年轻的女性总是会表现出不安。她会问其他人是否知道此人为何没来，即使在前一次治疗中相关原因已经被明确提及过，她却记不起来此类信息。起初她对缺席表达了不赞成，似乎参加治疗是一种道义；随着治疗推进，她开始意识到空椅子引起了她的高度焦虑，"感到好像在失去某种至关重要的东西……使我不能在此恰当地思考和感受……我好像成了残疾人……"（她在童年期经历了家庭的破裂，现在空椅子使她再次体验到这种感受）

有人说他很适应这种情况，因为"留给我更多"。与其他获得公平待遇的成员相比，他需要得到团体治疗师更多的关注和治疗时间，这与那位需要完整的座椅圈以提供整体感的女性形成了鲜明的对比。这两位患者的潜意识情感需要都通过座椅圈得到了表达。

机构的干扰

当团体是在医院或诊所里开展时，即使治疗师在开始团体前对环境做了精心的准备，但因为治疗室"属于"机构，所以仍然避免不了其他具有优先权的情况凌驾于团体治疗的安排之上。当这种情况发生时，有必要对团体的反应给予治疗性关注。设置受到干扰和接踵而至的机构与治疗师间的紧张关系，会使团体通过保护治疗师而产生超强的凝聚力。团体成员强有力地运用投射性防御，这样团体内的每个人都变成好人、可爱的人，所有的敌意和破坏性都被体验为医院所代表的外部世界发出和引起的。

> **案　例**
>
> 　　一个新的门诊患者团体每周在医院的同一间治疗室相聚。成员不规律地参加团体，并且他们之间互不喜欢对方，治疗师对团体的干预也遭到抗拒。然后在一个晚上，就在治疗开始后不久，一位不知道团体正在进行活动的医院员工声称要用这个房间。治疗师与这位员工进行了激烈的争吵，最终团体被安排到另一个房间，治疗继续进行。团体接着讨论治疗中断之前的主题，如同什么也没有发生过一样。在随后的治疗中，团体的出席率戏剧性地提高了：不再有迟到和缺席，成员彼此间的交谈也变得生动多了。新出现的紧急情况似乎紧紧抓住了团体，团体急切地寻求并仔细地听取治疗师的干预，不再表达拒绝和攻击。直到数周之后，治疗师提出了"驱逐"这个话题（因为此事已众所周知），并在团体里对此进行了修通，团体成员才重新恢复了拒绝性和攻击性这些具有重要治疗性意义的表达。

团体的时间界限

　　开始和结束一次治疗的确切时间是固定的、不变的、没有商量余地的独立存在。乔治·范德维尔（Gregory Van der Kleij）简要地描述了治疗师对此的立场应决不妥协：

> 　　（所有这些）都发生在团体成员的实际互动与他们身处的整个世界之间的界限上。问题在于并不是说下午5:30开始治疗了，团体成员就能把周围的世界排除在外。恰恰相反，他们在5:30开始与周围的世界对话。他们这么做是因为以前无法达成自己的期望，否则他们就不会在那儿（团体里）了。为了促进无比复杂的对话，我（作为治疗师）的任务恰恰是确保，这一次，周围的世界不再使他们转个不停。我想让那世界停着别动，可以说，把它钉在那里，这样就能进行真正的交谈了。（van der kleij，1983）

费用

许多团体分析师发现付费团体与不直接向治疗师付费的团体的动力性发展并无差异，并且坚定地认为付费因素对治疗性的工作联盟没有影响。其他治疗师则发现"付费"促进了成人式的工作联盟，它反过来允许成员更深地退行到婴幼儿期的体验模式。人们常常观察到不付费团体有对延长时段的需求和愤怒。这种团体里的治疗师被体验为全能的、总是给予的、总是克制的、任性的和独裁的。事实上，治疗师成了婴儿早期阶段母亲般的人物，团体成员只能通过无能的暴怒和克制住自己的行为，才能接收、接受其独裁性的意见。这些状态也是付费团体整体构成的必要组成部分，只是付费行为本身保留了存在于团体与分析师所组成的工作联盟中的部分自我，这使它能与人格中退行的那部分自我共同存在。

在我们自己的实践中，团体每月付费1次，提前付费，全年12个月都需付费。这样做强调了也象征着成员都稳定地、连续地属于一个团体，无论成员是否参加每次治疗，也不论团体是否在治疗间歇相聚。理想的情况是所有成员的治疗费都一样，虽然可以接受因成员的经济状况不同而有不同的收费标准，但大多数治疗师对此仍有争议。因收费不同所致的情绪反应使一些有关于偏爱、羡嫉以及成员对治疗的看法等重要的治疗话题浮出水面。

案　例

在一个8人的团体里，一位患者（是一名教师）在初始访谈中表达过收费标准对他来说太高了。他加入团体1个月后，团体治疗费涨价了，此时治疗师提议他的治疗费可保持不变。这个患者接受了提议，在随后的6个月内继续按较低的原标准付费。然后在第7个月时，他交给了治疗师一张和其他人一样金额的支票。当治疗师在团体里提出此事时，患者第一次说出了对治疗师"怜悯他"感到非常愤怒。他说感到自己和其他成员不一样，能力较差，是个需要被关照的局外人。患者在8个月大时被领养，通过这次有关付费的讨论，属于早期阶段的过度需求和对他人的依赖情感第一次在团体内浮现。

通过这次投射，尽管浮现了重要的治疗素材，但也暗示出在费用方面对患者做出让步可能是一个错误。

团体成员在治疗以外的接触

从团体的准备阶段开始，团体成员就知道他们彼此最好不要在团体以外的情境会面。这样的限制在团体内有可能要进行讨论。通常团体能够接受保持节制的社交的理由：治疗性团体的内部关系非常紧密和具有私密性；吸引、爱慕、恨和不喜欢等情感之所以仅能在团体里能得到完全的表达和探索，恰恰是因为这样的表达在团体中是不受日常人际交往和社交的影响的；并且排除其他组员而进行的私下接触有损于团体作为一个整体工作的那些共享体验。出现组外联系常常是将被压抑的、被拒绝的情绪付诸行动，但是团体会因此而失去对这部分情绪进行体验和分析的机会。

尽管要保持社交性节制，然而在团体里度过了一段艰难的时光后，团体成员偶尔会在治疗外向同组的其他成员寻求安慰、社会支持和认可。当他们自己说出有治疗外的交往时，治疗师要想办法把这些团体外的交流带入团体中，帮助团体对此进行分析。团体成员会发现随着移情的改变，积极的情感会转变为负性的情感，在由团体组成的安全区域之外，团体成员间的人际关系是难以维持的。

某些治疗性设置，如模块式治疗，包括了一定程度上的合理的社会化交往，这些不会对抗治疗。在这种设置下，成员会把在社交场合相遇的经历带回团体，并用于治疗。

案 例

在一幢居民楼里有一个为期一周的体验式团体，成员们决定在倒数第二个晚上举行庆祝晚会，地点是一位成员的家里。晚会上供应食物和饮料，有人带了一把吉他。很快大家就开始唱歌，他们围在两个成员的周围，他俩似乎知道非常多的传统民谣。大家想起了一首又一首歌曲，非常兴奋，兴致勃勃。而有一个男人一直沉默着，忙着吃食物、喝饮料。后来他说头疼，提早离开了。其他人直到深夜才离开。

在次日的体验中，团体似乎难以找到话题，话一出口就停住了，交流是杂乱的。当治疗师指出这一点后，团体告诉她这不足为奇：这一周即将过去，每个人都在想着去往不同地方的迢迢归途。然后团体开始谈回家坐的汽车的车型和优点。提前离开晚会的那个人静静地、生气地看着这一切。治疗师指出了他的愤怒和明显的隔离，并且她感到团体散架了，成了相互竞争的碎片。然后那个愤怒的成员用受伤害的语调，痛苦地说出被团体隔离的感受，此前他从未有过这种感受。他对前一天晚会上的歌一无所知；这些歌他在家里从未听过；家人没有时间唱歌，再说他也怀疑父母是否知道这些歌曲。对他来说，他从没有时间做任何那样的事情：他不得不工作以能够让生活继续下去。团体里的其他人讲述了他们自己的家庭背景以及在童年时期经历的类似场景。似乎这使那位愤怒的男士能够谈论童年期生活在富裕的邻居旁边，因家境贫寒所感受到的经济和社会剥夺的感受。伴随着很强的情绪体验，他回忆起没有健身鞋、没有合适的衣服而无法参加体育运动，或因没有车费而不能参加学校组织的郊游。然后他说到当前的社会隔离感以及对贫穷的恐惧，尽管他已取得了很高的职业成就以及社会和经济地位。

团体外与治疗师的接触

在团体以外与治疗师的接触，即使是短暂的、非正式的，都具有动力学意义。团体成员在治疗开始前或结束后设法引起治疗师的关注，这种现象是很常见的。许多团体分析师都熟知那些特早到达治疗室帮忙摆放座椅的成员，或者有团体成员在治疗结束后慢慢地整理他的东西，而治疗师则不得不像个门童一样耐心地等着，然后这位成员会抓住时机向治疗师询问他无法在治疗中讨论的问题。

有时团体成员会对一次治疗的结束表现出极大的痛苦。这种情况不应妨碍团体按时结束，但需要治疗师灵活对待，可单独给某些患者包容性的干预。

尽管这种"得寸进尺"的花招有潜意识原因，但简单地敦促患者把他的困难带入下一次治疗进行讨论，可能会使患者将潜意识的困难付诸行动，如远离团体。上述的局面可以通过以下方式扭转：快速探索问题领域，给出临时的解决问题的建议，甚至在某种程度上提供个别治疗以便更加全面地探索问题，把它作为带入下次团体讨论的一个前奏。

团体成员有时会在治疗间期或节假日时寻找治疗师。这些联系的紧急程度不同。

案 例

一位团体成员每当假期临近都会有规律地体验到分离焦虑，再现初始症状，痛苦地抱怨治疗间歇期见不到治疗师。就在一次假期之前，团体围着她，告诉她他们的电话号码。治疗师不鼓励这样做，让其他团体成员把这样的举动与他们自己对治疗中断的焦虑联系起来。

在治疗中断的第一周里，这位女患者给治疗师家里打电话，哭诉她的绝望感。治疗师对在那一刻不能接听电话向她道歉，承诺会给她打回去。几小时后他给她回电话时，表达了对她的痛苦的关切，同情地听她讲了几分钟。在他回电话的过程中，听上去她很平静，对麻烦治疗师致电给她表示感谢。当团体重新召集在一起时，她说她想不起来治疗师都对她说了什么，但她补充说仅仅是听到治疗师的声音她就感到平静，这对她来说就足够了。在接下来的治疗中断时期内，她不再感到需要联系治疗师，随着团体分析的继续进行，她的分离焦虑也逐渐减弱。

治疗师与团体成员家属间的联系

团体成员的家属，特别是与团体成员有密切关系的家属，如配偶，对治疗过程有敏锐的感受，就好像他们能够看到治疗一样；而他们不像团体成员那样，会受到治疗联盟和限制的束缚。有时他们会想方设法与治疗师接触，或对参加团体的家人施加压力，结果造成该成员与团体的冲突。

如果家属有治疗的需求，或者咨询师发现有联合治疗的必要，最好另找一位治疗师。没有意愿积极参加任何治疗的成员家属对团体的负性观点，通常仅能作为该成员的一个动力性问题在团体里进行处理。然而，治疗师偶尔也不得不向特定的社会现实妥协。例如，有些团体是由一些缺乏社会支持系统的成员组成的，或者其成员防御太脆弱，难以维持牢固的团体界限，这就要求治疗师有较大的灵活性，允许甚至鼓励家属与治疗师接触。

> **案　例**
>
> 　　一位年轻女性参加团体有几个月了，说她对丈夫越来越不耐烦。以前她对他很顺从，因为害怕被抛弃，就允许他控制她的生活。随着团体给了她越来越多的信心，她发现自己敢于反抗甚至威胁他了，她告诉丈夫如果他不改变自己的行为，她就离开他。这使丈夫对她的依赖显露出来。他联系了治疗师，愤怒地抱怨团体没有帮到他的妻子。但是，他同意参加联合治疗，由另一位治疗师为他做个别治疗。这使他开始接纳妻子的治疗，为处理夫妻关系铺平了道路。

与其他专业人士的接触

包括转诊者在内，也许会有数名治疗专业人士与某一位团体成员有关。在新成员加入团体之前，应向成员说明治疗师有可能会与他的其他治疗专业人士联系，如了解有关其病情的改善情况，就需要与他的全科医生或精神科医生保持联系，这么做是有益的。参加团体的大多数人都认可这种联络的价值。如果患者拒绝同意治疗师与特定专业人士的联系，对此要予以尊重，但同时也应该就此进行探讨；也有一些团体分析师把患者同意与其全科医生联络当作开始治疗的先决条件。

当治疗师对团体是否有能力包容团体成员的困难有顾虑时，与专业人员的联络就具有了特定的动力学意义。如果在治疗过程中团体成员想自杀或发展出精神病性症状，治疗师可能不得不联络患者的全科医生或当地的精神卫生服务机构。

有时团体治疗师自己具有双重专业角色。例如，身为精神科医生，带领团体的同时不得不为某位团体成员开药或指导其用药。在资源有限的情况下，这样的事情难免会出现。然而，这种做法使分析过程变得复杂，如果有可能，团体分析师应列出可提供支持、负责患者其他方面的保健服务或治疗的同事名单。

有时外界专业人士也会直接联系团体分析师，表达对其患者的某些问题的担忧，而这些问题可能是团体分析师未曾觉察的。

案　例

一位已经参加了3个月团体治疗的女性瞒着其分析师，痛苦地向其全科医生咨询有没有对她的抑郁症状更好的治疗方法，她感到在团体里抑郁症状没有得到充分的处理。事实上，在团体里她一直帮助其他成员，但对自己的问题避而不谈。她的全科医生给分析师写了一封信，说明了这个问题并询问他的看法。团体分析师给全科医生打电话探讨，他们发现这位患者显然把与她有关的健康服务人员分裂为两个阵营：一个是一直存在但无效的，即团体；另一个是被她理想化的但不存在的、拒绝给予的，即难以捉摸的全科医生。团体分析师与全科医生的联络象征着患者合作的父母，制止了可能导致她提前结束治疗的潜意识共谋。分析师向团体汇报了与她的全科医生的谈话。这既是包容也是面质，使她开始思考自己难以把抑郁的话题较开放地带入团体这一问题。

总结：治疗师借助动力性管理创造和维持团体的设置，独自开展多种治疗任务，单独承担着保护团体处于最佳状态的职责，这是使成员的困扰向可交流的语言转变的前提条件。动力性管理要求治疗师能在物理时间和空间上来组织团体，调和团体与外在世界的交流，保卫团体的界限，确保所有行动都融入团体动力中。治疗师通过将设置持续地稳固在治疗过程的核心位置，体现了治疗的精髓。

第 5 章

评估性访谈

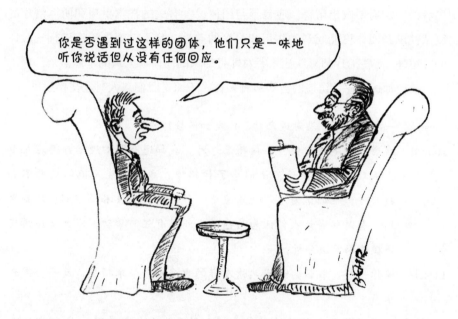

在《弗兰肯斯坦》（*Frankenstein*，也译为《科学怪人》）的故事中有一个时刻，当怪物与追捕者面对面时，它央求追捕者倾听自己的悲惨故事。追捕者的反应概括了心理治疗本质上的两难境地：

> 可能你会轻易地想象我会非常感激有这么一个交流的机会，但我
> 受不了他复述自己的不幸，重申那些痛苦的经历。他承诺过要讲一

些内容，我感到自己迫不及待地想要听到这些内容，部分是因为好奇
心，部分是因为如果我有权力，就强烈地想要让他的命运变得更好。

——玛丽·雪莱，《弗兰肯斯坦》（1818）

从表面上看，团体分析的评估是指治疗师与患者间针对患者的谈话。

然而，评估是一个相互的过程。未来的团体成员会评估治疗师，这与治疗
师对他/她的评估一样多。"评估"这一术语意味着做出理性的判断。在评估
过程中，应向患者解释分析性团体治疗的目的、基本原理和方法，并应该根据
患者的特定需要做出解释。应包括与团体设置有关的注意事项和团体治疗的
复杂性以及团体可能起到的作用和带来的益处。除了对团体治疗进行一般性
的介绍外，有些治疗师喜欢让患者对即将加入的团体有大致的了解。

治疗师进行评估访谈的方式多种多样。下面是我们二人对此交换意见：

Liesel：　一般情况下，患者进来时，你是如何接待的？

Harold：　我会友好地欢迎他。在接待患者时，我知道有些心理治疗师在礼节
　　　　　上表现得像个孩子，他们忘了打招呼，或者可能是他们故意不去
　　　　　打招呼，他们认为欢迎的寒暄是一种很糟糕的技术。"不可预测原
　　　　　则"有时候会让人们认为治疗师不可以有任何举动，以免使移情变
　　　　　得模糊而无法分析。

Liesel：　像你一样，我认为致以热情友好的欢迎不会带来损失，反而会得到
　　　　　很多。

Harold：　拿个具体典型的情境说说看。全科医生向你转诊了一位45岁的女
　　　　　患者。她走进来，你看到在你面前是一位面带倦容、紧张的、担忧
　　　　　的、抑郁的女人。你如何开始访谈？

Liesel：　当然对我来说，她并非一个陌生人。也许通过阅读转诊信或她的全
　　　　　科医生提供的其他类型的信息，我对她既往的情况会有些了解。如
　　　　　果她比全科医生快一步，自己转诊过来，那么她会与我的秘书有些
　　　　　接触，秘书会告诉我她是谁、想要做什么。

Harold： 好的。假定你有全科医生写给你的信，介绍了她的症状即抑郁和惊恐发作，并非常简要地概述了她的家庭情况。这就是你知道的全部信息。

Liesel： 这份文件会放在位于我们两人之间的桌上，我会做自我介绍，告诉她全科医生给了我转诊信。然后我会说："现在让我们谈谈，看看如何对你有帮助？说说你的愿望吧。"用诸如此类的话语邀请她交谈。我会问最少的问题，事实上在开始时我不会提问，让她自己组织访谈。我会征得她的同意，再做记录。在我的记忆里，质疑我记笔记的情况只发生了两次，它们都代表着对书面信息会被不当使用的一种恐惧。如果出现这种情况，重要的是不应急于得出结论，认为遇到了偏执性人格的患者。也许果真如此，但这种恐惧更有可能是基于过去的经历。一位患者真的在类似的访谈中有过一次痛苦经历，他所给出的信息被误用了。有这样经历的人要求知道访谈中所做的记录会派什么用场，我会认为他的要求是合理的而非病理性的。

Harold： 我想说我认为记笔记是评估访谈的一部分，所以我甚至都没有关注过它。要求治疗师在不做笔记的情况下记住大量丰富详细的信息和印象，这样的期待对治疗师来说太高了，做不到。

　　　　让我们假定患者开始缓慢地、迟疑地述说她与丈夫关系难处。你会鼓励她这么谈，并且允许她继续这个话题吗？

Liesel： 我肯定会认真地倾听。我既不鼓励也不阻止她。我所要做的是努力建立一种关系——在这段关系中我们会相互关注。从这个意义而言我会观察她在访谈中"此时此地"的当下状态。我可能会说："看起来你很难过，很疲惫。"我会说出此时所感受到的她的抑郁状态，进行解释，我会描述在访谈时我所体验到的她，看她对此有什么反应。

Harold： 在患者开始讲述自己的故事时，他们常常会哭。假设你的患者也哭了。

Liesel： 这有难度。我肯定会让她哭一会儿，但随后我会用个问题打断她。我会对流泪进行探索。我会把眼泪视为一个症状，不，并非真实的症状，我会把眼泪看作对眼泪所蕴藏的内容的防御，鼓励她透过泪水，深入地探索自己的情感和存在感。在初始访谈中请患者多谈谈诸如文化背景、原生家庭等，我把它称为社会史，这是非常重要的。

Harold: 就社会史而言，我的脑海中有一幅蓝图，反映的是首次访谈应涉及的内容。我认为在访谈结束前应有两个部分的内容交织在一起。第一部分的谈话与其症状有关：换言之，她认为生活中哪些方面有问题，包括人际领域和她的感受。第二部分与她生活的其他方面有关，用Caroline Garland的话说就是"非问题领域"（Garland，1982）。我会尝试去了解她能否想象这两者间的联系。如果她想加入团体，这一点是很重要的。我想按照那个顺序，引领一段现在和过去的时光之旅。

Liesel: 对我来说这有点儿过于结构化了。在与新患者见面的第一个小时内难以做到。如果是这样，我会指出还有多少我们尚未完成，着眼于她的履历和问题是多么困难，我会提议进行另一次诊断性访谈。根据我的经验，患者会欣然接受的。

Harold: 是的，我有时也发现不得不延长评估过程，但我仍努力在第一次访谈中对患者的经历有一个全面的了解。我还发现在我们对下一步要做什么达成共识之前，对此还一无所知之前，会很容易就卷入带有强烈情感的叙事当中。她已经告诉我很多信息，但我也有很多有关信息，如与团体治疗的性质、特别是我的团体有关的信息，想要告诉她。我也希望她能带着一些对自己的新的思考和希望离开。

Liesel: 可以说你的方法更加完善，因此会比我的方法更有结构。你觉得这个患者在第一次见到你就能谈到所有这些内容吗？

Harold: 也许不能，但我设想她会反思我们的见面，我也预料她会保留一些事实不讲出来，她可以决定是否愿意再回到访谈中来。在初次见面结束时我应把对她的困境的想法告诉她，不然我就要给出再次见面的更充分的理由。

Liesel: 在访谈计划中,你如何从谈症状转向谈社会史?

Harold: 我通常不得不打断患者对其症状充满情绪的描述,转而让他谈谈其他的经历。我可能会说:"我们先暂停目前的讨论,你能否告诉我一些你生活的其他方面,这会有助于我更好地理解你目前的困难。"然后我会接着问一个具体的问题,如"现在,你生活中重要的人都有谁?"

Liesel: 我可能有不同的做法,我开始好奇并且想要知道这是不是与我们二人不同的人格特质有关,或者还与你是男性、医生,我是女性、非医学背景有关。根据你的描述,在初始访谈中似乎我更像一个接纳的母亲角色,而你更像一个要求高的父亲角色,并且两种做法都同等合理。这种不同会影响初始访谈的结构,但我认为最终的结果可能是一样的,因为我非常同意治疗师总是要认真对待"此时此地"的实际治疗情形。在评估性访谈中不能仅仅因为在初始访谈可以有强烈的移情就允许过多的内容被倾诉出来,因为最终患者还是要与其他7人共享治疗师,如果关系太亲密太母性,那么患者被介绍到治疗性团体时就会遇到困难。这可能引起患者对加入团体产生阻抗,而要求个别治疗。

Harold: 患者有讲述自己个人故事的需要,也了解自己的需要,取得这两方面的平衡并非易事。她也必须要知道如果她决定加入团体,将会处于何种境地。

Liesel: 我时刻铭记我们的分析目标,即发展出一种关系,在这种关系里通过移情能够表达需要,刚开始是指向治疗师的,然后也会指向团体。

Harold: 好的。让我们回到那个假定的患者身上。假设根据她的故事,你得出结论,她理想化了她的家人。我会再冒险去了解,也许她通过"玫瑰色眼镜"来看待父母。她否定了这一点,为父母辩护,让你感到你擅自闯入了可怕的领域。你会尝试用另一种方式再次进入这一领域吗?

Liesel: 我们正在讨论潜意识防御机制。我会倾向于记住她的防御，但那一刻会把它放在一边。检验防御机制的方法有多种。顺便提一下，有些方法很可疑。许多年前，一位接受团体分析训练的候选人为了加入治疗团体而受邀接受一次访谈，访谈者是团体分析培训师。当他进入房间后，访谈者就一直在写东西，根本没有抬头看他一眼。这位候选人等了几分钟后说他能支配的时间有限，可否开始访谈。随后，治疗师告诉他之所以在访谈室那样做是为了要看他如何对增加的焦虑进行防御。我们自己不会用这种方式进行访谈，对吗？

Harold: 在哪一点上你会把你的观点反馈给来访者？

Liesel: 在整个访谈中，每当我给出尝试性的解释时，我都认为这是我的反馈，我把它们共同称作你所谓的观点。

Harold: 再一次，我认为我们的侧重点不同。我也一直在尝试给出解释，但我感到有某种义务在将近结束时把它们放在一起并且给患者一些总结或概念化。也许这又是因为我所接受的医学训练。

Liesel: 对于你所说的概念化，我想再补充一些内容。当我和这位妇女一起坐在房间里时，我不仅会想象她，也会设想她可能会、也可能不会加入的那个团体。当我在初始访谈中感受她的时候，我也想看看她是否有可能融入团体，也就是说在团体里会不会被隔离，团体里的其他患者是否会呈现她的部分问题，她与他们在年龄和人格上是否匹配。然而，以我的经验来看，人总是倾向于感觉自己作为新成员会扰乱团体，但又觉得在团体外无法得到自己需要的，所以第一个设想通常是非常谨慎的，而不是过于乐观的。

Harold: 那么随着你继续与她交谈，哪些因素会使你对她运用团体的潜能感到比较乐观？你注意到了当你先前尝试把她的症状与习惯于把家人理想化联系起来时，她的反应是相当负性的。

Liesel: 主要的因素是，我是否感到我们已建立了某种工作关系，我是否能触动她，她是否能触动我，我们是否就话语的最深层意义在进行真正的交流。如果我们能够做到，那么毫无疑问她应能在团体里与其他人交流。然而，团体可能在那一刻处于抑郁状态，抑郁可能会席卷其他的任何情感。在这种情况下，我会犹豫要不要在这一刻把她介绍到这一特定的团体里。我会建议先进行一些个别治疗，让她准备好再加入团体，同时也对团体工作，使团体对她的加入做好准备，等团体度过了最糟糕的抑郁阶段时，她再加入。我想说的是加入团体的时机与团体新成员的人格一样重要，他们彼此必须相互匹配。如果她与你脑海中的团体不可能匹配，那么与在工作网络或临床实践中的其他治疗师一起工作是非常有益的，因为他们能提供各式各样的团体，这样有助于为患者找到另一个团体。

Harold：到目前为止我们讨论了可能会加入团体的一位患者，她主要是情绪方面的问题。让我们思考另一个例子，此人具有自我挫败的行为模式，他是一位42岁的科学家，他无法完成重要的研究计划，随着时间飞逝，他对此越来越紧张，但无法克服这个障碍，不知道背后的原因是什么。当你见到他时，你会感到情感上他似乎与世隔绝。

Liesel：尽管"情感上与世隔绝"这个说法为其命运做出了注释，他仍可能非常适合成为团体的一员。他能够交流，但不知道自己为何会在一个特定的领域失败，同时这个领域对他是非常重要的。在我看来，与个别治疗相比，在团体里因为有其他成员不同的投入和自由联想，他更能有机会成功地描述其症状，慢慢剥去表面现象，理解内在的真相。

Harold：现在举第三个例子。患者表现出的问题似乎是人际关系方面的困难：一位35岁的男性处于情感混乱的焦躁状态，因为他的妻子威胁要离开他。他害怕失去她，这使他的控制欲日益增强。妻子催促他寻求治疗，她认为都是他的问题，与自己无关。他表达了希望通过治疗来挽救婚姻，但不论最终是否能成功，他都知道自己确实需要治疗。当你见到他时会感到难以让他谈论与妻子的关系以外的任何事情。

Liesel: 这样的问题会立刻让人想到夫妻治疗，但如果，正如你说的那样，他的妻子不会来治疗，并且显然他想为自己寻求治疗，我会认真考虑把他纳入团体。他呈现出来的积极一面是他意识到自己在人际关系方面遇到了困难，虽然很严重、使他感到无能为力，但他在这上面体验到了关系，这对他的团体分析来说是个好兆头。团体通过鼓励他谈论关系，对情感问题带给他的困扰产生共鸣，将帮助他变得更超然，不那么容易焦躁，因而使他更有能力思考生命中的其他关系。

Harold: 对于相关的问题，如一位丈夫收到了妻子的最后通牒"你自己去接受心理治疗，否则我就离开你"，该怎么办？他自身对治疗高度怀疑，但同时他很绝望，并且说"如果有帮助，我愿意做任何事情。"

Liesel: 在这种情况下我会问自己，如果出于某种原因，来自配偶的压力消失了，他是否还愿意留在团体里。我想起一位男性患者，他的妻子是真的离开他了，他来到团体里，做得很好。然后她回来了，也就在这个时候他离开了团体。尽管当时他的治疗动机是迫切的，但还没足以强烈到使他领悟出他与人互动的模式在深层次上与他的人格有关。所以在压力消失时，他就退出治疗了。

Harold: 你会通过询问梦来检验一个人进行分析性思考的能力吗？

Liesel: 在某些情况下我可能会这么做。我在想一位患者，他在长期的个人分析后参加团体治疗，早已了解心理分析过程。不需要引导他进入梦的康庄大道，他对此早已熟悉。我会问另一个不那么"老到"的患者："你睡得好吗，你做梦多吗？"他们常常会叙述一个梦。我不会直接要求谈梦，但我会表现出对梦感兴趣，接纳它们。对我来说，谈及梦意味着心理感受性（psychological mindedness）。当心理感受性作为一个概念时，你是如何理解它的？

Harold: 在我看来，理解梦的能力是心理感受性的重要标志，我会把它看作一个人有能力运用分析性团体的良好指标。有的人坚持很具体的叙述方式，似乎不是很乐意进行象征性思考，这样的人我很怀疑他是否适合团体分析性治疗。

Liesel: 你认为了解既往的治疗有多重要？

Harold: 我想要知道这个人采取了哪些措施来找到我，既往有没有治疗经历。我会很直接地询问患者对过往治疗的感受。我认为一个负性的经历常常会歪曲患者对当前可能性的态度。我尤其想要知道他是在什么情况下结束了治疗。如果治疗仍在继续，我会建议患者与当前的治疗师澄清换治疗师是否适当，同时这也给我机会可以与他的治疗师交换意见。现在我们来假定你觉得这个人适合加入你的团体。你如何开始为患者加入团体做准备？

Liesel: 首先，我会努力弄清楚团体治疗是否是对这个人的最佳治疗。这一点要落在实处，因为团体治疗常常被戴上"第二好"的光环，也就是不如个别治疗那么"深入"，比较便宜，治疗师比较省事，等等。我记得在一个督导团体有一位被督导者，是位有经验的心理治疗师，对电话预约心理治疗的答复是："我的个别治疗没有空当，但我能让你加入团体治疗。"这暗示着团体治疗是"退而求其次"。重要的是要摒弃这个"二流的"观念，确保治疗师是在充分考虑了其他治疗方法后，才为这些特定的患者选择了团体治疗。与患者讨论治疗协议也是必要的，这意味着定期参加团体以及与加入和离开团体有关的其他所有的责任和义务。我倾向于给患者一份预期的书面说明，虽然之后这份声明常被忘记放在哪里或忘在脑后，但至少它是治疗师与团体成员的一个联结。它可谓是一种"过渡性客体"，患者可把它带回家并保留它。通过简要介绍，向患者清楚地说明团体治疗的时间和日期，并解释"缓慢开放"的团体性质。"团体治疗可能持续多长时间？"对于这样的问题我会谨慎回应，但我会明确它不是短程治疗。另一方面我不会夸大时间。我记得有人进入团体，非常清楚地说明她只想参加1年团体治疗。那时我就觉得如果我直接对她说"1年太短了"是不对的。现在已经是她在团体里的第5年了。当时我允许她设定自己的目标并允许她在团体里改变这些目标，这是相当重要的。所以在团体治疗所需的时间上我并不教条，但我会明确这是一个产生深入和根本改变的过程，这样的做法也会带来希望。

Harold: 我同意上面的所有内容。我认为患者对建议其参加团体治疗的第一反应很重要。许多患者说他们愿意考虑加入团体，但他们想先进行个别治疗。即使他们不说出来，我有时也会把它作为一个选择方案向患者提出，我发现患者常常会欣然接受。还有一些患者非常渴望开始团体治疗，想要加入团体，甚至想要跳过初始评估会谈。这有可能是他们潜意识地贬低了治疗师或恰恰相反：潜意识里恐惧与治疗师单独在一起，童年期有受虐经历的人可能会这样。

Liesel: 什么情况下你不会把患者纳入团体?

Harold: 你所说的特定的团体必须要适合特定的个人，唯如此，我才能在一般意义上思考这个问题。话虽如此，有些患者太自恋而无法认同团体里的其他人，有些人需求太强烈，不接受团体所要求的共享关注。一些患者的自我严重脆弱，可能会对团体里的情感流动产生负性反应。冲动控制能力差的患者可能会感到团体给他的挑战太多了。我也认为那些生活受制于僵化的信念系统的患者很难容忍改变。当我对患者是否适合进入团体心存疑虑时，我通常发现，几次个别治疗之后，患者自己会宣布适合他的治疗选择。

第 6 章

团体情境中的症状

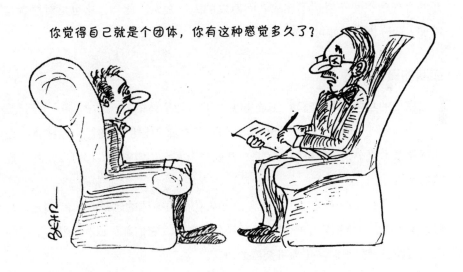

你觉得自己就是个团体，你有这种感觉多久了？

　　在团体里的每个人都会有个故事要讲，开场白可能预示着一个痛苦的、悲伤的、苦难的、不幸福的、被拒绝的和绝望的故事。但这些古老的、感性的词语在现代诊断词汇表里却无立足之地。由医学、精神病学和心理学领域传承下来的专业语言，给了我们不同的词汇表，以其客观的口气，驱使我们把心灵的特定状态按照事物本身分类，并以一定程度的精确性向患者和同事做出解释，如同让患者观看显微镜下他们的血细胞涂片，向他们指出不同的细胞。

　　我们无法逃离的现代词汇之一是"症状"。然而，我们能把它的语境从躯体拓展到心灵，从心灵拓展到团体。患者描述的他们来找治疗师的原因和生活中出现的问题，也就是他们生活中的"症状"。评估性访谈的一个重要任务是从非症状部分梳理出有症状的部分；另一个任务是观察，当患者讲述其故事时，我们的脑海中会形成在故事背后隐藏的行为和人格印象。在传统医学中这两项训练被简单地划分为"历史"和"检查"。即使动力性精神病学如今已经将重点从个人转向关系，但对患者的主观体验和治疗师的客观观察做出区分仍是有价值的。

评估访谈的第三个任务包含了更不容易懂的元素：治疗师对患者的情绪和直觉反应，人们将之概括为反移情。它动态地体现了将患者与治疗师区别开的心理学空间并表达了在二者间萌发的人际关系。此外，这也是对患者与所加入的分析性团体可能建立的关系的预测。

症状的孤立本质

症状的功能是将人们的注意力集中于作为整体的有机体的某一个问题。这一个问题或一系列问题，是被孤立的并且在某种程度上变得引人注目。在人际关系术语中，一种特别的关系，甚或整个网络，如家庭，都可以是具有症状的有机体。

孤立的心灵产生了症状，患者把它放在他的整体的这部分或那部分。情感影响思维，思维依附于特定的关系或身体本身。它们都可成为症状，治疗师必须帮助患者把它们转化为可交流的语言。

心灵的痛苦状态

许多患者的叙述是以描述令他苦恼的精神状态开始的。常见的表达有焦虑、恐惧、抑郁、愤怒、羞耻或孤独，每个词都有多个同义词，有各自适用的人际语境。在某些情况下问题的根源在另一个人或一群人身上，而且患者现在与他们或已经与他们建立了有意义的关系。在其他情况下，问题被卡在那里，表面上看似没有意义。治疗师的当务之急是帮助患者在其人际和社会环境中、现在和过去中找出症状。

下面的内容介绍了上述常见的情绪状态是如何开始的，看看在团体分析的情境里它们如何表达自己。

许多伪装了的焦虑

> 预期早上被绞死会让人的头脑更集中注意力。
>
> ——塞缪尔·约翰逊博士

以上这句冷幽默的背后是约翰逊博士敏锐的洞察力。被我们称为焦虑的这一情绪，有助于我们把注意力集中在广阔的意识领域中严格受限的某个区域，这样我们就能调动行动计划，应对激起焦虑的任何不愉快事件。"焦虑"一词来源于希腊语，意思是"勒死"，像相关的词"心绞痛"一样，指冠状动脉粥样硬化所致的疼痛，它传递了一种压迫感、紧缩感或中断的感觉。为了使那些提醒我们注意外在危险的有关部分正常发挥功能，心理的某些部分不得不被隔离。

根深蒂固的生存机制带来的麻烦是它减弱了我们反思的能力，这种损害与分析性的治疗文化是相悖的，后者有赖于自我反思、思考他人及思考白日梦等交流载体。极度焦虑的患者在准备好面对团体之前，常常需要引导他们达到较平静的状态。在团体分析过程中，一些对占主导的个人防御的挑战本身就能激发焦虑。然而，分析性团体的文化也是包容性的，它抵御了产生焦虑的过程。

会有人不够焦虑吗？

缺乏明显的焦虑可能是具有欺骗性的。有些来治疗的人，表面上看，令人诧异地一点儿也不焦虑。对于这些不够焦虑的患者有一种普遍的说法，即此类患者有来自冲突性的焦虑（conflictual anxiety）[或被称为"神经症性"焦虑（"neurotic" anxiety）]与有组织的焦虑（organized anxiety）间的困惑，位于自我意识之外。戴着有信心的、欢乐的社会面具的个体常常是脆弱的，并且掩盖了深层隐藏的焦虑。表面上缺乏焦虑但伴随着暴力或反社会行为的个体，常常隐藏了内部的高度紧张的状态。在团体里需要首先解决这个问题。

被压抑的焦虑影响了共情的能力，而且这种情绪和患者对待其他成员时所表现出来的冷酷无情行为是相关的。当这种情况发展为持久的反社会行为模式，并且渗透到个体与社会的关系中时，就形成了人格障碍，被称为精神变态患者。这样的人看上去没有焦虑。这种未被觉察的焦虑形式的根源可能在于严重的或持久的创伤体验，如持续的虐待、紊乱的依恋和灾难性的丧失。

这些患者是否在团体分析的范围之外？答案是开放性的。当焦虑对患者的心理做出了如此大规模的肢解，以至切断了共情和认同的功能时，如果要完全触及这个只能通过破坏性的行为来表达装载的愤怒和羞耻的蓄水池的底部，就需要在特殊设置下的同质性团体里慢慢处理。

团体凭借容器的功能，可以很好地减少焦虑。高水平焦虑的人可能拼命地要求减轻症状，立足于行动，寻求立即解决人际关系问题的办法。但很快他会发现团体回应他的方式是平静地接受，于是焦虑被驱散了，而且并非只有他独自一人处于这种困境中。然而，有时团体里或团体治疗间隔期存在的焦虑程度过高，就需要有个别治疗来补充团体容器的功能。

恐惧、惊恐发作和强迫性思维

将这三个症状归为一组是因为它们都伴有高水平的焦虑，一个人常常同时具有这三个症状。它们似乎是莫名其妙地出现，侵入意识中，虽然患者努力想驱除它们，但它们仍俘获了患者的注意力，令患者和治疗师均受挫。伴有高度焦虑的不请自来的想法，与患者的现实生活之间常常没有明显的联系。一位体贴的母亲碰到菜刀时会有想用刀刺杀她的孩子的想法，这使她强烈地感到受谴责；一位忍受惊恐发作的剧烈疼痛的健康男士可能确信自己会死于心脏病发作。就好像患者的部分心理脱离了潜意识层面的根基，进入意识层面的觉知中并突然爆发，威胁着要征服患者，或强迫这个人做出无意义的、仪式性的行为。

患者的症状与生活的其他方面常常没有直接的、可辨别的联系，这给团体带来了一个治疗性问题。恐惧性焦虑、惊恐发作和强迫思维都使患者与其人际世界隔绝。恰恰是这些症状在患者和与其有关系的人之间树起了屏障，并且基于控制他人的需要，再次给这些关系施加了动力。通过症状，患者拥有了既往缺失的能力。患者能意识到这是一种虚假的能力，它依赖于症状的维持及他人预备好的顺从，但这种觉察只会增强焦虑。

症状可被理解为情感瘫痪，是由冲突性态度决定的冲突性冲动的强力聚集造成的。对所爱的人的愤怒和怜悯，或害怕被抛弃和对侵入的盛怒是常见的二分法思维过程，这个过程会增强焦虑。在团体里，这样的患者起初可能会关注他们的人际困难并且不断地聚焦于自己的症状，但团体的人际文化帮助他们明确恐惧背后隐含的矛盾假设，并且将之与最初引起这种矛盾的那些人际关系联系起来。

在最初的几次治疗中，团体通常能成功地使高度焦虑患者所遭受的隔离感有所降低。常见的是，团体中总有人也会感受到同样的痛苦。甚至那些临床上从未有过恐惧性焦虑或惊恐障碍诊断的人也承认有相关的体验，表现出他们能够共情患者。

患者对恐惧症状的报告趋于减少，开始对团体的人际领域感兴趣并给予关注。尽管惊恐驱动的、非理性想法能够减少，但是强迫性思维可能不那么容易驾驭，特别是已经形成了无处不在的、恼人的思维和行为的混合体，即强迫症时，更是如此。

抑郁的人际背景：忧郁变成哀悼

"抑郁"这个词与一些更有歧视性的术语相比，更易于被人接受，它就像是一个装杂物的容器。专业人员和患者常常认为它是一个诊断，（正确地）传递了需要背负重担所致的痛苦的概念。另一方面，其易受伤害的和无助的内涵透露出其自身的令人羞耻的特点，使许多人不愿寻求治疗。

药物也许会对许多抑郁患者的临床症状有效，在许多情况下抗抑郁剂能显著地减轻患者的痛苦，心理治疗师却对此否认，这是不明智的。心理治疗与抗抑郁剂治疗并不相互排斥。事实上，它们常常是互补的，不过既是精神科医生又是团体分析师的治疗师应请另一位同事为患者开药。认为药物治疗干扰了心理治疗精细的人际操作的纯粹主义者高估了自己的技能，低估了迁延的病程强加给患者的痛苦，尽管病程迁延部分是心理学上的原因，但也有生物化学基础。

在医院之外工作的团体分析师不太可能遇到特别严重的抑郁症患者，如病情严重到思维和身体都无法运动，以至达到木僵的程度，甚至伴有幻觉和妄想。当我们去了解患者时，就会发现他们的自我意象中包含了夸大且深度的自责，这是由轻度抑郁背后的动力导致的。所有不同严重程度的抑郁患者都有内疚感、对所遭受伤害的夸大感受，以及难以看到希望。

在团体里治疗抑郁

分析性团体治疗抑郁的第一步是在人际关系的环境内重构抑郁。团体特别擅长这么做。即使难以接受抑郁源自人际关系方面的问题，团体成员仍有可能赞同抑郁对人际关系的影响。这就使抑郁进入可采用心理动力学治疗的阶段，而不仅仅是一群没精打采的被动接受的人哭喊着要别人对他们做些积极的事情。

团体一般会在接纳成员的抑郁体验和对妨碍患者人际交往的歪曲思维进行面质的艰难处境中小心行事。被压抑的情绪在团体里以团体能承受的速度释放。它通常是一个缓慢的过程。如同从丧亲中康复一样，它是波浪式发生的，需要来自团体的稳定的抱持和包容。

抑郁背后占主导的情绪是盛怒。然而，对于抑郁患者心怀愤怒——都不用说是盛怒——这一事实，大多数人都会感到惊讶。团体的人际环境帮助患者识别出这些情绪，重新定位。患者显现出对夸大的内疚感、全能的责任心有所觉察，并最终意识到那是不现实的、自我挫败的。

通过分享自己的经历，团体成员表示对有恩于己的或同情自己的人，如父母，感到愤怒是有可能的，尽管他们"本意是好的""尽了最大的努力"或"也很痛苦"。抑郁的人慢慢发现自己也有可能恨逝去的人。治疗师的任务经常是引导团体重构过去，方向是找回好的和坏的记忆。这是从真正的悲痛走向康复之路的垫脚石，抑郁常常是这种悲痛的一种病理性变化。

抑郁对团体的作用

抑郁的人给团体带来了挑战。患者无助的姿态常常会使成员感到挫折和烦恼，导致最初给予抑郁患者的大量关注被收回。有些团体成员采取强迫性的行为或婴儿式的反应，来对抗自己对破坏性的全能的恐惧。抑郁患者沮丧地看待生活，播散的悲观阴云笼罩了团体，使成员开始质疑治疗过程。在一段时间内可能唯有治疗师对治疗感到乐观，直到有其他的声音发出，并在团体里得到共鸣，团体才重新开始相信改变会发生。

最能挫败团体的行为来自抑郁者陷入了自恋性的自我关注状态。这表明患者退出了团体互动或明显地对他人的烦恼和关注漠不关心。两三个持续抑郁的团体成员会拖累团体，需要有其他团体成员以截然不同的策略应对生活中的不幸，与之抗衡。组织团体时治疗师需考虑到这一点。

团体里的自杀观念

抑郁的人常会想到自杀。自伤的想法和行为或自杀企图可见于不同的精神状态中。除了在抑郁状态会出现自杀观念，当患者受到妄想或幻觉体验的刺激时，或者在其本身已经对过去的创伤敏感时、又遭受一系列生活事件共同的突然打击致使他们感觉已无法承受时，也会产生自杀想法。它可见于有预谋的、假装平静的解离状态，或者患者出现兴奋和去抑制状态，在这种状态下的自杀想法很少有预谋。

威胁要自杀，即使只是重复地或表演性地说说，都应认真对待。团体可能会感到恐慌，期待治疗师做出干预，当出现这种情况时，也许团体作为容器会变得不堪重负。也许此时治疗师不得不动用外部网络，以提供必要的包容，这样可以使极度紧张的、有自杀或者自伤行为的团体成员感到解脱，甚至感激治疗师发现了团体机能不足，认识到有必要使外界力量加入团体。

轻躁狂：夸大的另一端

团体偶尔会出现此前仅有抑郁发作的患者意外地转向了受生物学因素驱

动的情感谱系的躁狂相。轻躁狂令患者和团体双方都感到痛苦（与患者势必伴有幸福感的说法相反）。轻躁狂状态的特征是精神和躯体活动的增强状态，言语迫促，受到阻挠时有易激惹或攻击性的反应；出现"思维奔逸"的思维方式，即患者从一个念头跳到另一个念头，这种跳跃被随机的联想或进入感知领域的刺激所激发。患者可能也会谈到挥霍浪费的行为和夸张的想法，并会付诸行动，结果是给家人和自己带来痛苦。患者处于急性轻躁狂状态时需要暂停分析工作，治疗师应引导患者寻求针对当下精神症状的帮助。如果治疗师决定把有过轻躁狂史的患者介绍到一个混合的分析性团体里，应确保患者从治疗开始就有精神科医生的支持。

团体里的偏执狂和偏执的机制

在过去一百年里，词语"偏执狂"和"偏执性"的运用历程如过山车一般。起初是作为特定的精神病性疾病诊断学术语，现在它们和其他很多描述精神症状的词汇一样也成了贬义词，并遭到滥用。人们观察到这个词被恶作剧般地用于以下场景中："我受到了不公正的对待；你太敏感了；他是偏执狂。"事实上，偏执性思维更准确的临床含义是指：一个人认为发生的事情是外在因素的结果，此外在因素可以是一种力量、系统、个人、一群人或一个事件，对此人意义重大，远超过了实际的情况。

术语"偏执狂"的诊断性和描述性意义还必须融入第三种意义，即精神动力学意义，没有它这个概念就难以具有治疗学上的意义。现在我们认为，人们在思考精神过程时所做出的伟大突破，始于弗洛伊德发现了心灵的流动性，心灵有能力把那些出于某种原因不能被心灵忍受的那部分自我驱逐出去，安放在他处。

在投射和投射性认同这两个概念中，体现了偏执性思维动力学的部分，二者可见于团体分析里动力的相互作用中。投射的目的是把不可忍受的自我方面和幻想放到另一个人（或一群人）身上，再把他（们）当作与自己不同的异类。另一方面，投射性认同，寻求合适的"他者"，来接收投射并保留它们，它变成了一个人与另一个人生动的、即时的情感交流，后者会有与投射者一致的情感体验。如果团体分析师是投射的对象，那么他将努力保留这些情感或幻想，在更成熟的自我的帮助下处理它们，时机合适时，以可接受的方式返回给团体。

创伤后应激障碍

"创伤"一词来自希腊语，意思是"刺入"。对于创伤后应激障碍，这是个恰当的比喻。当突然遭受了心理伤害后，痛苦穿透了一个人惯常的防御机制，停留在心灵深处。这个词最初的含义比较局限，意指巨大的、不同寻常的创伤事件的后遗症，如被暴露于大规模的暴力行为之下，或遭受自然灾害。不久以后，人们认识到它的适用性要广泛得多，现在它可指性侵犯、身体伤害、道路交通事故和抢劫等事件造成的心理后果。

创伤后应激事件的症状群主要围绕三个保护性机制。在如此压倒性的应激面前，心灵尝试要构建的保护性机制是：回避任何与创伤发生时的环境相类似的环境；对与创伤相关刺激类似的刺激保持高度敏感性；对事件本身或其碎片的重复体验，好像心灵试图以去除异物的方式驱逐创伤性记忆和表象。

团体心理治疗用两种不同的方式治疗创伤后应激障碍。首先，团体把共享相同创伤经历的人聚在一起，无论是本质上相同（例如家庭暴力的受害者）还是因同在现场而相聚（如恐怖袭击或火车相撞）。这种类型的同质性团体要求专门的技术，使团体成员能重构其体验，尝试掌控涌现的情绪、想法和意象，并且能够创造性地计划未来。

其次，创伤后应激障碍患者可加入一个混合团体，前提是创伤对于这个患者并非无处不在，不至于占据患者的大部分生活。因为如果情况是相反，那么患者就难以去共情其他的团体成员，尽管团体努力把他（她）拉进与他们共情的联系中，这类患者仍存在被孤立的风险。但如果患者能认识到除了创伤经历外，他与团体的其他成员还有共性存在，那么就可以好好地利用分析性团体来治疗。以指导性方式带领的同质性团体过程也会自然而然地、渐渐地出现在混合性团体中。治疗师不应加快这个过程。创伤性事件本身可能被沉默包裹着存在了很长时间，很可能只有在团体的较晚阶段才有机会通过另一个团体成员的偶然联想被带到团体里。

精神分裂症及有关的精神病性状态

带领混合性团体的分析师有时会遇到一个问题：有类似精神分裂症的精神病性发作或既往有过这种诊断的患者应被介绍到团体里吗？双相障碍与精神分裂症相关的精神病有显著的差异，对后者的混合性团体的分析性治疗需更谨慎。具有双相障碍、情感紊乱及伴随思维紊乱的患者，在缓解期可能完全好转，维持药物治疗的情况下病情可长时间甚至永远缓解。这使患者能自由地进行分析性工作，能够在团体里探索疾病的人际环境。

另一方面，分裂型障碍的特征常表现为思维和感受能力的逐步改变，这种变化切断了患者与自我和患者与外界环境的联系（"分裂"就是对这种情况的命名）。遭受这种痛苦的人可能无法连贯地思考，或被内在体验占据了头脑，切断了他们与社会环境的联系。团体环境旨在进行强有力的分析性互动，而由这些紊乱造成的交流障碍妨碍了患者利用这样的团体环境的能力。也有可靠的证据表明增强的情感表达，特别是在可能会体验为批评性的环境中，对易于发展为精神分裂症的人构成了真实的压力，可能引起这些患者病情复发。但是，这并非意味着对团体心理治疗的虚无主义者态度。人们认识到即使严重的或未缓解的精神病性状态，也适用于同质性团体心理治疗，其焦点在于社会和情感支持，以及增加生活技能和心理教育。如果组建了这样的团体，应注意建立清晰的转诊渠道，以及面向精神科同道的会诊网络，要提前确认并获得他们的支持。

边缘状态

边缘状态的概念来自治疗师们觉察到有些人对现实感到如此的不确定，以至于轻易陷入深重的灾难性焦虑状态和对关系的歪曲性感知，使他们到达精神病性思维的边缘。在分析性团体治疗中，边缘状态常表现为极度敏感地感受到来自其他团体成员的批评或拒绝，易于表达盛怒，反复要求治疗师的关注，破坏性地付诸行动，如自伤行为，从未消停。

边缘状态的成员常用的防御机制是否认、投射性认同和分裂，这些都会促使团体充满焦虑地努力包容患者，同时与之面质。治疗师的任务是鼓励患者对其他团体成员的认同，同时保护他们免于受到患者过激的攻击。具有边缘性人格结构的人的内心世界处于变化之中。团体的设置提供了截然不同的稳定和可依赖的框架，随着时间的流逝，使边缘状态患者体验到团体成员足够强大，能够每周回到团体里而没有被毁灭，并足以支持成员去应对患者发起的挑战：患者通过猛烈的投射向他们投掷出迫害性的幻想。

对边缘性患者的治疗工作令人耗竭，极具挑战性。分析性团体使患者得到了直接的和间接的关注。他们能自由地观察治疗师与他人的互动，接收到了一些以事实为依据的确认。干预的强度应足够低，使患者能定期地后退而不感到被淹没或刺激过度，被淹没或过度刺激的体验对边缘性患者来说相当于施加了精神痛苦。

从积极的意义来看，边缘性患者对其他成员原始防御的领悟加深了团体的分析性过程。同样地，他们使团体的情绪升温，有些团体治疗师对把一个以上的边缘性患者纳入混合性团体持谨慎态度。

机体状态

心灵反映了病理过程造成的脑的变化。这些变化可以不易察觉地发生，如躯体疾病的早期阶段，或是以引人注目的方式显现出来，如需要立即进行医学检查的"事件"。团体分析师必须意识到微妙的躯体性改变有可能模拟了导致人们寻求心理治疗的某种心理状态。特别是老年人，重要的是要考虑到痴呆的情况——记忆和智力的逐步的、不可逆性减退（阿尔茨海默病只是其中一个例子）可伪装成抑郁。痴呆患者不遗余力地掩盖日益恶化的残疾，他们也会抑郁，不知情的团体分析师可能会以纯粹的心理因素解释他们的抑郁、失忆或情绪无常。躯体和精神障碍共同存在，精神状态悄然从中度紊乱滑落到重度紊乱，再一次凸显了心理治疗师、全科医生和精神科医生保持开放的交流的重要性。

心身状态

有些团体分析师发现，在"经典"的混合团体中难以治疗具有持久的心身问题的患者，这些患者在完全由心身疾病患者组成的同质性团体里能得到最好的治疗。据说他们通过不能够或不愿意投入人际关系或真正地考虑自己的情绪状态，使团体裹足不前。他们反复花时间抱怨躯体不适，坚持将其带到团体里讨论。如同一位团体成员曾经说过的一样，他们"拼命地"坚持下去，抗拒尝试解读躯体痛苦的含义。

然而，我们的经验是，如果处于合适的混合团体里，这样的患者能做得很好。他们非但不会阻碍团体，反而能为团体的深入工作做出贡献。

案　例

一位中年女性参加分析性治疗很长时间了，她的治疗师说她会在分析性团体里做得更好。在初始访谈中她告诉团体分析师，治疗给她带来很多收获，但存在"持续的腹痛"。团体分析师确定对此已进行了彻底的检查，没有发现器质性原因。

这位女性把它们称为"我的疼痛"，详细地描述它们。团体分析师怀疑患者能否运用团体治疗，但她似乎很愿意"试试"。她说她信任之前的治疗师，愿意按照他告诉她的去做。经过适当的准备，在适宜的时机公布了她会加入团体后，她加入了一个成熟的、功能良好的团体，每周2次，在团体里她的腹痛问题得到了关心和同情。

但是，在她重复不变地继续关于"疼痛"的长篇大论时，团体里贮存的同情开始衰减，团体分析师开始思考对她自己和团体来说，把她纳入团体是否正确。迟早患者会注意到团体成员在疏远她，从而应验了她在人际交往中的隔离感，她太熟悉这种感觉了。

然后，有一天当她再次谈起"我的疼痛"时，一个男人突然开始哭泣。他告诉团体在他脑海中"突然冒出来"的一件童年往事。他描述了童年的家位于偏僻的苏格兰山谷，他在家中的一间黑屋子里独处。房门是关着的，只有妈妈进进出出。（后来知道那时他是因为一种儿童疾病而被隔离。）然后有一天，可能是为了安慰他，妈妈带给他一只虎皮鹦鹉。他抓住它并且扯掉了它的一些羽毛。"我是如此的怒火中烧"，他说，并痛苦地抽泣着。没有人做出任何解释或诠释。房间里的每个人都对那个被隔离的、绝望的小男孩共情。而这位新加入的患者似乎第一次投入其他成员的故事里，默默地专注地倾听着。在下一次治疗中她没有提疼痛，而是谈了"烧灼的胃部"。最后她对疼痛的复述变得不那么频繁了，她越来越多地投入其他成员的故事里。她逐步触碰到不开心的、孤独的童年，以及对她感受到的心事重重、冷漠的家庭成员的愤怒。

这是如何实现的呢？在团体分析中，潜意识内容在汇集的自由联想中被激活和放大，即冷凝器现象。通过这种方式，团体里的一个男人潜意识地对这个女人的症状，即被压抑的盛怒和攻击，产生共鸣。这使他首次回忆起自己童年期破坏性的盛怒，随后把它与后来生活中令人讨厌的、自我破坏的盛怒联系来。这个女人开始解读出自身躯体症状的含义：破坏性的盛怒和深深的孤立感。这种共鸣及其在团体里的表达是一种比任何能够说出的言语都有效得多的诠释。

第 7 章

开始新的团体

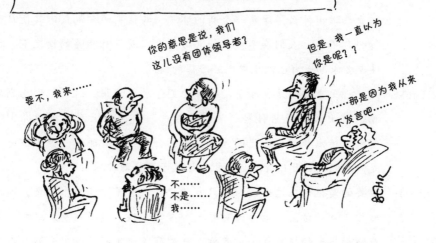

关于早期治疗的记忆被铭刻在团体的集体心灵里，并且会对团体内随后的交流造成影响。在往后的团体生活中，治疗师可能会惊讶地或懊悔地发现他在面对着一面团体举起的镜子，从中看到了自己在重要的团体初期治疗中表现出来的风格、举止以及说话方式。典型的返回到团体初期的情境发生在有新成员加入时。好像一个就任仪式似的，团体交换了首次团体治疗的记忆，有时候发生在大家说说笑笑的时候，有时候是为了安慰新到来的成员使其安心。他们频繁地追忆进入团体时的惶恐不安以及他们获得了怎样的接待；互相提醒着团体中"在那些日子里"的那些人；互相交换着记忆中治疗师说了什么和他是如何做的。

这些回忆构成了修通个人移情过程的重要组成部分。数周、数月甚至数年之后，团体成员回到对团体的最初印象，这是整合过程的一部分。他们可能会生动地联想到第一天上学或从事一份新的工作，也会联想到家庭（可以是作为家长或孩子进入一个新家庭的隐喻或者事实）。情绪围绕着这些重要的"开始时刻"，一再要求分析性的关注。

Harold：让我们来想象一个新团体的第一次治疗。你是治疗师，房间里坐了七八个人，他们以前从未谋面。在最初的几分钟里你会留意什么？

Liesel：我想他们围坐一圈，一定感到相当忧虑、略有些害怕，他们不太知道自己该干什么。这是一个新的环境，与他们遇到的任何其他社会场合都不同。人们在不被告知要做什么以及没有指导的情况下，很快就会求助于自己人生中已经习得的模式。

Harold：是的，更重要的是，除了治疗师他们谁也不认识，这让他们感到焦虑。首次治疗最易引起"陌生人焦虑"。再加上在这种情况下人们被期待以非常个人化的方式交谈，会产生各种恐惧。令人惊奇的是，人们从一开始就准备好把自己置于这样的境地。

Liesel：重要的是记住在这一圈人中只有治疗师之前见过每个成员，通过转诊或初始访谈，治疗师对每一个人都掌握了很多信息。这给了治疗师相当大的情感优势，其他人也拥有了一定程度的安全感。在开始一个新的团体时，这种情感优势对于治疗师也是一种安全感，因为对于治疗师来说，每一个团体开端都是新的。没有两个团体是一模一样的。

Harold：在一开始治疗师要做什么呢？我个人的倾向是立即或多或少说些什么，以减轻大家的紧张感，为大家示范普通的社交活动。我或许会说事实上房间里的每个人都认识我，但他们互不认识，大家最好可以做一下自我介绍。

Liesel：我的方法略有不同。我不会邀请他们介绍自己。我期待他们主动这么做，不需提示，因为这是他们在其他熟悉的场合下通常要做的，彼时没有共同经历的人们聚在一起共同面对未来。我的目的也是减少焦虑，但会立即开创一个可以进行自由交谈、不受约束的全新局面，无论如何都不会有任何强加的话题。像你一样，我不会全然保持沉默。我也会说大家都只认识我，再补充说其他人都互不认识，但我把它变为有利的方面，说这是一个多么大有可为的情形，正因为我们互不相识，所以我们不必用惯常的方式去做。我引入这样一个理念，即我们会用完全不同的、全新的方式去互相了解。

Harold: 或许你比我更快地把他们带入分析领域里。我更倾向于让他们在社交活动的浅滩上再嬉戏一段时间。我们假定在治疗的早些时候有人直接问了你一个相当基本的问题，如"我们开始了吗？"或"这就是我们所有人吗？"你如何回应？比方说，从好的方面来看，这个问题促使其他团体成员期待地看着你。现在球传给你了，不是吗？是吗？

Liesel: 如果这是团体治疗的开始，是第一次治疗，我肯定会回答这个问题。如果有人问了一个问题而被瞪眼瞧着，或没有回应，或治疗师环顾左右而言他，忽视这个问题，那会对这个人的自尊造成很大的伤害。因此我会回应，但方式上与直接的回答稍有不同。我会尝试说清楚，我想让每个人都放松，去观察脑海中和身体内发生了什么，尝试用语言把它们说出来。我会承认事实上这个任务很难，但基本上我把它看作我们的目标。我会看着这个提问题的人，但随后我会环视围坐一圈的其他人，平均地分配注意力给每个人。

Harold: 哦，我明白了。你直接回应提问题的人，但回应与其问题无关。就刚才的第一个问题来说，我觉得治疗师如实回答是没有问题的。可是我不会只是简单地回答，我会设法把问题再抛回去，比方说："是的，我们是准点开始的。但你对什么感到疑惑而要问这个问题？"我喜欢在回答问题之后再提问。我曾听到过一句警句："如果你问一个问题，你所能得到的就是答案。"但这不是我的风格。相反，我更喜欢我看到过的一个卡通形象：患者躺在分析的躺椅上，被探照灯亮瞎了眼睛。他在失望中惊叫："答案！答案！我得到的全部都是答案！问一些问题吧，怎么样？"

Liesel：是的，给出答案可能是正确的事情，不仅因为这是社会所期望的反应，而且因为它把焦虑减少到可控制的水平。但这里不是惯常的社会场景，所以重要的是向他们示范，以使团体朝着设想的方向发展，换言之，朝着治疗的最佳方向发展。

Harold：新团体的第一次治疗通常会证明它不像治疗师所预期的那么可怕，不是吗？我听到过治疗师们谈论在开始治疗后的几分钟内，团体成员开始相互表现出对他人的好奇和兴趣，讲述自己的故事；当他们看到这一幕时，松了一口气。这就是作为治疗师推动团体过程的地方，我自己偶然会提出问题，可能是针对个人，也可能是对团体整体提问。我对这个问题对团体过程的作用比对答案的具体内容更感兴趣。我也在思考，如果治疗师在早期阶段低调地加入，会有助于对其自身和治疗过程的去神秘化。我不认为这会干扰移情，我认为不管怎样移情都会表现出来。

Liesel：第一次治疗取得"成功"的部分原因在于事实上人们常常已经提前准备好了来到这里的开场白。在这紧张的时刻，人们会力争在团体里有上乘的表现，这就意味着他们会从自己个人经历的清单中，选择并提供一个社会可接受的问题版本，使自己尽可能地避免不必要的审查。通常在第2次、第3次或第4次治疗中，团体成员介绍自己、说自己为何来这里等的旧模式被尝试完一遍后，团体会出现完全的停止，沉默降临，因为寻常的社交沟通方式在此已经没有任何进一步发展的余地了。

Harold：是的，在团体里每个人至少要把自己的"留声机唱片"播放一次。啊哦，这暴露了我的年龄！不过我还是忍不住用这个隐喻。毕竟团体的声音是不规则的，不时地出现很多针头在唱片上的摩擦声，有时它们还会卡在沟槽里。

Liesel: 有时一两个团体成员会把迫切需要解决的问题、巨大的痛苦、糟糕的家庭情况或破裂的人际关系等问题带到团体里，他们急于吐露心声并想看看团体如何解决这些问题。这会使团体难以忍受。我记得在一次首次治疗中，一位女性成员精神崩溃，说她刚得知自己患了乳腺癌。紧接着的是团体死一般的寂静。显然团体对这个重大问题不知所措。有那么一会儿，我这个治疗师的反应和其他人一样。事实上很难同时既处理这个爆炸性的话题，又为其他每个人留出空间，让他们感到具有同等的权利谈论他们自认为相比之下小得多的问题。在这一首次治疗的前5或10分钟后，一位年轻女性突然泪如雨下，称其丈夫刚刚承认有外遇，要和她离婚。我担心第一个说话的人会感到被忽略，但实际上这种情况并没有发生。我的另一个担心即每个人都会讲各自可怕的故事，但这种情况也没有发生。

Harold: 这使我思考如果在团体治疗的一开始就有成员说出了高情感负荷事件，令团体大吃一惊，该怎么办？我想到了另一个例子，一位女性绘声绘色地告诉团体她丈夫对她的暴力虐待行为。团体立即设法使她能采取自我保护行动。但我担心正因为她的情况的严重性，反而可能会使她受到孤立，因为其他成员可能会感到相比之下自己的问题不值一提。你如何控制这种局面？

Liesel: 这是一种困难的情况，但还是有希望解决的。在这种情况下实际上治疗师可以把团体引入团体分析的本质，即在不排斥其他人的同时把个人，每个人，置于团体的中心，找到共同点，并非同样的问题，而是彼此有关联的问题。比如，以虐待性的关系为例，并非团体中的每个人都有虐待性的关系，也许只是她有。但是，每个人或多或少在童年期的某个时候或在工作中都遭受过暴力性行为，一定程度上都有这方面的体验，感觉上并没有什么不同。因此，可以通

　　　　　过关注提到这种可怕经历的人，承认他的体验，但同时尝试拓宽关
　　　　　注的范围，并且承认我们对这种体验都略有了解。

Harold：这似乎是一个好的例子，体现出如何把一种孤立的体验转化为可交
　　　　　换的"流通货币"。有时我也这么做，让这个成员暂停叙述事情，
　　　　　转而让其他人谈谈听到这些内容时的感受是什么。其他成员几乎不
　　　　　可避免地会对此回应，把他们听到这个如此可怕的故事时的感受反
　　　　　馈给这个成员。突然我们全都在其中了，在房间里了，具有某种感
　　　　　受的网状交流，而不只是震惊的"听众"在聆听一个情感上麻木的
　　　　　叙述者在讲述。

　　　　　我突然想到的另一个困难情形是早期对团体结构的攻击性挑战。根
　　　　　据你的经验，你认为这种情况常见吗？

Liesel：最初的几次治疗通常不会这样。团体似乎有高度的期待，并有一种
　　　　　近乎救世主的精神，相信一次治疗就能完成任务。我脑海中想到
　　　　　的挑战隐含于其中，即对我这个团体治疗师的一种理想化。他们认
　　　　　为我知道要去哪儿，知道人们要说什么、做什么。一段时间之后，
　　　　　也许10到12次治疗后，团体意识到我不会往他们期望的口袋里送
　　　　　货，这时就会出现公开的挑战，并且一旦他们确信治疗师"承受得
　　　　　住"，这里相当安全，他们可能就会发起攻击性的抨击。

　　　　　你之前说过在第一次治疗中当团体成员轻松地交谈时治疗师感到松
　　　　　了一口气。你也有感到过这样的轻松吗？

Harold：既有，又没有。我认为一开始有很多交谈要好过漫长的、棘手的沉
　　　　　默，因为这种沉默本质上不是反思性的。但我不会对人们在第一次治
　　　　　疗中即开始谈论所带来的表面的舒服和安逸感到自满。我不认为这是
　　　　　在邀请人们解读谈话内容。相反，它可能是个阻碍，我宁愿允许团体
　　　　　在适当的时候找到它自己的分析水平。在早期阶段，我的所有干预目
　　　　　标都是把团体建设为一个可以安全地交谈和体验团体共性的地方。

Liesel：好像我们对团体分析早期阶段两种重要元素有不同的重视：分析性的

和社会性的。似乎你对引入团体分析性的自由悬浮式交谈的时机更加谨慎。我对团体一开始谈话就能保有这种团体分析文化更有信心。

Harold: 另一个早期的担心是人们在第1次或第2次团体治疗后就不再返回团体的风险。当我事后再遇到这些人，有时他们会告诉我在团体里他们感到自己与其他人不一样。他们要么使自己处于优越感的位置，要么感到被所听到的问题的严重性击垮，再或者是表示对团体成员的评论感到不爽，或声称团体冷漠无情。

Liesel: 和你所说的有关的是，我发现有些人对令人不安的暴露反应剧烈，要么是因为对他人讲述内容的共鸣，要么是因为他们害怕这样的暴露会设立一种规范，即把他们拖入类似的被迫或草率地暴露的境地。

我们已经谈论了如何开始首次治疗。现在让我们对如何结束一次治疗会谈交换一下意见。最初几次我们是如何做的，为随后团体的效仿设定了一种模式。

Harold: 我总是小心地、专业性地看着表，尤其是当团体里正在出现情感高潮时。如果有必要，在治疗结束前我会弹奏出克制它的音符。我不认为治疗应突破时间界限，使一个烦躁不安或痛苦的人在包容的环境内安静下来。另一方面，我也不赞成机械化的精确。如果治疗陡然结束，团体会陷入不知所措或感到受挫，有的人离开时可能会感到受伤。我尽量找到把当下和未来连接在一起的干预方式，例如："这是个重要的问题。我不认为我们现在就能有效地对付它，但让我们把它留到下次治疗再继续讨论。"或说："对此我们还有很多的思考，我们下次再谈论它。"

Liesel: 我认为此处的核心概念是包容，我喜欢你的例子。为了结束第一次治疗，可提供的另一种容纳方式是，做出一些听上去具有积极意义的统一声明。有时我会把几个团体成员的材料紧密结合并且表明它们具有一致的主题。这样就在团体分析的任务中确定了团体。但是，我谨慎地避免对原始材料的模糊联想，团体可能还未做好准备。我想到了福克斯的禁令，避免"突然投入解释中"，突现的关联激发了团体深层的焦虑，以至于团体要么完全忽略它，要么试图在智力层面努力解决它，而无法取得真正的分析性进展。这样的干预可能只会让治疗师得到安慰，却使团体的某些人或全体成员感到迷惑。有时候直接向团体里较易受伤害的成员提出一个问题，偶尔也会有助于早期阶段团体治疗的结果。如像这样的例子："这次治疗对你来说像什么？"或"和刚开始相比，你现在感觉如何？"它会帮助这个人把任何可能形成的阻抗用言语表达出来，因此可对它进行治疗性干预。"下周再见"是面向团体整体的鼓舞人心的离别语，它加强了归属感。

Harold：在早期阶段你会留意哪些线索，提示某个团体成员没有投入团体，或在想着要脱离团体？

Liesel：我会特别密切注意与团体有关的不满、敌意或焦虑的迹象。如果成员用言语表达了不参与，那么这个离开的迹象是非常明显的，同时也是最有可能被避免的。公开的表达使团体能够对这个明显的异议背后的阻抗进行工作，从而大有机会把这个成员留在团体里。但人们更容易忽视不参与的、较不易察觉的、非言语的特征：沮丧的姿势，先入为主的做法，或对他人缺乏兴趣，或试图改变焦点。矛盾的团体成员经常掐断联想的思路，断然拒绝邀请。

Harold：我会在预示不参与团体的迹象的类目上，加上迟到和缺席。在团体里持续沉默是另一个迹象，特别是对比之前活跃的投入。我注意到很想离开团体的人虽然人在团体里，但情感上会缺席。我猜想上述迹象可在团体治疗的任何时候出现，但我认为在团体早期需要治疗师特别关注它们，因为其他团体成员根本不够自信去注意到它们。当有强烈的情感表达时，如过度哭泣，持久的愤怒爆发和引人注目的缄默时，也需要治疗师为团体带路。我倾向于与上述情况中的主要人物直接接触，在团体能动用自己的资源处理这些情绪之前，是有必要这么做的。

做示范是团体分析的部分内容吗? 我认为是。

Liesel: 在团体分析情形中社会支柱常常被移除。作为治疗师,我们的言行举止势必会敏感地被成员详细检查,因为本质上这是新的、令人困惑的团体。我知道我的反应、我所表现出的兴趣、我所注意的、我所忽视的,都会被注意到,并在某种程度上会被效仿。所有这些都是精神分析磨盘上的谷粒。

Harold: 我认为治疗师的情感风格同样重要。治疗师表现出好奇心和探究精神,激发了团体成员的这些特质。相反,采取傲慢的超然姿态,让自己的行为只限于对团体宣布带着终结性光环的解释,其所表现的带领团体的模式使治疗师脱离了团体,我认为这对团体培养自发、自信的能力造成了不利的影响。

Liesel: 确实如此,但复杂性更甚于此。治疗师不仅示范了一种询问式的风格,而且也表明了一种角色。你是男治疗师,我是女治疗师,团体会密切观察我们与男性和女性成员的互动。会仔细察看我们的种族和文化身份及性取向,更不用说我们对社会、政治和文化问题的立场及我们所信奉的价值观。在这些特征中,总是有一些特征更容易被看见,成为被沉重地赋予了移情性投射的特征,它们迟早会成为团体里分析性对话的一部分。我发现我对早期团体里过多的面质感到焦虑。对此你是怎么做的呢?

Harold: 通常,我倾向于尽快进入,而不是迟些再介入。初始阶段的团体对被允许的或被期待的面质水平并不确定。他们可能在回避焦虑上犯错误,进而允许对抗治疗的行为蔓延,或试图形成激烈争论的文化("直言不讳地说"),恣意践踏社会敏感性。这会使某些成员受到惊吓,产生攻击性的甚至施虐性的交流,在这个阶段是对抗治疗的。

Liesel: 在团体的早期阶段,治疗师对旨在形成反思性的、分析性模式的团体文化最具影响力。在我看来,面质的方式和语言是决定它成功与否的主要因素。

对于治疗师在团体早期阶段的技术与团体文化建立后的技术，你如何概述二者之间的主要区别？

Harold：我主要会从治疗师有多主动来看待这个问题。我们不得不接受一开始被看作是治疗方面无所不知的专家；抑或，换句话说，我们处于无所不知、无所不能的投射的接收端。我们不得不逐步消除这些幻想，同时我们要把他们引入分析的文化。因此我希望随着时间流逝，从建立联系、引领分析性的探究、面质和澄清的意义上来说，我们不再需要这么主动。团体成员接管了大部分的分析功能，治疗师更多是悄悄地进入背景，但从不完全消失。

第8章

团体的新成员

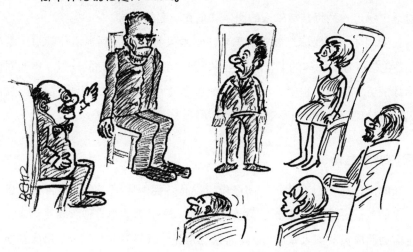

这个团体的人数不足，STEIN医生介绍了新成员加入团体，简单介绍说他是FRANK。

　　充分的准备有助于新成员成功地加入团体。治疗师与潜在的新成员应分享看法并达成一个共识，即相信分析性团体治疗是患者的最佳治疗方法。治疗师也应告诉这位潜在的患者有关所推荐团体的一些信息。那些参加治疗需要神秘的指令和对新成员如何在团体里表现做出简约化指导的时代早已远去。

让新成员做好准备

　　新成员进入团体前的准备工作要在个体治疗中进行。它始于初次访谈，如果需要，可历时数次个体治疗。但是，在这个时期里，患者可能与治疗师建立了强烈的移情关系，如果这位患者要与他人共享治疗师，并与团体里的其他人建立关系，那么这种强烈的移情关系就需要在团体里进行调整。正是出于这个原因，有些团体分析师会把这种二元关系限定在尽可能小的范围内。但我们的偏好是把自己作为患者进入未知情况的动荡过程中的"安全锚"。个体治疗中有相当大的部分是用于处理患者提出的问题。最终，治疗师在与患者的对话中融入一种将其与未来的团体联系在一起的模式。

　　关于团体，哪些信息要告诉患者？这很大程度上有赖于治疗师对患者的评估，包括患者对团体的期待和恐惧，以及患者对心理治疗的一般了解与对团体治疗的特定了解的程度。从而咨询师在患者可理解的水平上描述治疗过程。这是准备阶段要进行不止一次个体治疗的另一个原因。

让团体做好准备

　　新的团体成员已经为进入团体做了准备，但团体呢？在团体自身正进行得如火如荼，治疗师也对此满意的时候，纳入一个新成员，这意味着什么？团体也需为新成员的加入做准备，这种情况常见于缓慢开放的团体，每次有新成员加入都是团体新的经历，并从根本上改变了团体。

　　新成员加入已经成立的团体，在这种语境下，"准备"意味着什么？因成员意料之外的离开或愤怒地离开而烦躁不安的团体，与经过彻底修通的并且在彼此接纳的气氛中温暖地与老成员告别的团体相比，二者为新成员的到来做准备所需的时间表是不一样的。一个遭受了成员参差不齐的参与以及担心团体能否存活下去的团体，与满员的、热衷于分析性活动的团体相比，二者对新成员的期望也不同。经历了特定创伤的团体，如成员的死亡，则需要更多的时间修通。以前的成员离开，不论出于什么原因，都需要以团体特有的节奏修通，这个过程也会持续到新成员加入之后。

案 例

　　在一个成熟的、功能良好的团体里，一位深受喜爱的团体成员在长期的成功治疗后离开了团体。对他的离开团体经过了充分的准备——类似于哀悼的过程，在这个过程中团体对曾有过的成果进行了愉快的反思。治疗师提前向团体宣布了新成员进入团体的日子。当新成员进入团体治疗室时，团体对他有一些礼貌的欢迎，然后就几乎完全把他忽略了。这就使团体治疗师——一位女性——要频繁地转向这位新成员——一位男性——询问他怎么看团体里正在发生的事情，并鼓励他参与，说出自己的感受、想法和有关个人的信息。

　　此种程度的干预是不寻常的，团体为此感到困惑。团体的反应从温和的排斥转变为愤怒的嫉妒：为什么给了这个新成员如此多的关注和保护？有人回想起自己加入团体时治疗师从未这样对待过她。也有人观察到一个人是多么快地被忘记和取代。团体提到了离开的那个人，暗示他们希望此刻是他在这里，而不是新成员。治疗师对新成员的焦虑增加了：被如此接待他能挺过去吗？下次治疗他还会来吗？她也惊讶地发现自己对团体感到愤怒：他们对新成员怎么这般冷酷、不体谅？她期待他们是接纳的、乐于助人的，与她一起工作，而不是在她尽力填补团体的空缺时反对她。另一方面，这位新成员对这样的待遇表现为出奇的镇定自如。下一次治疗他也来了，留在团体里，这令他自己和团体都受益。后来他被问到第一次参加团体的体验，他说："我的家人就是这么对待我的，我习惯了。在家里也从来没有人欢迎过我。"当他透露出这种逆来顺受的根源时，立刻唤起了共情性的回应，他成了团体的正式成员。

　　思考这个过程，我们能够发现新成员的加入对团体的潜意识影响。尽管团体为老成员的离开和新成员的加入做了仔细的准备，并且在这之间留有一定的时间间隔；但是分离、剥夺和丧失的过程仍然没有得到修通。在有限的时间里，这种影响从来就不会消失，并会不时显现。它是团体工作良好的迹象，无论成员表现出的情感是多么粗野甚至残酷，都表明在团体里真实的情感

表达取代了传统的社交性行为。治疗师对新成员表现出的担心和给予的特殊
关注令人嫉妒。她成了母亲，专注于团体家庭的新生婴儿，忽略和挫伤了其他
孩子。对治疗师来说，她体验到了不寻常的沮丧、愤怒和团体带给她的失望。
显然有些情感是属于她自身的，但毕竟，她做事谨慎，具有专业水准，这些情
感的大部分是通过投射性认同施加给她的。团体把自己在这个新情形里的确
切感受强劲地、无可辩驳地传递给她。

所有这些都发生在潜意识层面。团体需要对此进行命名和解释，将其与
团体的历史以及新成员的个人经历相联系。在这个例子中，团体很可能是无
意识地对新成员过去的经历和情感状态做出了反应。毕竟这个团体之前接收
其他新成员的方式与这次完全不同。也许，在这种情况下要去信任团体，就像
一个人信任自己的感觉，去觉察在特定的时间内什么是可接受的、什么是无
法接受的。

新成员加入团体的时机

提供做准备所需要的时间是一个重要因素，而新成员进入团体的时机则
是另一个需要考虑的重要因素。如果时机不合适，新成员可能被其他成员体
验为扰动，并遭到抗拒。然而，即使经过了精心的准备和时机选择，新成员的
加入对整个团体过程来说仍然算是一个焦虑事件，之后新成员回想起来，都认
为团体对其加入的反应是决定他对整个治疗过程的态度的关键因素。

如果新成员加入的时间距团体放假的时间太近，那么很有可能新成员还没
有在团体矩阵里感到踏实，就不得不与团体分开一段时间。出于同样的原因，
团体成员需要足够的时间与新成员接触，帮助他说出开场白，处理一连串的焦
虑，吐露充满高度情感的素材，或处理潜在的像爆竹一样的东西（比如新成员
在遇到陌生人时会爆发的一些情绪）。

通常，在任何中断发生之前，新成员应至少连续参加四五次团体治疗。如
果治疗的时间跨度少于此，最好推迟加入，直到治疗重新开始之后再加入。如
果有必要，在延长的间歇期内可以做一些个别治疗。然后问题就来了：新成员
应在团体治疗中断之后多久加入团体？对此治疗师们有不同的观点。有些治

疗师认为团体在经历一段时期的分离后，在必须面对新面孔之前，需要重组自己，修通与中断治疗密切相关的不可避免的愤怒和指责，这样可以避免混淆新成员加入引发的情绪和团体自身重新相聚带来的情绪。从另一方面来讲，其他治疗师，包括我们自己，并没有看到把这两件事分开做有任何特殊的价值，前提是已断定团体有足够的复原能力以平稳地继续存在。因此我们倾向于在治疗中断后的第一次治疗引入新成员。团体和新成员一起有了新的开始，甚至这样做的优势在于给新成员提供了空间，倾听"老前辈们"叙旧：扼要重述个人问题和生活中的挑战等。

案　例

有两位成员离开了团体，还没有新人接替。这个新的更小的团体随后逐步建立起了所有成员都很享受的亲近和亲密。治疗师感到团体在信任和共情的氛围中工作得很好。团体里明显缺少不满意和攻击。让人好奇的是，交谈常常回到对两位离开的成员的攻击性行为的回忆上。这使治疗师意识到目前团体的不足：各种各样的关系体验使团体与已离开的成员在一起，把那些不愉快的、无法接受的情感交托给两个离开的成员，并因此创造了假的一致和否认的气氛。当离开的成员的攻击性被再次提到时，治疗师说出了她的想法。

这引起了回应："每当我们快乐和亲密的时候，你就来搞破坏。我们互相争吵你才开心。"一位男士说："我老婆说我在家让人讨厌。她说我应该把这个带到团体里，而不是带回家。"另一人说："我们只有5个人。也许我们害怕攻击会使人离开。"治疗师意识到现在是时候把新成员带入团体里了。她并未征求团体的同意，脑海中铭记着重要的格言，即在设置上团体分析师对团体的构成员有全部的责任。

把一位以上的新成员介绍到团体里

如果团体有一位以上的新成员加入则是另一种情况了。同时把两位新成员带到团体里的一个好处是新成员对团体产生的扰动持续的时间将缩短。另一个好处是与一群陌生人聚会引起的焦虑可能使这两个人发展出一定程度的友谊。此时常常会出现镜像、相互认同、分离和个体化等问题，经常通过对双胞胎的联想而表达出来。这提供了一个有趣的机会，在移情中修通一些问题。

试图拒绝接纳新成员的团体

有时团体会通过体贴来掩饰拒绝接纳新成员的企图。受到挑战的团体可能会表现为通过正当的理由，例如老成员追忆自己加入团体时令人生畏的体验，提出来希望不去打扰他。但是，"顺其自然"和"忽视"是有区别的，后者常是表达怨恨的手段，甚至是替罪羊现象的前兆，应受到分析性的关注。治疗师必须判断是否会发生这种情况，团体对新成员的加入是否真正地立足于欢迎的态度之上。

团体积极地批评新成员，好像要摆正他的位置，这样的情况更难以应对。新来的人善意地努力提出解决办法的建议，或者仅仅是问问题，都可能会被团体愤怒地感受为新成员在暗示团体缺乏领悟或感受性。新成员给出的任何个人声明都不被理睬。这些是替罪羊模式的另一种表现形式，应予以相应的处理。

新来的人太引人注目

有些新加入团体的成员表现出自恋性地无视已经存在的团体文化，抓住时机出风头，在只有很少或没有任何鼓励的情况下就开始大肆发表戏剧性的或乏味的有关自己困境的演讲。团体想要制止这个趋势的努力被挫败了，治疗师也许会觉察到团体总体上的不投入。此时团体治疗师应带头包容和面质冒失的新成员。有些人也把这类新成员称为独占团体的人。

我们觉察到此时的动力是一种全或无的摆动，新成员在自我关注的叙述与无趣地从团体中退缩之间摇摆。要把这两极连接起来，治疗师需在不取消其他关注的同时打断其叙述。具体的做法可以是从言谈的内容转向此时此地讲述它所产生的影响，"你已给了我们很多需要思考的内容；让我们看看其他人对你所说的有什么感受"，诸如此类的评论改变了焦点，但又不会太伤害叙述者的自恋。

"我们以前见过面！"

尽管这种情况不总发生，但它并非不同寻常，尤其是当团体成员是来自一个小的社区或地区的一群人，或由相关职业领域的人组成时。对大多数人来说，进入一个分析性团体是种"可怕的"局面，他们希望自己像张白纸一样开始治疗，理所当然会期望绝对的保密性。

通常情况下，如果新成员与老成员在团体外互相认识的话，新成员一走进房间就会显现出来，这时治疗师应该立即澄清他们之间关系的背景和性质。有时二人的关系疏远，足以被团体承受，但治疗师要努力觉察一方或双方是否带有焦虑性的顺从，如果有任何勉强的迹象，应建议新来的人参加其他团体。未能做到这一点可能导致以后其中一方从团体脱落。在引入新的成员之前，治疗师应未雨绸缪，审视现有团体成员，特别是他们的职业、机构、种族和宗教隶属关系，如果新来的人的居住地或工作地靠近另一个团体成员时尤应如此。

新成员的沉默

新来到团体的人往往首先遵从团体的意见，但迟早会找到一种方式，发起试探性的询问，或者对另一个人的问题发表意见，或自我暴露式的诉说以此提示团体其愿意自我介绍。如果新来的人除了自己的名字之外什么也不说，治疗看起来有可能就这样进行下去，那么治疗师就得在这次治疗结束前把他（她）吸引到团体里来。说的行为象征着参与，说了多少并不重要。治疗师只需问新成员一两个他能够回答的问题，提问也许与另一个成员的讲述有关，然后如果其他人对新成员的叙述反应迟缓或不理睬，治疗师就可以想办法促成一些对话。到第2次或第3次治疗，新成员应已经找到了机会说说自己参加团体的原因，团体也应对这些信息开始产生共鸣。持续的沉默提示对参与的阻抗，可以通过细心地提出一两个问题趁早探索其根源。关于潜在的抗拒参与的本质，新成员对这些问题的回答可能会给出一些线索。

与团体不符的开场白

一个已经建立的团体会具有一种文化，其特点是有归属感的、善于分析的和具有挑战性的。新来的人必须学习这种文化。至于团体，也需准备好接受新成员对加入团体所做出的努力，这些努力一开始似乎会与分析性的文化不一致。这些努力的表现形式有简单地给出建议、转换话题而打断某人的叙述、让治疗师注意到被团体排斥，或批判团体成员对话内容肤浅或不切题。一般情况下，团体能够引导新成员认识到在分析性情境里需暂停习以为常的社交模式。然而，治疗师仍需警惕团体变得矫揉造作和不耐烦，需要保护新成员甚至支持其为团体带来新鲜观点的善意努力，重要的是不要让新成员在没有归属感、认为自己的贡献没有价值的情况下离开团体。

把新成员带入沟通交流中

有些团体擅于用措辞恭敬的开放式提问或促进交流的话语邀请新来的人加入交流。大多数新成员欢迎团体表达出对他们感兴趣，而不仅仅是照惯例客套地交换姓名。如果团体没打算这样做，治疗师可以带路。在新成员的第一次团体治疗中，治疗师应做些干预，使新成员能说些什么。比较好的做法是治疗师直接面对新成员，而不是通过对团体的阻抗或回避做解释来精心促发团体的反应，这些可留到以后的某个时刻做处理。问沉默的新成员对其他成员的困境的反应，诸如："这令你想到什么了吗？"这样做一举两得，既引导了参与又保持了距离，同时从一开始就调动了新成员与生俱来的治疗技巧。对处于治疗初期的新成员来说，团体的欣然回应预示着他们拥有了继续留在团体里的社交货币。

新成员的成功融入

一旦新成员开始勇于深入地观察其他成员，感兴趣地向团体提问，特别是他开始分析性地参与团体治疗时，治疗师就可以松一口气了。另一个好的迹象是新成员积极地报告他参加团体的最初体验。当新成员讲述自己的生活和参加团体治疗的理由时，就是他融入团体的关键时刻。

通常这发生在新成员参加团体治疗的前三四次。如果在第一次治疗里就出现这种情况，治疗师可能会怀疑患者所呈现的开场白是经过精心排练的结果。有时新成员决心要获得团体的接纳，焦虑地被推动着，好像要在那些严肃的生活话题中找到一席之地。或者新成员受到了紧迫感的驱使，有一种"要成功"的愿望，要马上开始治疗，要求获得治疗师和团体的关注。在治疗师的推动下或一两位团体成员的邀请下，新成员开始自发地讲述自己的故事，显示他进入了这个团体。

在正在进行的、缓慢开放的团体中，新成员不论以何种形式进入或离开，必须要记住，对团体及每个成员来说，这些都是重要的事件。开始和结束、到来和离开，都存在于个人的生活中，一生中能否顺利度过它们受到了原生家庭的第一经验和随后生活事件的影响。在缓慢开放的团体里再次经历它们，这些经历被重新安排、重新评定、纠正和代谢，从而加强或再造了人格。因此在团体分析中，成员的进入和离开值得受到最大程度的关注。

第 9 章

行动中的团体

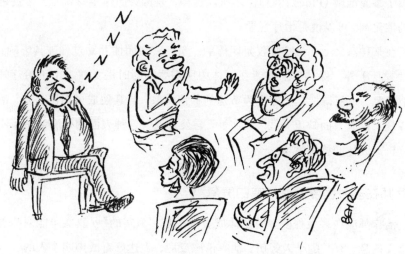

"嘘！别叫醒他——也许他正在做一个团体的梦。"

　　一个好的团体……培育并发展、创造并珍惜那些珍贵的产物——
人类个体。

——S.H. 福克斯

　　团体分析构建于这样的悖论之上：治疗师是团体里唯一具有治疗性权威
的人，然而这个治疗性权威要被团体所使用。为了兼顾两者，治疗师不得不在
悖论的两面熟练变换位置：一方面允许团体决定治疗的方向，另一方面治疗师
在必要时行使其治疗性权威，即便要与团体对抗。同时，治疗师也必须使个体

成员能够开展自己的分析工作。按照福克斯的模式，治疗师在团体里不是唯一的"分析师—治疗师"，不应代替团体工作。相反，治疗师始终具有监督维护的职责，有时是言语上"主动地做"，有时是"安静地做"。

被团体分析

治疗师作为团体动力的监督者，设立规则，并在整个团体治疗进程中使其保持最适合的状态。这种场景为团体里的所有过程、关系和事件及团体界限提供了参照准则（Pines,1981）。之所以这样，是因为团体本身就是一个促进改变的催化剂，可以说是治疗性要素。

在某种意义上，治疗师仅是团体的一员，跻身团体互动过程被其影响；同时他置身于外，保持着监控者在团体中所需要的即时性觉察。由于治疗师的专业角色，也使得他在团体成为特殊的移情对象，与其他成员相比起来，治疗师在现实检验方面缺乏一些"真实性"与公开性。这种表面的矛盾创造了不同于分析二元体的移情情境。

治疗师在多大程度上是"空白屏幕"？

治疗师应在多大程度上对团体成员来说是"真实的"？真实可能意味着给出个人信息，有关的个人经历，泄露情感反应，表达好奇或声明个人的、理论的或意识形态上的倾向。"空白屏幕"的概念位于自我暴露连续体的一个末端。其潜在的意义是治疗师在团体里呈现自己的方式应避免团体受到他个人信息的打扰。理由是，如果对治疗师有移情性投射，那么团体对治疗师的个人信息了解越少，他们就越容易跳过推理与现实的检查而进入幻想。

但是，源自二元的规范技术应用在团体设置时会有麻烦。团体分析的形式——成员组成了一个"圆圈"，这个圆圈影响了所有的现象，包括治疗师的透明度也被影响。作为"圆圈"的一部分，治疗师可被团体成员观察到，在这种情况下空白屏幕能在多大程度上存在犹未可知。空白屏幕技术也与团体分析师的示范功能相冲突，后者要求分析师通过言语和非言语的交流开放地表达对他人的兴趣。神秘莫测的治疗师有意无意地吸引了不恰当的移情性关注，呈现出与其他团体成员关系的重要性被夸大了。

无论是作为移情对象还是真实的人，治疗师何时进入（舞台）前景？一种情况是对另一个成员不适当的聚焦，表现为偏离了治疗师的角色，这可见于替罪羊过程的初期阶段。另一种迹象见于治疗师感到自己处于强烈的来自个人或整个团体的移情反应的中心，阻碍了团体间的交流。在我们看来，对于移情的解释会不断地把治疗师置于团体的中心，这样往往以将团体其他成员和整个团体置于背景为代价，给了治疗师不相称的重视度和权力。

在团体里比在二元心理治疗中更能自由地说出对治疗师的歪曲性负性移情。其他人的在场使这样的表达变得更安全。想象中原本会受到治疗师的惩罚，被其他人一系列的回应和团体自身的抱持功能缓解了。

在实践中，我们努力在个人卷入和专业性的节制之间保持平衡。当治疗师宣布缺席一次或多次治疗或出乎意料地取消治疗时，就充分地体现了这种两难境地。治疗师应给出缺席治疗的原因吗？如何应对扑面而来的不可避免的提问？面对这样的问题，完全的沉默可能会使团体或某些成员的焦虑增加到无法忍受的水平。首先我们倾向于"分析的、中立的"方式，用一个问题回应，目的是引出联想，如问："我想知道你们怎么想的？"使联想和感受出现的同时，治疗师也应该有礼貌地对即将发生的缺席治疗做一些解释，或许可最低限度地告知一些细节。治疗师必须对所做出的个人暴露程度感到舒服。同时，他（她）也需要有专业的判断，即那时最有利于团体的是什么？然而，不论做了什么其实都取决于移情性歪曲，这么想让人感到宽慰。

案 例

治疗师从美发店离开后径直来到团体治疗室，因为当天晚上她要参加一个正式的活动。她立即受到了两个女人的挑战。一个女人说治疗师显得年轻，她更喜欢她这个样子。另一个人，带着较大的情绪说讨厌她的新发型。对于这种情况，治疗师乐于保持沉默。这使不同的移情反应得以浮现。成员这种强烈地表达不喜欢是来自于其对母亲的一段记忆：一位社会名流在孩子睡前出现在婴儿室，"每次打扮的发型都不一样"，然后把孩子留给漠不关心的保姆。喜欢治疗师发型的女人说她喜欢年轻的治疗师，因为觉得这样的治疗师会更好地理解她的生活方式和愿望。

治疗师方面的自我暴露也取决于团体的状态。一个领会了治疗语言的成熟的团体能更好地从外在进入内在，从现实进入幻想，能够在情感成长的过程中运用它们。

在这种背景中必须要考虑到设置的另一个方面：因拒绝透露现实信息而增强的焦虑，对每周治疗一次的团体可能是持续的、富有治疗成效的，但对时间间隔长的团体可能相反。实际上，治疗师透明的程度、信息公开或者相对的保留，取决于团体的状态、治疗的时间设置，尤其取决于团体分析师的人格。人们常打着专业化的旗号而否认这方面。团体能非常娴熟地逐渐认识到专业面具背后的治疗师这个人。

治疗师干预的性质和时机

治疗师干预的最佳时刻是，团体里有成员或整个团体似乎将要获得领悟或一种新的体验方式时，比如，从初级思维过程到次级思维过程的转变、从分裂到整合、从投射到接受，即以上这些过程的开始尚未达成之时。这时治疗师帮它们获得新生，就像助产师接生新生儿一样。治疗师的沉默监控帮助团体能够去体验洞见和领悟，而不是把这些洞见转变成意识形态，通过这种方式治疗师与团体在一起而不是超越它。

治疗师也应为干预做好准备，宜早而不宜迟。如果团体忙于没有成效的互动或偏离到对抗治疗的方向，此时治疗师要引导，必要时改变团体的航向。团体是否正偏离轨道，这是个难题。一方面，治疗师冒险做出了无端的干预，可能分散团体的注意力或预先制止了流畅的治疗过程；另一方面，不干预的话，面临的风险是允许对抗治疗的过程出现，使其自生自灭直至破坏性的结束，比如：一位成员施虐性地攻击另一位易受伤害的成员。团体分析的艺术就在于怎样在两种风险之间保持平衡。

团体分析中的解释

从严格的精神分析的意义来讲，解释在团体分析师的全部本领中占据的位置不像在个体分析师那里那么显著。它也不是团体治疗师的工作，而是每个团体成员的贡献和团体的集体声音，从更广泛的意义上来说起到了解释的作用，把表面上不相关的现象联系起来是为了引发团体和个人更多意识到特定话语的起因和意义。

把解释看作转变的过程，这种看待方式可能更有帮助。在治疗过程中，福克斯赋予这个概念特别的意义。他把此术语视为囊括了所有对潜意识密码的破译，等同于把团体潜意识意识化（Foulkes，1964，p.81）。他认为，解释不过是实现翻译过程的一种方式。在这项活动中一个相关的概念是定位。这是一个把困惑、行为及其他事件串联在团体矩阵里的过程。要这样做，治疗师必须意识到那时可观察到的主要现象的构造。一旦如此，就有可能觉察到团体在每个当下所处的交流水平。要为人所理解，治疗师必须在同一水平上对团体说话。用这种方式来处理，治疗师能够帮助团体从最广泛意义上的症状进入深层的冲突。

当治疗师确实给出了解释，就要注意使用与团体流行的语言相匹配的词汇和意象。大胆尝试把团体互动的显性内容与团体初级过程蕴含的关系，如潜在的俄狄浦斯斗争，联系起来解释，有时会使团体感到困惑，激起理智化的回应或反感的沉默。福克斯把这样的解释称为"激进的"解释，不利于实现团体分析的目的，即应该允许团体本身按照自己的方式和时间获得较深层的连接（Foulkes，1975）。

与团体阶段有关的治疗师的显性行为

与团体开始阶段或治疗结束阶段相比，治疗师在逐渐成熟中的团体的干预、行为和自我展示都不同。在封闭的团体里，对治疗师的要求较简单，但在缓慢开放的团体里，成员处于不同的治疗阶段，对治疗师的要求较复杂。在团体的早期阶段，团体治疗师被感受为是无所不知、无所不能的。在随后的团体生活中，可能会出现关系破裂或面对丧失的危机时刻，个人或整个团体可能会回到这个幻想上。

无论是有意识的沉默还是解释，都不能使治疗师加速实现从"近乎神"到"真实的人"的转变。因此，此阶段治疗师的功能之一，是接受并抱持投射和投射性认同，它或多或少地贯穿着团体生活，在下一个合适的时候，经过修饰后，反馈给成员 (Ogden, 1979)。这既适用于团体的投射也适用于个人的投射。返回的这些投射随后被用于拓宽和加深团体里的超越个人的及人际间的交流，而不是培养了以治疗师为中心的、每位成员仅向治疗师建立的严重扭曲的移情关系。

投射性认同也出现在团体成员间，需要敏锐地处理。治疗师接受并抱持不舒服甚至痛苦的投射。团体成员中的被投射者要把接受的内容视为面质，不能没有底线地去接受，尤其是当他对被驱逐的情绪或幻想有所了解的需要被压抑了，所以他（她）被投射者潜意识地"选中"。过度嫉妒是一个很好的例子。被选中的人的即刻反应可以是接近毁灭的，出现暂时性退缩甚至从团体脱落。

团体的语言

因为团体分析不鼓励行为，鼓励运用言语交流作为治疗手段，所以团体分析是一种"谈话疗法"。团体分析师 John Schlapobersky 详细描述了团体语言的普遍模式从独白、对话到正式讨论的演进过程。每种言谈模式都用于叙述生活事件，或如同 Schlapobersky 所称的团体此时此地的体验剧。团体从叙事发展为反思性的对话和讨论 (Schlapobersky, 1994)。就是这种讨论建立了福克斯所称的"交流地带"，团体成员在此学会理解自己和他人 (Foulkes, 1964, p.12)。

治疗师在各个水平上加入交流，大多数时候是作为另一位投入的成员参与其中，他不会给出现成的答案，或提供团体本身可按照自己的节奏就可以发现的领悟。同时，治疗师不挫败成员对领导能力和领悟力的切合实际的期待。他（她）在团体里种下了一种赋有探究精神的种子，并在行为方式上提供了一些示范。

团体里的反移情

治疗师也需要处理普遍存在的反移情现象。在团体里，成员间、治疗师和整个团体存在多重纵横交错的反移情。弗洛伊德观察到"每个人在潜意识里都拥有一种工具，他们利用这个工具来解读他人潜意识表达的内容。"在团体里，从潜意识到潜意识的共鸣是一个人所能触及的最纯粹的交流形式。由此而言，他们是治疗师可支配的珍贵工具。但像所有工具一样，需要熟练地应用它们。治疗师要决定所交流的内容是否与治疗师自身未解决的冲突是相对应的。如果是，那么它就应待在那儿，在团体的范围之外去处理。如果反移情式的共鸣是对一个团体成员或者是对整个团体的潜意识信息做出的共鸣回应，那么治疗师可能会决定把它存档，留待以后合适的时候再用，也可以就在彼时彼地向团体呈现它，目的是拓宽并加深团体在一体化发展中的感受和理解能力。

"信任团体"

培训中的团体治疗师有时急于"信任团体"。但在实践中这意味着什么？天真地希望无论如何团体的集体智慧能够证明治疗师中立的不干预技术是正确的，信奉这样的口号并非明智之举。在团体治疗的道路上会夹杂着出现下列情况：有些人会脱落；有些人因为感觉到被忽略而变得更恼怒不安；有的人被置于替罪羊的危险境地，原因是出于好意但被动的治疗师怀揣的信念是——应该允许团体治疗的过程自行发展并且集体的智慧终将获胜。这个警告没有否认一个事实，即有时候对于掌握隐藏的动力，团体比治疗师超前一步。

在极端间保持平衡

治疗师不时地需要通过干预来平衡一种过度情感表达的状态，目的是恢复到更加具有反思性的交流模式。反过来说，如果治疗师感到团体不够努力，正处于纯粹的沉思性的中立状态，就应准备给团体注入情感上的挑战。在反思和混乱之间的摆动就像钟摆的运动一样。宽阔的摆动弧形，使治疗师在团体积极地投入治疗工作时能自由地观察和反思。当团体困在某种模式中时，治疗师拥有干预的线索。评估什么因素使治疗背道而驰并不容易。治疗师坚持尝试性的立场，有时要坚决地干预，但总是要对自我反思和团体的挑战保持开放的态度。如果一个干预遇到了大家的沉默，或遭到了公开的反驳和否认其有效性时，就有必要反思一些个人的愿望或需要与团体的关系。

团体在任何时候所处的时间和地点

"此时此地（here-and-now）"和"彼时彼地（there-and-then）"在团体分析的术语里已经变得神圣不可侵犯。但也存在"此地彼时（here-and-then）"，如团体自己的历史，与"彼地此时（there-an-now）"，如目前团体成员在团体之外的生活情况。团体一般都会在对房间里正在发生之事的体验和对团体之外的事件的体验之间来回游走。与此纵横交错的是对个人既往经历的叙述。如果团体过度沉湎于这些领域中的一个，那是因为某些方面被否认了或尚未被修通。一个例子是反复思考团体人数少，可能代表了害怕团体即将消失但是没有说出口的恐惧。另一个例子是团体把一个团体成员当作"患者"的持续关注，实质是一种可以有效地使其他成员避免审视自己的动力。

团体的"此时此地"也会表现为极端的情感。例如，团体坚决地处在讲笑话的、轻松的模式中，即所谓的"躁狂性逃逸"，以这种方式避免了痛苦的、抑郁的内容。相反，团体可陷入长期的抑郁状态，把治疗师感受为婴儿期全能的父母形象，在此基础上，决意从治疗师那里攫取神奇的治愈。团体也能习得"灾难化"的文化，一种只交换坏消息和问题的"灾难的交易"。

人物—背景构型

有时整个团体进入到关注自己的前景状态。在其他时候，个人或亚团体（例如"新成员们""男人们""迟到的人们"）出现在前景中。这是千变万化的人物—背景构型的一部分，构成了团体分析性体验。这是一个过程，治疗师跟随团体而不是领导团体，除非团体好像被困住了，在这种情况下注意力有必要从内容转向过程，从成员所专注的材料转向专注本身。

完全停留在"整个团体"现象的团体通常是受到了治疗师理论取向的影响。

但是，该动力也可见于一些特殊情境，这些特殊情境是团体自己发现的，如感受到对生存的威胁，团体里存在混乱的事情，或事先定好的事件如长假休息。

团体在一个人的问题或话题上停留太久可能是陷入了个人与团体其余部分的积极合谋过程。有能力戏剧化表现困境的人，因精神病理改变导致过度紊乱或功能失调的人，和生活在一个可怕的创伤和悲剧场景中的人，他们有能力吸引团体陷入一种入迷状态，其背后常常是对痊愈的全能愿望。不应太快剥夺对个体的这种关注。但最终需要使团体认识到所有这些多样性表现背后的潜意识动机。要追踪这些不断改变的种种占据注意力的表现，如果需要，应做出干预。

团体里的种族、语言和文化

我们的社会在相对短的时间内经历了国民不同种族背景的根本变革。大量人口的迁入和迁出，带来或带走了他们的文化遗产——语言、集体历史记忆、习俗和行为方式。通常这些在分析性团体里有很好的体现。人类的多元化极大地丰富了团体矩阵，同时也给交流带来了挑战。

在团体分析中，虽然不是完全地，但主要是以说出的语言为媒介进行交流。期望团体成员说母语，但童年期获得的对词汇和句子的情感分量会在翻译中流失。各个种族的语调、重音和表达方式不尽相同，惯用语、幽默的概念和文化典故也是如此。对团体里开放性（openness）的态度常常受到迫害史或创伤经历的渲染，如曾生活在极权主义或专制社会的经历。遭遇过大规模社会创伤的经历在代际间传递，个体体验不时地回溯到几个世纪前的情景（Volkan，1997）。它们偶尔通过团体的沉默和讳莫如深表达出来，要在历史、社会政治和人际间的背景下去理解这些现象。

团体如何接受种族差异？它们如何被用来服务于治疗？此时团体的组成至关重要。年龄、性别、社会和文化背景及宗教信仰，团体成员在所有这些方面的多样化创造了一种氛围，在其中新的刺激可以被安全地体验。对任何人来说，拥有"团体同胞"可减少任何成员孤立的风险，即有另一位团体成员，期待他能理解并解释人们所说话语的含义和情感内容。这就提供了一种微妙的学习过程，可减少感知世界的僵化态度和方式。治疗师自己的种族身份和文化背景，其实受制于移情性歪曲，为了避免文化盲点和误解，也应提供审视反移情的背景。

如果团体的异化未加遏制，就会发展出"没有归属感"的感觉。治疗师应警惕那种否定文化和社会差异的动力，或者相反，夸大它们的动力。对于前一种情况，团体带着所有团体在社会、文化方面都是同质的错误想法艰难行进，任何提及差异的举动都是对团体所立足的平等主义原则的侮辱。在另一个极端情况中，差异被用作文化身份的显著标志，消除共性，只会使个人的孤立感更加强烈。非常孤立的人经常在想要获得归属感的愿望中与上述过程中的动力勾结共谋，退隐到重要的身份领域的静音区。只有在治疗师关注了这种占主导的错误看法，帮助团体找到话语去挑战它之后，所产生的孤立才会让路。

团体里的种族主义

一个最佳构成的团体镜映了从中招募团体成员的社会。团体成员，包括他们的治疗师，不可避免地带着社会态度、猜想、先入为主的想法、关于"他人"的神话和幻想——感觉那些人是另类，进入到团体。一种对不可改变的差异的感知，不可阻挡地使团体竭力维持一种包容（自身）—排斥（对方）的动力，并建造既可以用作屏障又能承载有害投射的界限。当成员的肤色不同时，尤其可能出现这种情况。"心理的结构反映了社会的结构，并且二者都是由颜色编码的"（Dalal，2002）。

分析性团体提供了一个安全的环境，在其中一些根深蒂固的想法，包括偏见和种族主义的态度会浮现出来，而且是能够用言语表达的，能经受得住团体话语中的详细审查。但要使这一切能够发生，团体分析师必须要触及他自己的"用颜色编码"，尽管这一点几乎总是被否认。然而即使团体师有感触了，种族主义真的浮现了，那种——认为人是自由主义的、宽容的意识形态的产物，并且抵制种族主义的粗鲁行径和不公平对待的——理念，仍会妨碍对它的识别。

案　例

　　一位白人女性在焦躁不安中开始了一次治疗。她告诉团体，她10岁的儿子在放学回家的路上被两个年长的男生抢劫。她停顿了一下，勉强补充道，"他们是黑人"。然后她转向团体里唯一的黑人，说："我无意冒犯你。"他礼貌地回应："我不介意。"一阵紧张的沉默之后，团体里有一些讨论，内容是关于犯罪率上升，路上如何变得不安全，需要有更多的警力。然后团体转向另一个话题。

　　在这次治疗中白人治疗师任由团体对她感到不满，团体成员想知道她为何错过了打破黑人与白人话题禁忌的机会，迄今为止这个话题一直在团体里显著地存在着。对团体或者对她来说，种族主义是个重要的话题吗？在那一刻之前团体都未思考它，她允许团体不触碰这个重要的社会现象，团体成员可能也因此失去了解决它的机会。

团体里的性别和性欲

　　分析性团体的重要特征是有关性别与性欲的话题，它们反映了团体所在的特定社会的态度。根据我们的经验，混合性团体会讨论亲密的性关系和随之产生的问题；尽管需要发展出讨论它们的语言，以减轻羞耻感、尴尬和孤立感。团体也能唤起窥阴和露阴的反应、性话题的色情化、色情性移情关系，如果它们没有被识别出来，所有这些现象都有在治疗室外付诸行动（acting out）或"在治疗内付诸行动（acting in）"的风险。

　　当今分析性团体的不同构成反映了在过去50年中，社会对性关系和性取向态度的转变。同性恋和异性恋团体的成员在全部关系话题范围内发生互动，相互认同，形成了团体动力的矩阵。因为有种族和文化的差别，治疗师必须意识到两个极端：否认性取向差异的重要性，或把它们作为针对归属感和相互认同的屏障。

　　在评估访谈中，患者可能会表达想要加入混合团体、同性团体或有共同性取向的团体。这样的喜好可能是基于过去未被理解的、有偏见的或被辱骂的经历，或基于相信想要加入的团体将有助于解决同一性（identity）问题。在上述所有情况下，团体分析师的首要任务是帮助个人了解选择团体的决定。同样的原则也适用于不确定想要加入男性治疗师还是女性治疗师带领的团体的成员。必须要弄清楚并协调现实的与移情驱动的恐惧和欲望，但最终要尊重患者显露出来的意愿。

容纳和面质：同一硬币的两面

大多数情况下，治疗师安静地倾听，有亲和力地干预，但有时他向个人或整个团体提出有挑战性的问题。面质是把双刃剑：把回避的问题公开化，针对对抗治疗的过程设立界限，可以增加团体的包容度。当发生面质时，团体的情感往往升温，反思能力会被临时暂停。然而，为了强调忽略了"好像（as if）"元素的移情行为，首先要做的就是面质。无规律的参加团体、迟到或过度攻击易受伤害的成员，是常见的治疗师面质性干预的适应证。

当团体的两个成员相互面质时，对团体有相当大的影响。"健康的"面质带给团体重要的话题，另一种面质是以恶性镜映为基础（Zinkin，1983），在此基础上逐步升级，导致反对者或其他表面上中立的团体成员退缩，甚至达到可能脱离团体的地步，在这两种面质之间有微妙的平衡。团体成员对攻击的表面上的强有力回应可能是欺骗性的，攻击行为的发出者也可能是准备要提前离开团体。

案　例

一个女人常常向团体讲述丈夫的自私和虐待她的行为。尽管团体关切地鼓励她思考离开丈夫的可能性，她仍下定决心为了孩子们而和他维持关系。在一次治疗中另一个女人直接对她大发脾气，指责她没有考虑丈夫的行为对孩子造成的影响。

治疗师进行了自我反思，想到这个愤怒的女人童年期与虐待的父亲和顺从的母亲一起生活的经历。但在建立与此有关的联系之前，这两个女人进行了激烈的争论，其他人无法参与，结果是第一个女人突然大哭起来，称第二个女人让她感到了与丈夫在一起时自己的感受。

治疗师对这两个人都给予了面质，敦促她们停止争论，听他说。在随后的沉默中他指出她们行为的背后都潜意识地重复并在团体里重新创造了欺凌者—受害者的动力。其他团体成员迅速地领悟了这个信息，然后两个女人都带着新的领悟继续参加团体治疗。

梦的工作

当我们看团体对梦的所作所为时，可以最清楚地看到团体的多种治疗资源。弗洛伊德称梦是通往潜意识的黄金大道。如果团体成员想要有能力触及精神生活的最深处、最无法触及的内容，他们将踏上这条黄金大道。要鼓励他们对梦自由联想，对梦所传递给他们的内容有所领悟。

团体成员常常没有意识到梦的价值。他们可能会被邀请去揭示和捕捉梦。要挑战"我不做梦"或"梦没有意义"的普遍看法。可能有必要向团体解释记得住的梦是有功能的：它使做梦的人意识到一些被隐藏了的需要唤醒注意力的部分。记得住的梦敲响了意识的大门，可以说，要求进入。做梦的人把梦带到团体，在意识和潜意识层面都开启了通往社交世界的另一个交流通道。

但根据福克斯的观点，梦"尤其是个人的创造，不是为了公开"（Foulkes，1964，p.126）。而且梦在睡眠中发生，个体处于脱离社会联系的状态。另一方面，团体分析在社会环境中前行。我们如何办到这不可能的事情？我们的做法是谨慎地构建发生团体分析的社会环境，使得每个人可以全面地表达自己，这包括"特定的个人创造"——他们的梦。团体分析师接受和处理梦的方式极大地影响了对梦的报告，团体要从治疗师那里找到线索。与那些把梦看作纯粹的个人产物，认为梦本质上是无法分享的治疗师相比，重视梦的报告，带着尊重和敏感的态度对待梦的团体分析师会得到更多更详细的梦。

当做梦的人把梦与团体相联系时，他是在鼓励团体破译它。团体对梦的报告的反应提供了理解它的线索，治疗师应予以全面地考虑。在这次治疗的什么情况下成员讲述了梦？主要指向谁？是团体、某个成员还是治疗师？梦是如何被接受的？团体也许会表现出感兴趣，说出个人的联想，或回想起他们自己的或别人的梦，或者会出现沉默或表面上的退缩。

团体的反应如同建筑隐梦的大厦的积木。他们本身构成了解释。梦的含义浮现常常不需要治疗师的解释，如同在二人治疗中可能出现的那样。团体成员的言语和非言语的贡献同等重要，在深层的意义上与每个人都有关。团体远非仅是梦者的衬托，而是会加深、拓宽对梦的共鸣，使成员们感到自己独特的反应。这样它既是个人的也是团体的体验。有些团体分析师把梦区分为"个人的梦"和"团体的梦"。例如，Battegay 把团体的梦定义为"显然与团体有关的个人的梦"（Battegay，1977）。我们没有发现做这样的区分的必要性。事实上梦者把梦与团体相联系，使梦成为共享的占据注意力之事，每个团体成员和治疗师均参与其中。

在关注了梦的报告时机和方式之后，应关注梦者记得的对梦的情感和梦本身的内容。对如此私密的个人暴露的忽视将会造成叙述者的自恋受挫。梦的情感色彩迥然各异。梦者常常报告的情感状态是平静的超脱、恐惧和性唤起，这些内容能够在团体的倾听中被镜映。梦的内容及其内在的个人意义会在人物—背景构型中浮现出来，一方补充、加深了另一方。

案　例

一个女人在团体快要结束时报告了梦，内容如下：她去探访童年的家，但它发生了很多变化，房间变大、变宽敞了。她发现一张宴会餐桌，上面摆满了食物。看似熟悉却认不出的客人围坐在餐桌旁，她感觉自己没资格出现在那里。她沿着走廊进到房屋内部。她走到了一片挂毯区，在它后面的阴影里的人似乎在进行某种性活动。对所发现的事情既感到兴奋，又感到恐惧；她在这种混合状态中醒来。

几分钟的沉默之后，团体里的一位男士讲述了一个刚想起来的梦。他在拜访外婆的农场，他还是孩子的时候曾在那里过暑假。外公看上去年轻很多，告诉他去喂马。他来到马厩，发现马不在那里。他突然意识到这个地区有狼，害怕狼会袭击、吃掉马。

团体在一阵紧张的沉默中思考着。然后另一个男人说："你确定不是熊吗？"这时团体对此人语带双关地影射到治疗师的姓而笑起来。一个女人说，"离开团体时我常常感到很饿。但我在家是吃了饭的。"另一个女人说："我想知道他（治疗师）团体结束后会做什么事情。可能家里有什么人在等着他，给他一个熊抱（笑声）。"一个女人说："我有一只旧的泰迪抱熊，它能给我带来很大的安全感。"报告梦的那个女人说："在这儿我不必'狼吞虎咽地吃'"。她转向治疗师："和你在一起我感到很安全。无论怎样，其他人会保护我……"

团体就这样继续进行着，随着这两个做梦的人"一起做梦"，引起了成员个人联想的共鸣，生动地阐明了梦的丰富内容。治疗师不需做出解释，联想本身就起到了解释的作用，团体所有成员都以自己独特的方式参与其中。

隐喻和幽默的使用

亚里士多德说："隐喻就是清晰和陌生的混合物"。当我们努力想表达部分与全部之间的真实，又不足以通过独立引用这部分或另一部分进行表述时，就会运用隐喻。福克斯提出矩阵是一个网状物或网络，这一概念是团体分析中核心的、占主导地位的隐喻，隐喻的语言为分析性团体治疗发生改变提供了一个最有力的工具。

一些团体成员无疑比另一些人更有能力用隐喻表达自己。人们可认为梦提供了丰富的隐喻性思维，但在觉醒时的生活中，人们也有机会把日常生活中的事件和经历比作想象中的意境，把童年期的客体拟人化，创造出符号，再返回到团体里成为分析的材料。

有时人们用隐喻的术语来表达整个团体，如团体是一个岛屿、一个火环或一个池塘，把团体拟人化，如"团体是紧张不安的"这样的表达使团体成员有机会对这个说法赋予他们自己独特的含义。因此隐喻在团体分析中具有使表达统一和集中的作用，把不同的个人体验集中在一起，增加深入感、亲密感和归属感。

幽默是带来改变的另一个有力的工具。把意象或想法放在一起，就像隐喻一样，立刻体现出它们的相似或差异，能创造出令人惊喜的感觉，有时甚至是震惊或震怒。当被禁止的或出乎意料的想法突然出现在团体里时，伴随着幽默的笑声发出了释放紧张的信号。团体可享受它。但是，当团体开始检验那些想法的含义时就最好地体现了分析的目的，尽管这些想法是以幽默的幌子被偷运到团体里，其根基却可能是悲伤、愤怒、施虐、歧视或者被贬低。

团体分析的技术是指什么？

团体分析中技术的重要性有时被低估。人们有时会鼓吹一种谬论：只要有共情、温暖和公平的美德，技术就无关紧要。音乐理论家 Grove 指出"演奏者可以技艺精湛但既无灵魂也无智慧"，这个观察对心理治疗师和音乐演奏家来说都同样地真实。

如果没有技术，团体分析师就像是没有指南针或地图的航海者，在大海上随波逐流。技术源自被团体分析师所内化的理论框架，并结合了他自己的人格特点。与之有关的是我们如何列出干预的顺序，哪个优先安排，采用何种语言以及言语和非言语干预的时机。福克斯巧妙地把这个过程比作了给洋蓟*削皮，从外面的皮削起，直至多汁的核心。他坚持认为"水平—纵向"和"表面—深层"的二分法歪曲了团体分析过程。团体是活动的场，所有的成员，包括治疗师，不断地通过交流，把他们的想法转换为言语，通过这个"受训"的经历重新定义他们的个性。就是在这个场里诞生了福克斯所说的"在行动中自我的受训"（Foulkes，1964，p.82）。

---

* 洋蓟，又名食托菜蓟、朝鲜蓟，是一种在地中海沿岸生长的菊科菜蓟属植物，花蕾可以用来煮菜。——译者注

第 10 章

团体的生活事件

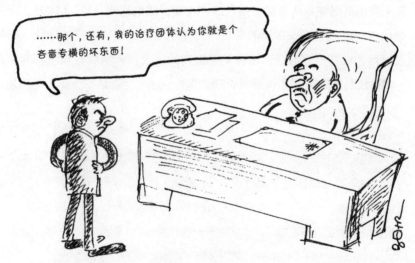

……那个，还有，我的治疗团体认为你就是个
吝啬专横的坏东西！

团体分析的胜利：哈维要老板给他升职。

团体分析可能会持续数年，在治疗期间，团体成员可能会被一些对他们有深远影响的生活事件所左右，应该在团体治疗中正视这些事件。长程分析性团体治疗不是沿着比例尺，从某个设定的异常（或"疾病"）位点移向正常（或"健康"）位点，而是根据个体的人格进行的深入、积极的重构过程。

有时深入的过程是痛苦的，因此团体除了提供探索的深度外，还要保证安全并减轻成员的痛苦。探索是逐步进行的，这意味着人们要历经较长的时间才能实现深入、深远的改变。关系性治疗类似于管理慢性疾病，二者的相似之处在于概念上都含有一定程度的慢性化之意（字面意思是该过程持续时间很长）。团体分析师常常遇到难以解决的甚至恶劣的人际场景。这些场景经常在一些生活事件和危机中突显出来，而这些生活事件和危机其实可以给患者带来改变的机会。

团体里出现躯体疾病

在团体里疾病可以飞快地凸显出来，或在显现之前静悄悄地藏匿一段时间。在某位成员能够承认患病之前，团体可能会意识到他（她）不太好。团体有时会注意到成员外表或举止的变化，会焦急地关注被其轻视的症状。团体偶尔表现得像疯狂的家人，说出被关系密切的亲人所忽视或轻描淡写的那些问题。团体成员准备或不准备寻求合适的医疗，这本身就是一个动力性问题。

> **案 例**
>
> 一位45岁的女性成员告诉团体，她被诊断患有多发性硬化症。她丈夫对此是知情的，但她决定不把这个消息告诉她十几岁的孩子们，并说服丈夫同意她的决定。团体探索了她的想法和情感，原来因为抑郁，她早已觉得自己是家庭的负担。她害怕这个消息会影响到孩子们，并且她也心怀期望，盼望是误诊，她会康复。团体帮助她思考隐瞒病情对孩子们的焦虑的影响，因为她的神经系统的症状已经很明显了。她认真思考并回应了团体，并且接受了一个观点：通过相互分享和支持，有可能她与孩子们的关系会更密切。在这种情况下团体表现得像一个丧亲团体，预见到成员会因失去健康而变得更加依赖和脆弱。

在心理治疗的同时也应从医学上探究那些无法解释的症状。团体有时与成员共谋，坚信躯体疾病完全是心源性的，从而延误了寻求合适检查的时机。当团体成员确实患病时，会牵动整个团体的心。

团体里出现精神疾病

因为团体期待成员将自身的所有心理表现都以人际或者团体的词汇表达出来，因此精神疾病像躯体疾病一样隐蔽并且更难以捉摸。团体分析师受训的一个要求是在成员出现精神疾病时能够发现它。问题是团体是否有能力包容这个被痛苦折磨的成员，或者，是否对他／她更有益的方式是让其离开团体，得到更适合的治疗。团体里增加的焦虑是一个有益的迹象，表明在团体内部解决问题的尝试应该让步于外界专业的介入。

不论是哪种情况，团体的震惊是显而易见的。成员出现精神疾病使团体感到恐惧，感到"要不是命运的眷顾，那个人就是我了"，或者至少会产生无望和失败感。团体分析师的任务是发现、承认并掌管这种局面。当治疗师及时地这么做了之后，团体通常感到解脱和感激。这样的情况可能意味着该成员暂时或永远地离开团体。在团体外，治疗师可能需要针对住院或服药的问题联络初级保健服务机构、患者亲属和精神卫生专业人士。有时也有可能让患者住院治疗一段时期后再加入团体，这对患者和团体均有益。

在任何情况下，成员疾病发作的整个过程在团体生活中都会被记为创伤性事件，需要反复修通它对成员个人和整个团体的不同意义。也许团体会被体验为产生精神病的危险地方，或团体不够强大，不足以应对成员出现精神病的情况。也许团体分析师对此事件的反应是自我怀疑，对起初把患者带入团体感到内疚，或担心团体成员的反应。这时候，与信任的同侪保持联系，进行同辈督导，有助于澄清团体分析师的哪些反应属于他／她自己，哪些是对团体的投射性认同，这种澄清对团体应对创伤的心理反应是很有价值的。

丧亲体验

有着稳定成员的缓慢开放的长程团体，在一段较长的时间内有可能遇到在某个成员身上发生的丧亲问题需要处理。我们的经验是，团体会敏感地、同情地处理这样的事件。给丧亲的团体成员时间和空间，把丧失的痛苦用言语表达出来，同时也把长期哀悼过程早期阶段常见的负性情感说出来。另外，重要的是团体应给丧亲的组员说出和修通丧亲事件的机会，同时应把这种体验联系到全体成员身上，具体到每个人自己的心理现实水平。当做到这一点后，团体共情的能力会加强，并且不会受到丧亲事件的控制。

团体某个成员的死亡也会使团体本身出现丧亲反应，最具创伤性的是成员的自杀。对于后者，因未能阻止死亡而产生的内疚感以及治疗师对职业反思的焦虑强化了灾难性的丧失感。无论团体分析师做出怎样的干预，震惊感都会遍及各方面，并很可能长期存在。

当发生死亡时，团体会询问事实和细节，如与家人的关系，与外界机构联系或安排葬礼；一个或更多的团体成员可能会希望参加葬礼。团体分析师出于个人和职业的原因也可能会被深深地触动。他／她也许希望参加葬礼，身为动力学团体的带领者，如果需要，还应担负起慰问丧亲者亲属的职责，代表团体出席葬礼。团体分析的首要任务是保持团体的完整性，留出必要的时间和空间来消化此事件。这是治疗师与同事联络获得督导的另一个合适的机会。如果给予死亡事件应有的时间和空间，它就会完全展现在每个团体成员面前，使每个人都能面对并解读出丧失和死亡的存在性体验。

为人父母

分析性团体生活连续谱的另一端是为人父母。团体会参与从预备阶段到婴儿出生的整个坎坷过程，这其中有欣喜的期待，也有怀疑和恐惧。团体成员怀孕是一个体验分析性团体独特之处的机会，它允许甚至是邀请表达不被社会所接受的那些情感，如对外部事件入侵团体的愤怒或对未来父母的嫉妒。治疗师要帮助即将为人父母的成员应对团体里的这些负性情感。

案　例

一个团体里有两位女性无法生育，团体可以强烈地感受到她们的痛苦和对即将为人父母的成员的嫉妒，经过一些犹豫后，她们表达了这些情感。这些情感的反复表达造成了团体的紧张气氛，最终转变为痛苦的接受，然后团体为未来的父母感到高兴。团体决定用鲜花和集体挑选的礼物庆祝婴儿出生，它们象征性地补偿了嫉妒性的情感。治疗师不认为这种对社会传统的让步妨碍了分析性治疗的任务。

如同温尼科特所说的，因为母亲"把对自己的兴趣流转到婴儿身上"（Winnicott，1965），团体也许需要处理母亲一定程度的情感退缩。这会激发团体回忆起身为哥哥姐姐对家庭新生婴儿的情感。团体里浮现出成员对被排除在外、被忽视或被取代的情绪的记忆和联想。如果成员能够说出和探索这些情感，就会使团体治疗性地退行到被长久遗忘的童年早期经历的体验中，然后那些经历被再次体验并整合到成熟的人格中。

当要迎接新生儿的成员是一位父亲，他可能需要团体的支持以应对与伴侣关系的转变，与婴儿建立新的关系，以及一段时候后恢复与婴儿母亲已经建立起来的成人关系。通常无须过多的摩擦他就能做到这些，但难点在于需要彼此协商，人们常常忽略了它的重要性。在一个年龄跨度较大的团体里，会有较年长成员对这件事情产生共鸣。从建议到共情到认同，所有这些回应都促进了对那些高情感负荷事件的表达，如失去了伴侣纯粹的关注，害怕增加家庭的经济负担，设想要对婴儿的幸福负责等等。

有时治疗中会出现是否要把婴儿带到团体里的问题。这个愿望可能来自母亲和团体双方。它使治疗师有机会探索分享新生命到来的现实快乐与从母亲一人到向母婴二元体转变的强烈象征之间的相互联系。治疗师可批准一个仅此一次的"仪式性"造访，尽管如此，他/她也应准备好应对团体在当时或随后表达的一些负性争论。对于母亲想要带孩子定期参加团体的愿望，如果予以满足，则其对团体的干扰可能远大于其治疗效果。

个人和家庭关系的变化

人们加入团体治疗的动机常常是夫妻和家庭关系难处理。参加团体后成员的变化、团体成员和团体所感受到的进步，有时会打破功能失调的家庭关系的平衡。夫妻中的另一方会把团体看作暗中破坏他们关系的力量，给成员施加压力要其离开团体。团体分析师应对成员转诊到夫妻治疗或家庭治疗保持开放的态度，这些治疗可与团体治疗平行进行，对配偶一方单独进行治疗也是一种选择。

团体常要面临成员特殊关系的破裂、混乱的家庭系统排列、建立新的关系和重组家庭的适应问题等。通常这些事情都具有高度人际关系负荷，会引发团体强烈的共鸣。有时团体成员对破碎关系的一方或另一方发展出强烈的认同，治疗师要依靠整个团体提供具有建设性的多样性交流，准确地镜映冲突局面。人际关系和家庭破裂也为自身提供了可供窥探的景象，如果出现这种情况，治疗师应准备好去命名这个过程。

创伤性生活事件

有时团体成员遭受了创伤性生活事件，如被侮辱或被偷盗，或卷入了道路交通事故的纷扰中。治疗师首先要做的是评估团体成员的情绪状态。如果是刚发生的事件，他或许还处于震惊期，并不总是易于觉察到情绪。一段时间内受创伤的人会奇怪地保持镇定，也许会理性地用冷漠的方式交谈，之后才能释放情感。然后这个人会崩溃、颤抖和不能动弹，或一阵阵地哭泣。团体里有人会表现出心烦意乱，对此团体有必要给予积极的容纳。团体成员自由地表达出自发的、温柔的躯体上的安慰：拥抱、安抚和抚摸。成员的震惊有时会引发团体的反应。治疗师一边倾听成员的述说，一边搜寻共鸣性的震惊的迹象，在脑海中记住成员言语性的交流，尤其是非言语的交流，提示需要对此给予特别的关注。

发现家庭的秘密

人们常怀揣着秘密进入治疗，既希望又害怕团体发现它，治疗师一开始对此可能知情或不知情。并不少见的是，在评估访谈或个别治疗的初始阶段，有望加入团体的人会说出秘密，但叮嘱治疗师尊重他们想要在团体里保守秘密的愿望。治疗师持久地对此开展工作，认识到秘密的孤立本质，但接纳秘密所伴随的强烈羞耻感和内疚感。应该由该团体成员引领着在某一时刻公开秘密，并且让成员确信当时机到来时治疗师会在场。

获悉秘密的一个与众不同的次序是，成员在治疗当中得知他的秘密。例如，一个成员得知当他还是个小孩子的时候父亲自杀了；另一人得知有个同父异母或同母异父的姐姐，但此前他并不知道这个人的存在；另一个人得知父亲曾在精神病院住院多年。团体成员常常感到参加团体给他们带来信心，并且开始寻求发现有关自己和家庭的信息。孩提时被领养的人有时把团体当作一个安全的根据地，开始找寻有关亲生父母的信息，直面与他们相见的艰难任务。当发掘出令人不安的或震惊的信息时，团体的保密和容纳成为他们第一个停靠的港湾。

> **案 例**
>
> 有一位40岁的男性成员，自15岁时就离家出走，矛盾地挣扎着要不要寻找父母。他模糊地记得父亲，自他4岁时起父亲就神秘地消失了。对于母亲及其家人，他感受到他们对父亲的漠不关心和排斥，从未提起过他父亲，他们甚至把他父亲的照片从相册中剔除。在团体的支持下，他联系了父亲的一个亲戚，得知父亲已经死在狱中，他因谋杀罪在那里服刑。通过这位亲戚他找回了父亲的一些信，在信中他深情地提到儿子，渴望见到他。这个故事在团体里讲述了几个月，在此期间团体帮助他修通了对此发现的担忧、震惊和悲伤，以及新的发现对自己和家人的影响。

遭遇法律事件

不公平、不公正、违法行为、有罪和犯错的指控等问题常常影响团体，是深入团体成员童年经历的重要动力。有时当前的或正在发生的触及法律的事件会与之有关。

> **案 例**
>
> 团体中的一位男士未参加治疗，也未通知团体，这对他来说很不寻常。当他下一次来治疗时，他平静地报告说他因涉嫌谋杀而被拘捕。包括治疗师

在内的团体成员都吓坏了，呆坐在座位上。他继续描述两名警察如何在屋外出现，让他跟他们到警署走一趟，然后他被盘问前一天都做了什么。最后他得知离异的酒鬼前妻自杀了，留下遗书说是他杀了她。警察很快处理了此事，但当向团体报告此事时，他无法触碰到自身被此事所激发出的恐慌。似乎他潜意识地委派团体去感受并表达这些情感，做出恰当反应并抱持它们，直到在随后的治疗中他自己才有能力拥有这些情感并对它们进行处理。

所有这些都完全发生在团体里。在其他情况下，所报告的触及法律的事情可能会示意治疗师在团体之外做出行动。有些团体分析师也许会质疑，是否任何行为都适合分析性团体。争论在于需要帮助团体成员自助，而非接受实际的帮助（actual help）。在我们看来，似乎团体分析的艺术性之一就在于甄别在任何时候团体需要的是什么。如果需要行动，重要的问题是确定此行动对于接收者的意义。事实上，实际的帮助会成为团体成员在童年早期所错过的"指导性客体"（das Steuernde Objekt），这是因缺陷性的母婴关系导致的，它损害了婴儿与外部现实恰当互动的能力（Konig，1981）。

案　例

一个快60岁的女人因在商店行窃被捕。她告诉团体自己如何被抓捕她的警察羞辱、嘲讽，包括带有种族歧视的嘲讽。按照她的请求，团体分析师向警察当局写了一封语气强硬的信，并给法庭写了一封支持该成员的信。团体深深地同情她所处的困境，但治疗师的举动也为在动力学的情境里分析她的行为扫清了障碍。

职场的麻烦

在持续发展多年的团体里，可能会出现团体成员即将失去工作或主动辞职的情况。对于前者，成员出现的最主要的感受是愤怒、感觉受到雇主或社会的迫害和害怕经济崩溃。这些困扰也会体现在成员自愿放弃工作的情况中，但它们可能会被自我怀疑的危机、对未来的就业或生活方式的恐惧、对社交网络的丧失感和家庭生活的失序感所掩盖。不论是哪种情况，失去工作对成员情感的影响将会在团体里进行讨论。

当成员被迫失去工作或未能获得新的工作机会或升职时，团体倾听并接纳该成员受伤害和愤怒的情感、失败感和对即将到来的贫困的幻想。早期的家庭生活、父母、学业、友情或爱情等方面失败的记忆可能会使这些情感更加强烈。一旦想到上述方面并把它们与当前的失业相联系时，团体成员将能对与上述任一方面有关的当事人的情感状态产生共鸣。这会减少当事人的孤立感，同时促进团体情感上积极地参与，而不是仅限于说些令人欣慰的评语和给些建议，被动地接受当事人的情感。

团体对自动离职的情况不太可能感到吃惊。成员可能已经在团体里多次表达了此举的目的和原因，并正着手处理此事。当成员最终决定采取最后的行动时，通常会在团体里激起错综复杂的情感波澜：带着羡嫉的钦佩，怀疑是否有能力克服自身习惯、放弃安全而冒险进入未知世界，或不赞成看上去是鲁莽的或不负责任的行为。除了具体实际意义，工作还具有与地位、性别、文化和生活价值有关的深切的象征性意义。离开职场是我们大多数人在某一刻心怀的幻想；当它在团体里成为现实时，就提供了探索内心的沃土。

案　例

一位女性在开始团体分析前就已经在职业和就业问题上经历了一段时间的挣扎。事实上，这是她参加团体治疗的主要原因。在团体治疗的前3年里，她这方面的问题持续存在着。她接连离开那些其实都很欣赏她的专业资格和业务能力的雇主。每一次就业的改变都是对不同的职业方面的探索，但是她对其中任何一个职业都不满意。

团体或多或少参与了她对职业的怀疑和不满，暴露出一些此举背后潜在的原因，如父母对她职业选择的影响。最后，她表达了害怕团体可能会感到乏味，或更糟糕的是，他们可能会不赞同她不断的"哀鸣"。然后有一天她宣布了一个决定：在仔细查看了经济状况之后她发现，即使没有收入，现有的财力也够自己生活1年。她告知大家她会有3个月的自由。团体的提问使她应接不暇：她到底要做什么？难道她没有冒经济崩溃的风险吗？她肯定不会后悔吗？采取这步行动的感受是什么？现在她开心吗？

治疗师感到在这些问题中缺失一些内容。团体是只在询问信息，还是在表达与他们自己的幻想有关的恐惧、疑虑和希望？当她向团体提出这一点时，团体出现了有关工作、职业、对未来的希望和想要退出商业竞争的热烈讨论。这个女人一直安静地坐着。在此次治疗结束时她感谢团体，说他们表达了各自的恐惧、希望和渴望时就帮到了她，"我现在知道我做了正确的事情。"

在应对团体成员的个人生活事件时，分析性团体不仅仅是个人危机的背景幕布，更提供了变化着的人物—背景丛，在其中某一点上个人作为人物凸显出来，在另一点上团体作为人物凸显，它们总是处于不断变化的动力中。在成熟的团体里，不需要团体分析师做太多的干预，团体分析的语言就能够被成员理解。但团体也会不时地要求治疗师敏锐的导航，通过从团体里当前涌现的记忆、体验和幻想的天地里引出联想，脱离"你为什么不"和"会好起来的"的游戏。

第 11 章

结束治疗

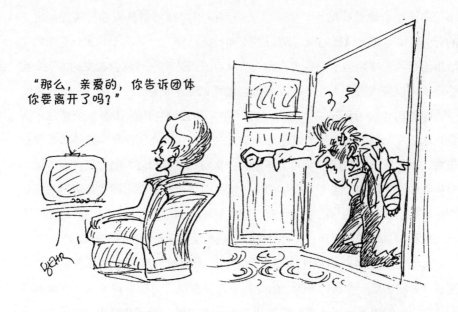

"那么，亲爱的，你告诉团体你要离开了吗？"

治疗过程的终极目标应是加强自我的功能，使之愿意并能够积极地投入杂乱无章的日常生活中，并非没有恐惧，而是不被吓倒。

——Ernest Wolf

分析性团体的结束充满了情感。分析过程持续不断地进入结束期，治疗师不断地寻找离别过程中伴随的回避痛苦、愤怒、悲伤和焦虑的线索。每个团体成员都有各自结束团体的方式，这些结束方式受到过去的生活经历中疾病、死亡或与分离有关的丧失的影响。当这些经历集中在一起时，团体很容易将结束的象征意义简略为对死亡的隐喻。

团体的结束

整个团体治疗的结束与个别治疗的结束有很大区别。如果是封闭性的团体，治疗师在构思团体时就已经设想到团体的结束，每个团体成员都会从一开始记着它，它是在未来某一清晰、确定时刻由团体共同去标记的标点符号。不论多么小心地处理结束，结束都被视为由治疗师强制执行并在其控制之下的行为，如同属于设置的所有动力性管理行为一样。出于这个原因，在团体生活里治疗师应定期地回到这个话题上，用言语表达出它可能会激发的冲突，要铭记团体以及成员个人几乎是在有意识地回避这个话题。

随着团体接近结束的时刻，治疗师越来越强调将团体作为一个整体来观察，从而主动地突出了团体过程的本质是共享。这会在团体里唤起一种反思的模式，团体成员回想起早期的团体体验，交换对自己和他人的回忆。有些团体分析师非常积极地使这个阶段结构化，依次引导成员简要重述已经取得的积极变化，随后详细描述与治疗体验有关的悔恨和未满足的愿望。这使团体里重要的负性移情材料得以浮现，并向治疗师有益地反馈了治疗的现实局限性。

人们把治疗结束创造性地幻想为死亡，或理解治疗结束本身建设性的现实意义，即它是一个新的开始，治疗师要注意在这二者间取得平衡。要做到这一点，治疗师需邀请团体通过表达成员个人的愿望、希望和恐惧，来设想团体的未来。这有助于完成与团体结束有关的分化和分离过程。

结束的仪式

从生物学意义上来说，结束意味着界限清楚地从一种状态向另一种状态变化的过程。在此过程中，人类社会逐渐发展出一系列有组织的活动，以处理因变化而被唤起的情绪。在变化的时刻，我们向两面看，既回顾过去，又展望未来。与变化有关的团体行为是为了帮助我们处理对以往的丧失，为未来做好准备，确保二者间的某种连续性。哀悼和祝贺的仪式是我们发展出来的处理结束的团体活动。典礼是一种载体，我们用它传承仪式，通过排练来预期仪式，并为举行仪式做好准备。

治疗性团体并未免除结束的仪式。从最终的分析性修通来看，倒数第二次团体治疗通常比最后一次治疗更富有成效。但是当迫切执行这些仪式的愿望以非常具体的方式在分析性团体里出现时，会导致团体陷入两难的境地。并不少见的情况是，团体的结束充满了庆贺的气氛，成员对治疗师以及成员之间相互表达喜爱或感激。成员们会在最后一次治疗中给治疗师的分析性规则施加压力，典型的做法是交换卡片、礼物或联系方式，或把食物和饮料带到治疗室，并且他们常常不清楚何时该交换物品或享用美食。

成员的这些举动是非常需要得到解释的，特别是当它们伴随着有趣的潜意识失误出现时，如成员带来一瓶酒但没有足够的杯子分给每人一份，更是如此。如果治疗师与团体心灵格格不入，选择一番解释来压制他们的表现，那么社会习俗与严厉的分析间的冲突会更加突出。这会对团体有些影响，不过如果随后没有机会帮助他们修通这些行为的意义，那么治疗师所冒的风险是令带礼物的人感到尴尬，激起不舒服的感觉，进而被成员视为无礼之人。因此，治疗师最好使自己适应成员上述的表现。如果团体策划的告别包含了饮料或食物，治疗师最好鼓励在本次会谈一开始就进行仪式性的寒暄。这样做就为团体在随后的会谈时间内、在分析性的氛围里处理结束的问题扫清了障碍。另一种对节制的分析文化的违背是团体成员常在分别的时刻互相拥抱，并拥抱治疗师。治疗师对这种自发表达的告别的劝阻收效甚微。

缓慢开放式团体治疗的结束

有些人在加入团体的时候设定了自己参加团体治疗的时限，预计自己会在某个时间结束治疗。治疗师可能需要接受这种情况，并知道他们一旦克服了对团体治疗的恐惧，可能就会抛弃这种想法。更进一步，害怕被抛弃常常迫使团体成员试图对离开的过程保持掌控——"在被遗弃前先离开"。这方面易受伤害的人想到结束都会感到恐慌，筹谋提前离开，吵架是他们离开的典型托词。

向团体倾注了心血的团体成员决定离开团体时，可能会在离别的时候遇到阻力,他们会遭遇团体反对他们离开的理性辩论,对此的部分补偿是,当离别那一刻到来时团体可能会慷慨地给予充满感激的告别。当比较退缩、隔离的成员离开时,团体可能会用较象征性的告别向他们致谢。较少整合到团体的成员离开团体时不会那么大张旗鼓,这印证了那句格言:最被了解的那位最哀伤。富于情感的结束对有些人来说无法承受,也难以面对,对这样的人来说比较容易的做法是缺席团体,回避结束,于是被贴上了"脱落"的标签,"脱落"是一个不幸的术语,其内涵为漂泊不定,抑或对我们这些经历过20世纪五六十年代的人来说,它意味着垮掉的一代和嬉皮文化。

离开正在进行的团体的时机

一个好的结束需要有充足的时间并为之做准备。对于每周一次治疗的团体,理想的情况可能是用3个月的时间来修通离开,尽管许多团体分析师的处理方式是约定成员在决定离开团体后的1个月内仍有义务继续留在团体里。治疗师预先告知想要加入团体的成员,一旦出现离开团体的念头,他要告诉团体自己离开的意向。成员的突然离开会对团体造成不利的影响,因为想要离开可能是出于错误的原因——原因之一是避免面对令人恐惧的或他不想要的那些情感、想法或冲动。

因为每次有人离开团体都会给团体带来丧失和混乱,治疗师应警惕不要将成员宣布离开团体预先评价为这么做是要避免出现痛苦的冲突,或认为是强迫性冲动或任何其他对抗治疗的冲动的结果。即使治疗师避免了这些陷阱,他仍可能不同意患者离开团体的决定。此时团体的评判依旧有益,常会澄清影响成员决定离开的多种因素。最终,治疗师与团体成员的治疗目标不尽相同,在这种情况下,团体成员的决定会更现实,也是起决定性作用的那一个。福克斯把它描述为一个人站在有众多出口的螺旋楼梯上,你可以从任意一个出口出去,但一旦决定继续走楼梯,下一个出口便在更高处,或者,如果你愿意的话,出口在更深的地方,要花更多时间才能到达。

对结束的防御

成员回避充满情感地结束团体的一种方式是安静地、出人意料地离开。最害怕被抛弃的成员常会采用另一种方式，即激起愤怒的面质，这虽然很难，但对它的体验不像被动地被抛弃那么恐怖、痛苦。容易对此感到害怕的团体成员常被迫而努力维持对离开过程的掌控。

在吵架过程中爆发并从未恢复的团体成员可能是保护自己免于体验源自早年经历的可怕的悲伤、悲痛的情感。治疗师应迅速抓住并分析有关的预兆迹象。成员另一种独特的远离结束的悲伤的方式是以戏谑和轻浮的举止寻求安慰。这是一种轻躁狂式的防御，它否认了丧失的严重性。成员不时地缺席或迟到本身也表达了避免情感上受到离开的影响。

症状复现

即将到来的结束治疗的压力常使患者最初参加治疗时的症状复发。这尤其见于以强迫、恐惧或心身症状为特征的患者。症状的强度也许会削弱为强迫性的犹豫不决、对分离焦虑的病态恐惧或轻度躯体化，但即使这些被削弱的表现也能警示治疗师和团体考虑推迟结束治疗。对于以这种方式退行的团体成员，在他们离开的前夕鼓励其继续留在团体里可能是错误的。治疗师必须做的是分析症状重新出现的意义，由此可以正视哀悼的过程并修通它。

与结束有关的依恋与分离

团体里进行的大量分析工作集中于处理依恋和分离问题。接近结束的时刻常常预示着分离焦虑加强，特别是对过去经历过破坏性或创伤性分离的人，和那些未能设法成功度过来自母婴融合阶段的发展性分离，随后只能焦虑地依附于团体，除此之外什么也做不了的人来说，更是如此。

分离具有非永久性的属性。它可以是未完成的，分离的个体仍可以与另一半维持一段关系。另一方面，分别构成了真正的结束。尽管我们常喜欢否认它，但它是永久的。再相聚的幻想保护成员免受丧失之痛。有些成员从一开始就不认同团体，以此保护自己免受此种痛苦。治疗师会听到他们理性地表明团体没有给予自己任何内容，如称："我和这些人毫无共同之处"，"没有人能理解我的问题"，"这儿的每个人都太不正常了，无法帮助我"。

如果没有形成任何依恋或只依恋治疗师，成员就比较容易从团体脱落或在分离的时刻到来时无痛苦地离开，但其治疗体验会很乏味。最容易出现这种情况的成员是那些为了讨好治疗师而勉强加入团体的人，他们依恋的是治疗师，在团体里他们焦虑地抓住他不放手。如果要令人满意地结束治疗，就必须认识到它并予以修通。对治疗师和团体其他成员的分裂的移情也表现为对治疗师的愤怒，如果未发现，可能会把治疗置于危险的境地。

案 例

团体一段时间以来什么也没做，只是表现出高度友好的坦率和集体组织的温暖，最新加入团体的一位女性开始表现出不舒服，在交流中变得退缩。团体注意到这一点，对此发表评论意见，反复尝试要找到她这种行为的原因。最后她告诉团体，自己已从团体里获得了很多，最令她感激的是团体里的每个人都对她这么好、帮助她，现在是时候离开团体了。

对于她有多么享受治疗，治疗师已经关注了一段时间；同时治疗师感到缺失了些什么，有些内容被掩盖了。她注意到在这个女人的答谢辞里，作为团体治疗师的自己，在口头上和视觉上都被忽视了。治疗师体会了一段时间的不舒服后，说她想知道除了好的感受和感激外，她是否还有些别的、会威胁到那些好的感受的体验。她补充说这些不受欢迎的感受可能在任何时候和场合都难以表达，但在这个一切看上去都那么轻松和温暖的团体里可以试着表达。治疗师观察到，在这些感受变得太麻烦和具有危险性之前，也许她及时离开团体会比较好。

团体里出现了令人惊愕的沉默，宣布想要离开的成员突然流泪，第一次攻击了治疗师："你所谓的理解毁了一切！之前一切都是好好的。"她对治疗师的愤怒像热带风暴般爆发了。团体成员一个接一个地赞同她的说法，提起之前治疗师在团体里的干预以及"挑拨离间"的举动。

从那时起，团体里常常出现攻击性的情感。这些情感有些是恰当的、通情达理的，有些就不那么让人舒服，团体表达了更广泛、更深层的情感。治疗师感到不那么舒服，但感到团体更真实、更有活力。这个女人继续留在团体里，她能够表达出攻击性的情绪，而从童年早期开始她就学会了要压抑这些情感。

团体作为过渡性客体

不定期参加团体治疗的成员出席团体更多是受到了当天情感需要的支配，而不是出于对团体的利他感。他们只模糊地意识到缺席治疗对团体的影响，当被告知缺席时团体对他们的想念以及他们的到场是有价值时，他们会表现出惊讶。这种情况下团体的镜映反应为他们未确认的或遭到拒绝的童年经历提供了矫正性的情感体验。他们在团体里的来来去去可被理解和分析为他们尚处于治疗中的发展阶段，这类似于儿童对过渡性客体的使用。对他们来说，团体作为过渡性客体，在焦虑性依恋时刻被选中用来安慰他们，当外界出现了其他令人满足的资源时就会被他们丢弃不顾。他们这种参与团体治疗的方式可能会被团体憎恨。对于在这样的憎恨下所激发的要提前离开团体的现象，治疗师的做法是先发制人，通过解释成员是在把团体当作过渡性客体，同时正视他们参加团体的利他性义务，也许能成功地把成员付诸行动（acting-out）的行为模式转变为被包容的、完全在团体内进行的互动模式。

用放假排演治疗的结束

治疗长时间中断后或因治疗师不在的治疗暂停后，成员常会宣布离开。这是成员想要保持对离开过程掌控的另一个例子，表现为在被遗弃前先行离开。制定团体的时间表时治疗师应周密地把假期安排进去，使成员能有机会体验分离，预期最终的离开过程，并对强加给他们的治疗师外出不能治疗所伴随的愤怒、无力反应进行分析。治疗师记录成员参加团体的情况是重要的诊断方法，能从中发现谁在这方面特别容易受伤害。成员们虎头蛇尾地中断治疗、假期结束后团体继续进行时缺席治疗，都值得去分析。

治疗师也应准备好应对当他提出治疗将会中断一阵时，团体会予以漫不经心的否认，提出假期停止治疗的话题时团体会愤怒地斥责，以及在假期前晚成员呈现出的令人苦恼的问题、再次出现症状以及悲观的预后，所有这些都是指向治疗师的、对与他分离的提醒，意为他正在抛弃团体。尽管考虑到治疗中断期间会有不好的感受，成员会间接地表达对治疗师的愤怒，但治疗师与团体成功地协商假期中断治疗常受到团体的欢迎，令团体感到如释重负。

治疗结束后的联系

令人好奇的是，治疗师常不愿去设想治疗结束后患者的未来，更确切地说是在宣布了结束之后不愿思考与患者联系的可能性。这与治疗开始时治疗师殷勤地、理所当然地关注与患者的关系形成对比。其实治疗过程呈现出钟型曲线，依恋与分离、投入与脱离、你好与再见、开始与结束，具有对称性，而离别之际常会伤害这种对称。治疗师在世界上消失、与患者中断联系，常被认为是健康的，因此是结束治疗的正确方法。可能对于大多数成员来说治疗师就是这样做的，但治疗师可能需要在有些患者离开团体后与他们保持时断时续的联系；至少视个人情况而定，患者应有可能联系到治疗师。

"团体分析没完没了"？

"团体分析没完没了"，对这个问题该怎么办？有时指向精神分析的抨击会发出这样的声音。当一个人在团体里待了很长时间（通常是许多年）后会出现这样的想法。精神分析治疗师日益意识到因不让患者离开治疗而受到的指控。在经济压力的形势下，鉴于短期咨询的成功发展，这个问题变得更加严重。把健康状态视为基线，远离它则为生病，回归它则为治愈，这样的保健模式令长程治疗师苦恼不已。相反，团体治疗师倡导一种重构和改变的模式，有时通过短程治疗就能够获得，但更多的时候需要相当长的时间。

人们对治疗无限期延长的指责还是有些正确的，责任在于某些团体分析师接受了较早的精神分析传统，该传统认为时间（chronos）*，即对时光流逝的客观监测，在决定治疗持续时间上不起作用，分析过程的唯一真正标志是时机（kairos）**，即在潜意识世界感受到的时间。但现在的做法面临的风险是婴儿会随洗澡水一起被泼掉、抛弃，即过早结束治疗被用来满足管理上和社会上的需要，其代价是牺牲了病人自己对自身治疗需求的正确判断。

适时结束

众所周知，很难在治疗中分辨出成员取得的进步，通常只有在转过头来回顾治疗时才能发现。我们思考结束治疗时尤其如此。梦提供了深层改变的内在证据，是适时结束治疗的迹象。一位女性成员做了一个梦，表达了对即将丧失团体的感受。她梦到一个光线充足的、温暖的房间，里面满是朋友，她走出房间，独自走到黑暗的街道上，不知道要到哪里去。另有一个团体的梦，一位男性成员表达了对准备不足的焦虑，梦中他到了机场，没有机票或护照。他成功地通过了登机口官员（治疗师？）的检查，上了飞机，想知道到达目的地后会发生什么。

> **案 例**
>
> 在团体分析的早期，一位女性告诉团体她生活在恐惧中，几乎形成了一种信念，即她的房子里满是干枯腐朽、千疮百孔的木头，并且它们正在慢慢朽坏。与此同时她知道自己并没有相应的证据。她让人检查了房子，得知没有类似的木头，后来在治疗中这种恐惧从白天的思维中消失了，但转变为晚上的噩梦重复出现，梦中她周围的房子坍塌了。

---

* chronos的意思是时间。柯罗诺斯（Chronos）是古希腊神话中的超原始神，创造了混沌和秩序，和他的妻子必然定数女神阿南刻（Ananke）一样，是超越一切的存在。——译者注

** kairos的意思是机遇、时机。《圣经》中有两个表示时间的词，chronos和kairos，前者表示一般的、流逝性的时序时间，后者表示关键的时刻。Kairos是希腊神话中木星来的女神的名字，这位美女有一头漂亮的长发，但是只长在前面，后脑勺是光光的秃头，所以一旦kairos从你面前走过去，你就再也抓不住她了。——译者注

在3年的治疗中，团体讨论她生活环境的巨大改善。她有些超然地听着对她的进步的评价。不久以后她告诉团体前一天晚上做的一个梦："我梦到房间里有东西在坍塌……我想是后墙和部分屋顶。我不害怕，只是好奇。我四处查看。我能看到屋顶还在支撑着，墙上有个洞，我从洞里穿过去。它通往一个美丽的公园，里面的人们在散步、欢笑，很享受。阳光灿烂，我加入他们。"她微笑地对团体说："也许你们就在那里。"

第 12 章
治疗的陷阱

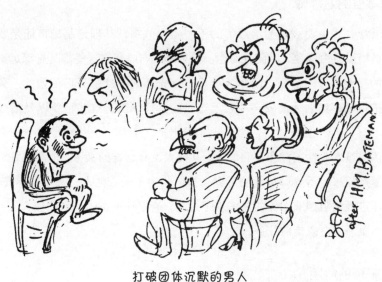

打破团体沉默的男人

陷阱：为不怀疑的或未警惕的人设的圈套；可能未意识到而陷入的任何隐藏的危险或错误。

——《牛津英语词典》

团体分析有时被人们半开玩笑地描述为无所不包。这意味着在治疗师坚持为了保持团体稳定性而设立界限的前提下，促进分析治疗进一步发展的干预技术可以是多种多样的。在某种程度上这是对的，但同样真实的是治疗师的某些干预方式会把团体置于危险之中，或导致令人不满意的治疗结局。初学者和有经验的治疗师都同样有对抗治疗的倾向，对它们的认识是一个复杂的过程，因为许多情况是受潜意识反移情动力控制的，这就是督导适得其所之时。本章将向大家呈现我们身为探险家所绘制的地图，描述了我们认识到的一些常见的治疗陷阱，它们在团体治疗的丛林中等待着毫无戒心的治疗师信步而来。

沉默寡言的治疗师

治疗方式主要表现为治疗师的不干预和节制，其理论基础可能是要给团体成员提供空白屏幕，以促进幻想、投射和退行，所有这些都是有深远影响的治疗的重要部分。然而，团体成员只有首先感到治疗师是可信赖的、关心人的和抱持的，然后才能安全地触及这样的治疗深度。这些特质以及治疗师共情的洞察力通过治疗师的言语干预体现出来。毕竟，治疗师是唯一一个应给予团体成员专业性关注和关心的人，其他人没有这样的义务，他们只是为了自己的福祉而来。治疗师持续的沉默会被体验为不关心他人，甚至是不安全的。当团体进程被阻挡或团体的焦虑水平过高，治疗师独特的声音能使人安心，帮助团体重新面对既定的任务。

积极干预的危险

在治疗干预连续谱的另一末端是治疗师过于热情，用连续的解释给予直接的、控制性的干预。表面上治疗师这么做是为了促进成员的领悟，但结果会强化了成员的防御，导致退缩和不参与。也许团体渴望一个强大的、无所不知的父亲形象引导他们、解除痛苦，这种渴望引诱治疗师保持无所不知的姿态。在危机情境或高度焦虑的时候，治疗师也许可以暂时戴上这样的人格面具。如果是这样，治疗师应尽快地脱离这种状态，恢复常态的治疗方式，即确保团体本身作为治疗中介的重要性。过度积极的治疗师易于使团体过久地依赖他，破坏了断奶的过程，而断奶是建立安全、有弹性的和真实的自体的前提。

天平朝问题和失败倾斜

分析性团体常常会发展出一种团体文化，即沉浸在问题和失败中。治疗师选择性地与此内容建立联系而以不叙述成功、成就和欢乐为代价，从而推动了这种文化的发展。那些正处于相对满足的人生阶段的团体成员会决定退出，因为他们感到自己的心理状态与整个团体"不匹配"，或惧怕团体的不信任或破坏性的嫉妒。那些在已有的全部材料中不断寻找潜在冲突，并且低估了无保留地肯定好的情感和成功的重要性的治疗师，进一步强化了这种退缩。

浅滩戏水

团体成员在互相感兴趣和接纳的氛围中不费力地交流着，仅有这一事实未必意味着这是一个治疗性团体，尤其是在团体的初始阶段，也包括已经建立了一段时间的团体，成员们都可能退回到社交性的交流学习上，如讨论白天的事情、交换八卦、友好地戏谑、相互表达欣赏和给出建议等。任一内容都能成为分析性旅程的起点，太早把它们解释为防御并不是明智的做法。另一方面，团体如果以这种交流方式进行得太久，或如果它变成了团体的存在模式，治疗师就必须从这些材料中找一个分析性的论点，引导团体沿着这个思路进行下去。由此治疗师示范了分析性的态度和对团体的正确运用，而不会破坏团体成员的自发性和社会性。

乱开枪般的解释

团体分析师会低估团体的洞察力以及团体按照自己的方式和时间获得领悟的能力。间或尝试把团体的注意力吸引到隐藏在团体集体视线之外的内容上，并以此来加速团体的分析进程，这种做法对治疗师来说是有诱惑性的，对自己的权威不是很有信心的治疗师可能会希望通过具有远见卓识和深度的专家表现来给团体留下深刻的印象。如果治疗师心怀疑虑，即怀疑团体没有给予他足够的重视，特别是如果团体似乎自己运作良好的话，这种诱惑就会变得特别强烈。

每个团体治疗师都经历过解释之后的沉默。最好的情况见于反思性的沉默，被体验为精神食粮（引人深思）；不那么令人愉快的情形是治疗师遇到了令人沮丧的、困惑的沉默，它暗示存在一个受阻的过程。有时治疗师无端的解释所产生的结果是使一个恰当进行的过程停止了。如果治疗师斩钉截铁地给出一个解释，那么听上去好像他（她）给出了对分析材料的明确裁定，给团体传达的信息是他们应该离开这个议题继续前往下一个议题。

牺牲团体，专注于个人

"只见树木，不见森林"

某些遵循 Wolf 和 Schwartz 传统的团体分析师认为，关注团体中的个人而不是团体整体是合理的意识形态立场，Wolf 和 Schwartz 有意识地拥护个人治疗的技术，回避作为治疗手段的团体动力。但福克斯学派的团体分析师努力在关注个人和关注团体间保持平衡。考虑到团体治疗的理论基线，如果治疗师倾向于过度积极地关注团体中的个人，以至团体中其他人逐渐衰退成团体的背景，丧失了作为治疗手段的效力，那么这更可能是出于治疗师个人的需要。

治疗师过度认同特殊的团体成员或特别的亚组（如男人、女人亚组），主要是受到了过度认同的那个人或亚组所代表的象征性原型的影响，如"无助的小男孩"或"容易受伤的母亲"。同样，治疗师倾向于忽视某些成员或亚组可能揭示了针对那些团体成员的负性反移情。

牺牲个人，关注团体整体

"只见森林，不见树木"

这也是某些经验主义团体动力和比昂与 Ezried 的精神分析传统的合理干预模式，但与福克斯学派的团体分析不相符，当在团体分析的设置中出现这种情况时，其源头更多是在治疗师身上而非团体情境本身。

治疗师主要针对团体整体做干预以及治疗师过于沉默寡言，二者带给团体的问题是：团体成员个人会感觉得不到治疗师的支持或未被认可。成员的焦虑和沮丧感增强，感到更难在治疗框架内自由地互动或者很难容忍一个人长时间地成为焦点。这样的团体会受到治疗师的影响，脱落率增加，并在过度焦虑的、抱怨的团体文化中运行。

治疗师常常难以知道何时该关注个人、何时需关注团体。团体作为人物—背景丛，这个概念给治疗师提供了一个对话在不断变化的格局，提供了一个有益的工作框架，它像一个锚，起到了稳固团体的作用，防止团体这艘船吃力地朝着这个或那个方向走得太远。

在 Scylla 的"此时此地"和 Charybdis 的"彼时彼地"间左右为难

对于团体成员在团体内互动的探索，以及与此对立的对团体成员在外界产生的关系和经历的探索，团体治疗师对这种探索的促进在程度上不尽相同。我们可以假定治疗师过度专注于任何一种模式都有防御的成分。尽管"此时此地"是一个互动的场，更有魅力，但有时它更多是出于治疗师的兴趣而不是团体其他成员的兴趣，他们可能渴望把生活情境和团体外的关系带到团体中来，但感到不得不顺从治疗师对"此时此地"现象的分析。

相反，治疗师像尤利西斯*一样，有时不得不转到相反的方向，远离团体外的体验，导向"此时此地"。当团体正在经历改变时这么做尤其重要，如成员身份的变化（有人进入或离开团体）或假期即将来临，或团体正挣扎于内部事件，例如成员间无言的张力或团体出现了破坏性的方式。

团体分析师带领团体的方式很大程度上取决于他在受训过程中所学到的模式，但也取决于治疗师的人格。我们绝不能低估团体分析师对团体的影响，正因如此，他需要密切注视其个人的反应及对个人反应的表达，并在混乱的团体生活中不失真诚和自发性地保持这种反思行为，做到这一点绝非易事。

---

* 尤利西斯（Ulysses），罗马神话中的人物，英勇善战，足智多谋，屡建奇功。他献木马计里应外合攻破特洛伊。在率领同伴从特洛伊回国途中，因刺瞎独目巨人波吕斐摩斯，得罪了海神波塞冬，从而屡遭波塞冬的阻挠，历尽各种艰辛、危难。他战胜魔女基尔克，克服海妖塞壬美妙歌声的诱惑，穿过海怪斯库拉和卡吕布狄斯的居地，摆脱神女卡吕普索的7年挽留，最后于第10年侥幸一人回到故土伊塔卡，同儿子特勒马科斯一起，杀死纠缠他妻子、挥霍他家财的求婚者，阖家团圆。——译者注

第 13 章
挑战性的情境

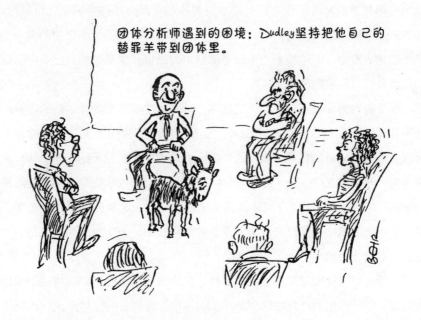

团体分析师遇到的困境：Dudley坚持把他自己的替罪羊带到团体里。

对我们不怀好意的描述治疗性团体的流行漫画会把团体治疗描绘为一个高度紊乱的、个人可以无拘无束地自娱自乐的地方，并且这个团体由一个同样紊乱但极度克制的治疗师主持活动。事实上分析性团体审慎地关注其人员构成、设置、界限，并且治疗师会注意到是什么构成了治疗方向，因此在这些因素的保护下，团体很少会爆发出过度的或侵入性的行为表现。但不时地，团体向治疗师呈现出具有挑战性的情境，对治疗文化构成威胁，危及团体的稳定性。

脱落

当团体成员突然宣布有离开团体的意向时，团体潜在的警戒点可能会出现。如果这个愿望含有无意识的神经症性的决定，那么团体将其揭示出来是非常重要的，帮助患者用别的方式处理它而不是逃离。决定离开团体的原因之一可能是成员需要回避早期生活场景中饱含痛苦和冲突的离别，而现在正在回避或者强迫性地重复这样的离别。成员宣布离开的意愿常出现在长假之后或治疗师出于种种原因缺席治疗之后，其本质可能是对把将被抛弃的暴怒付诸行动："如果你能离开我，我就能离开你。"成员内心更加难以揭示和定位的是——对终止治疗的希望，而这种希望来源于潜意识的恐惧，成员恐惧自己不得不面对长久以来竭力回避的冲突。

成员脱落的先兆有迟到、无故缺席、时断时续地参加团体的行为模式——这种模式有时在假期前后表现出来，以及退缩而不参加团体互动。后者不仅仅表现为团体成员的沉默，他们的交流具有防御性的、重复的特点，从个人暴露转向一种分离的模式，与整个团体保持距离。潜在的脱落一开始时常表现为像治疗师那样"不参与"团体。其他迹象包括这个成员的情感色彩改变，如退回严肃的沉默中，或分离性地沉浸在内部想法中。真实地和象征性地，治疗中患者都凝视着窗外。

脱落的原因可能首先在于人员选择。也许患者没有能力（至少在那个时候）承受比一对一的个别治疗提供较少保护的治疗。此外，对团体来说，成员进入的时机可能不恰当，团体可能将它的拒绝付诸行动，然后新成员就脱落了。

> ### 案　例
> 一位女性患者在一位男治疗师那里接受了2年的分析性心理治疗，然后治疗师说他要离开这里，回到自己的祖国去。因此他要结束治疗。他对此进行了解释，也为这位女性推荐了 X 女士带领的团体治疗。他认识 X 女士，给予她很高的评价。经过应有的联系和准备后，这位女患者进入一周两次的团体治疗中，这个团体很好地接纳了她。她似乎在这个团体里安顿下来，就

在这时她提出要离开团体。她提出的理由令人大跌眼镜：她如何依赖团体中的任何人呢？也许明天他们就都走了。她尤其不能信任团体分析师（团体治疗师像离开她的治疗师一样，也是外国人）。当团体问她为何不能信赖他们时，她说："毕竟，每个人都只顾他自己。"尽管治疗师和团体尝试要把她的情感与前任治疗师突然的、痛苦的遗弃相联系，她还是离开了团体。根据初始访谈，治疗师了解到前任分析师的抛弃重复了患者童年早期被抛弃经历：父亲离开家，把她留给母亲一人照顾，她再也没有见过他。似乎治疗情境触发了她那令人无法忍受的童年痛苦。

患者的脱落令治疗师感到挫败，团体也常感到内疚。在上面的这个例子里，毫无疑问，如果这个成员能面对在对治疗师和团体的移情中被重新唤起的童年创伤，修通它，那么她会非常受益。但她离开了，失去了这个机会。然而，治疗还是有可能进行：她的脱落唤起了团体的不足感和无能感，这是源自婴儿期的全能感，团体可对此探究和分析。团体治疗师也会从痛苦的经历中学习。已经发生的事情本是可以预见到的——患者从个体分析转变为团体治疗以及失去前任治疗师，治疗师对此也应有所准备，应推迟她进入团体的时间。脱落是治疗中的失败，虽然不是总能避免，仍值得我们深入探究。虽然文献报道中不常讨论这样的失败，但它们比成功的故事更有教益。

我们关注成员迟到和不规律地参加团体，这对于发现移情性阻抗来说是重要的，因为这些移情性阻抗容易导致成员脱落。团体成员密切观察治疗师如何处理脱落，如何对待再次回到团体的成员。治疗师的"放任自由"姿态意味着态度上他不关心团体；相反，治疗师对成员准时出席和参加治疗情况的下滑有意识地坚持分析，予以对抗，同样是徒劳的，治疗师这么做通常是由于对失去团体成员和管理一个分崩瓦解的团体感到恐惧。激发脱落的情形可能与团体中充满情感的特殊事件有关，如脑海中涌现并暴露了在心中埋藏已久的创伤、成员间的冲突性交流、团体自身的变化——例如来了新成员——或成员在团体之外的生活压力。

脱落也可反映团体不能认识到成员需要健康地离开，换句话说，"让他走

(let go)"。在某些时候团体应评价一个人想要离开团体的意愿是否明智。尽管这意味着承认当初同意该成员参加团体的决定考虑不周或不合时宜，但最好的做法是把潜在的脱落转变为恰当的离开，建设性地、前瞻性地结束治疗。

有时候治疗师通过一次或多次个别治疗，能够更加可靠地探索成员离开团体的原因，为成员在团体中提出离开进行预演、做准备可避免脱落。治疗师有时难以确定何时与曾不愉快地提早离开某次治疗的成员或无缘无故缺席团体治疗的成员取得联系。治疗师过度焦虑的努力挽回可能事与愿违，会被成员体验为具有侵入性或迫害性。但我们的经验是，与之相反，治疗师忽视在两次治疗间采取行动是更常见的错误，也同样会损害治疗。

替罪羊现象

指定一人承担团体的恶劣，然后再除掉此人，这是远古时代团体的趋势，可能将永远是人类自身状况的一部分，治疗性团体也决不会不受此过程的影响。人类的思想在奇幻性思维与象征性思维之间变革，其顶峰为《圣经》中的替罪羊被选为社会罪责的承担者。一开始这个动物正式地头戴一圈荆棘，被赶到沙漠，但这个可怜的家伙并未意识到自己重要的社会功能，想要溜达回来，所以人们需要想出一个更加彻底的驱逐方法，驱使它走到悬崖去。让它走，永不回来。它会永不回来吗？替罪羊的问题具有重复出现的动力。这只羊迟早会以一个亲属或鬼怪的样子回来，重复这个循环。

在治疗性团体里，如果团体感受到一个人明显地异于其他团体成员，威胁了幻想中的团体整体性，他就很可能成为替罪羊。治疗师在组建团体和选择新的团体成员时，记住这一点很重要。治疗师要确保至少团体里部分成员具有与新成员相互认同的能力，尤其是当文化、种族或性取向身份标志可能导致异化和隔离时。这不仅仅意味着治疗师简单化的配对或搭配，团体成员的人格特征及其共情、认同的能力比那些容易区分的特征更重要，并且是替罪羊的主要保护措施。

当一个社会或团体的整体性存在遭受创伤事件的威胁时，就更有可能出现替罪羊现象。团体害怕再次出现不幸或受到再次出现的不幸的威胁，这迫使团体寻找痛苦的来源和根源，采取措施除掉它。这样的团体可发展出循规蹈矩的文化和独裁的领导，逐步导致对被认为会威胁团体整体性的人的歧视和隔离。

在大团体和整个社会中，替罪羊更具有代表性的意义。文化迷思和政治口号从社会潜意识深处浮出水面，哺喂了这个过程。替罪羊的实际行为不像团体基于偏见和刻板思维的归因那么明显。在小的治疗团体中，这些社会文化因素运作良好，但它们的作用被团体中有力的交流过程削弱了。在小团体中，团体成员的行为和人格比社会和文化因素具有更大的作用。

成员的独占和受害者行为特别具有迷惑性，会导致替罪羊出现，因为他们太容易引起团体的自我辩护性共谋，有时治疗师也会参与其中。有时我们从团体对潜在的替罪羊给予过度的关注中可以看出这些早期的警示信号，它表现为关心中混合了不耐烦。它可发展为明显的敌意，表现为要么回避替罪羊，要么直言不讳地攻击。治疗师需要对此设计一系列干预措施，有效地给予抵制，首先治疗师要捕捉到这个过程，（"稍等一下，让我们停下来看看现在发生了什么"），然后把团体的注意力引到投射的机制上。

替罪羊现象固有一种否认的动力，其抗拒团体相互认同的氛围、反思性的接纳和团体赖以生存的共情。要打破这个循环，治疗师要培养对被孤立的团体成员的共情态度。这意味着团体成员，包括替罪羊在内，在这个过程中各自的那部分要被展现出来，在团体的帮助下重新拥有他们自己的投射。对潜在的替罪羊的攻击可能围绕着被否认的内疚来进行，也可能表现为其他的负性归因的特点，如厌恶和羞耻。这个过程背后隐藏的是责备、蔑视和羡嫉。在具体表现的层面上，它们有多种表现形式：过于热情、回避接触、言语表达不喜欢或愤怒地攻击。

对治疗师的移情性恐惧或憎恨常错误地从治疗师那儿置换到易受伤害的团体成员身上。典型的情形是新成员的到来不受欢迎，在团体的潜意识里这被感受为治疗师把一个需求强烈的新生婴儿带到团体中，牺牲了对其他兄弟姐妹的爱而悉心地注视着婴儿。只有确认了这些情感，团体才能面对潜在的替罪羊及其人格或行为中可能与此过程共谋的部分。如果允许替罪羊现象发展而不加遏制，一开始团体可能会感到如释重负，加强了凝聚力，但会再次出现深深的内疚感，除非团体了解了深层次的动力并全面地予以分析。

替罪羊的形成可能是一个隐匿的过程，也可能令人惊异地迅速发生，希望团体自发地阻止它是徒劳的。治疗师要第一个表现出自己发现了替罪羊，团体可感受到治疗师"偏袒"替罪羊，然后就把枪口转向治疗师，这种置换机制的动力学常常成为替罪羊形成过程的核心，因此矫正它是必要的，也是受欢迎的。治疗师针对团体整体工作，最后以理解了此过程深层的错误看法和假设而告终。

独占行为

治疗中常常遇到又难以处理的是团体成员似乎需要讲话独占治疗时间、控制治疗，这令人厌烦。他们表现为详细、冗长地描述问题，诉说心事或状态。其他团体成员的贡献被用来引出这些话题，然后不论是否被接纳，他们都以叙事的方式倾倒给团体。"独占团体者"就是专门用来命名这种人的（Yalom，1975）。

在考虑干预前，治疗师需要对独占行为产生的原因有所了解，它因人而异。最可能的原因是成员自身永久存在的高度焦虑水平，并随着独占者隐约意识到团体里日益增加的怨恨而增加。强迫性独占团体的另一原因来自潜意识信念，即只有费力让大家知道自己的故事，自己讲的话才能被人听到或被理解。这一信念可能产生自童年期，在青春期持续存在，并很容易在团体里浮现出来。

不论独占行为是出于何种原因，团体设置都为修复它提供了良好的环境。这并不容易，因为这样的团体成员唤起了治疗师和团体成员的不耐烦和愤怒。治疗师在尝试阻止这种不断涌现的言语时，要避免表现出烦恼或听上去令人生畏或严苛。团体成员对治疗师的这种举动的一个反应是："你告诉我要说出脑海中所想到的，现在你又要我闭嘴！"

治疗师总是要观察团体的反应。团体躲在独占者背后了吗？当独占者在团体中露面时，他是否表达了团体的愤怒，以此方式来使团体保持理智和文明？团体因为害怕爆发失控的攻击，就没有对这种行为发表意见进而容忍它？如果治疗师注意到它并说出深层的团体动力，就能使团体里的独占者脱离这一角色，并鼓励他用新的视角看待自己。

治疗师的任务因两个表面上自相矛盾的目的而变得越发复杂：首先，面对成员的付诸行动，如缺席治疗、形成亚团体或替罪羊等潜在的破坏团体的行为时要保护团体的整体性；然后帮助独占团体的成员认识到其反社交的孤立行为，希望其做出改变。在理解了这些行为的潜意识驱力后将会有变化产生。福克斯有句名言就是最好的例子：领悟之后就是变化，而不是引起变化（Foulkes，1990）。

独占行为有别于寻求关注的行为，对团体的时间独占获得了治疗师与团体的关注，但它通常并非此行为的动机。另一方面，直接寻求关注更易进入人们的意识层面，因而更易于处理。成熟的团体能轻而易举地发现它，并通常采用友善的幽默对待它。然而，当它表现为对设置的攻击，如持续迟到或治疗结束后留下来似乎有很紧急的事情，"有话要对你（治疗师）讲"时，情况就不同了。发生这种情况时，重要的是治疗师要守住界限，有分寸地但坚决地把试图获得额外关注的举动引导到团体治疗中，以探讨其含义。

案　例

一位年轻女性近期加入了团体治疗，她总是会迟到5分钟，微笑地坐下但从不做解释或道歉。过了一段时间，有人指出她的迟到，想知道是否因为她的工作还是有别的原因。这位女性显然很高兴有人注意到她的行为，但仍不给出任何解释。团体分析师做出的干预是："也许在这里有其他的方式使一个人获得关注，是吗？"治疗师这样干预的危险是几乎引起了成员的羞耻感，但在这件事情上，它有助于这位成员更多地参与团体，有力地说出她的观点，发现她所说的能被听到，并被认真对待。很久以后她谈到自己家庭的喧闹，家里由两个聪明的哥哥掌控着，留给她的空间很小。

攻击在团体里的活化

成员在团体里愤怒地交火，这是开放的交流的活力源泉，它与处于施虐边缘、破坏性的攻击之间存在着细微的界限。如果从旁观者的角度看到团体陷于瘫痪模式，治疗师总是会随时准备干预。容易冲动地表现出移情性愤怒或自恋性暴怒的成员可能失去了分析性思维的必要条件，即"好像"的思维角度（即比喻），但团体要清楚地看到这个过程，最终恢复反思性的团体气氛。进行言语虐待的恶人假设团体以诚实的名义授予他侮辱别人的执照，并倾向于不去注意他们的攻击对其他人的影响。治疗师必须阻止这个过程并对它命名，使施虐者面对其言语对团体的影响。同样的原则也适用于形式更加伪装的攻击——化装成治疗，表现为嘲笑、讽刺和奚落。治疗师要把这些社交手段在团体里翻译出来，首先解读其背后的攻击性动机，然后让拥有或采取这些手段的团体成员觉察到它们。

案　例

两位女性陷入了互相谩骂中，起因是其中一人谈到了应对丈夫的暴力，特别是在孩子卷入之后。其他团体成员不知所措地默默观望，尽管意识到了攻击的移情基础，治疗师仍面临两难境地。他应允许这种互动升级呢还是应该干预？如果干预，应如何进行？两位主角都从各自的经历及由此产生的价值观所决定的立场来看待这一幕。治疗师先对一位女性进行工作，然后对另一位女性进行工作，把她们爆发的愤怒调整为比较适度的语言。这让其他团体成员能够参与进来，认识到其中所包含的心理基质中的这个或那个成分。

治疗师的同盟

团体分析的独特优势在于它能动员人们天生的互为治疗师的能力。尽管有时成员会躲在这个应有的权利背后，以逃避个人对团体的参与。治疗师要判断患者是否可能罩上了事不关己的外衣——该患者可能本来恰好对团体中其他人的表现更有见解，更能帮助到他们——这种方式使其更轻松地参与团体或避免自我暴露和自我发现。治疗师谈论此问题采用的语言很重要，典型的干预可能是这样的："那是有帮助的，但你在哪里？"在成为"治疗师的同盟"的倾向背后，有时成员有保持控制的愿望。

隔离的团体成员

在福克斯的概念中，隔离是交流的对立面。所有参加分析性团体的人都把以神经症性症状表现出来的、含义模糊的隔离带入团体里，并逐渐把它转变为可清楚表达的语言（Foulkes，1948）。这意味着某些人明显地与其他成员隔离，给治疗师和团体带来特别的挑战。

有些团体成员的隔离表现为陷入沉默和冷漠的观望状态，另一些人挣扎着维持心理平衡，表现为不分对象地给出建议或沉溺于野蛮概括和刻板的行为，曲解团体的交流以保持掌控。治疗师要帮助团体逐渐与隔离的团体成员建立联系，采取的方式是鼓励团体暂时地认同隔离的成员（Ormont，2004）。

治疗中那些孤立的团体成员可能需要一段时间才能做出改变，也许要经历许多年，因为他们需要的是缓慢地暴露于团体内在的养育过程。孤立的团体成员能够将自己的隔离带入冲突中，有助于他们整合到团体中来。如果孤立的态度困住了强烈的情感，它们更可能会以其他方式爆发，无法控制。这些隔离的团体成员典型的自我表现是感到羞耻和缺乏克制的暴怒（Behr，2004）。

在那些经历了相对更早和更持久的创伤的团体成员中，人们发现了隔离的另一种表现。在这种情况下，隔离正好保护成员避免幻想的崩溃。与此相对，在团体中这种防御可能针对的是被团体接管的那种恐惧。团体通常对隔离的后一种表现形式敏感，做好准备去适应成员所需的从隔离的困境中走出来的时间表。

"卡住"的团体

分析过程有必要具有一定的稳定性和可预见性。但是，团体有时不知不觉地陷于停滞，进入一个几乎看不到变化的阶段。治疗师要提问的是："团体缺失了什么？"可能团体所处的状态是回避触碰到潜在的极度痛苦或一种幻想中的恐惧。得到这个结论后，治疗师可决定命名潜意识的共谋及其原因，即做出解释。

团体对停滞的体验可发生在相对沉默的场景中或毫无结果、不了了之的零星交流中，这会增强徒劳感。但重要的是，不要把相当长的沉默的前奏误以为是处于停滞。有些团体的文化是在开始交谈之前先有一些沉思。

有时治疗师求助于团体整体去认识问题可打破"卡住的团体"所陷入的状态，但更有效的方式可能是向更加触及团体集体潜意识的个体成员求助。这样反过来释放了情绪，一旦用言语来表达这些情绪，就能打破阻抗的屏障，重新使团体振作起来。

不论向个人还是向团体整体求助，采用比喻的语言来表达更有可能取得成功。这是因为比喻更加具有"公共财产"的性质，因此更能产生共鸣，反过来更能激发成员丰富的想象和话语。对比喻的选择取决于个人，用比喻的方式开路，治疗师必须准备好承受自我暴露的风险。治疗师采用比喻就使自己开放地面对团体，而团体会或诙谐或严肃地抓住机会来了解治疗师的内心世界。治疗师给出比喻或梦的艺术在于知道何时以及如何把话题拉回自身，然后再次指向团体。

有时团体卡住了，是因为团体成员不敢关注涉及治疗师的某种动力，例如：治疗师对于某位特定成员表现得过于情绪化或偏袒他；治疗师表面上以治疗的名义或以近期的一个未被充分探索的事件的名义，倾向于消灭关于"非问题"的谈话和轻松的或散漫的谈话。

另一种有效的挑战"卡住"的动力的方式是引入一名新成员，其寻求治疗的重要动机正是被团体回避的。这是勇敢的一步。治疗师可能会为了团体的平衡，在现实和反移情两个方面体验到恐慌。但是，根据我们的经验，此时引入一个新成员所起的作用犹如神助。新成员立刻有了回家般的感觉，感到被理解，团体里会涌现出活力。新成员加入团体后可能因自己的问题所带来的压力，很快就讲述这些问题，推动团体，允许团体认识到以往未承认的问题，正视它。这种方法尤其适用于各种形式的性问题、不被社会接受的幻想或态度比如种族主义。

恶性镜映

> 弗朗斯基那么不喜欢王子的真正原因在于他禁不住在对方身上看到自己。他在这个镜子里所看到的内容不能满足他的自尊。
>
> ——托尔斯泰,《安娜·卡列尼娜》

镜映是团体分析的内在治疗因素。这意味着正如罗伯特·彭斯所说的那样,在体贴的、关心的团体环境中有机会像他人看待自己那样看待自身。不好的方面是它可能导致所谓的"恶性镜映"现象。当两个人互相在对方身上感到他们共同拥有的那种被厌恶和被憎恨的特质时,就发生了典型的恶性镜映。这种相似性是未被意识到的、令人恐惧的和被拒绝的。路易斯·赞坎就这个主题撰写了一篇重要的文章,讲述了"控制性的接管(controlling taking over)"的破坏性(Zinkin,1983)。

参与恶性镜映的双方对此都难以容忍,以至唯一的解决办法是一方离开团体。它也会危及团体本身,因为团体的反应会倾向于以类似瘫痪的状态来观察这个过程。这就有赖于治疗师立即强有力地行动。他努力把严阵以待的双方肩上那些难以承受的负担卸下,比如说:"我发现你们两人正在体验痛苦的情感。我想知道其他人是否也发现了。"如果没有产生预期的效果——必须要说明的是这样做常常会无效——治疗师不得不转而使用通常用于个体治疗的技术,来和这些——在治疗中无法拥有属于自己的部分的——患者一起工作。恶性镜映中的两个主演交流的力度如此之强,以至一段时间内都没有反思的空间。

案　例

团体里一个女人攻击一个男人,指责他不尊重女性。他坚决有力地捍卫自己,反过来指责她蔑视和嘲笑男人。双方的感觉某种程度上都是准确的。这个女人被一连串与男人破坏性的关系所困扰,感到对方以某种方式虐待她或利用她。那个男人也有相似的困扰，他的婚姻失败，与妻子破坏性的关系将他置于不稳定的经济状态中。因为双方在各自的伴侣关系中都视自己为受害者，都没有认识到自己分别对男性或女性心怀愤怒、潜在的攻击和虐待行为。治疗师先庇护一个人，然后是另一人，与他看到的任何有成为受害者风险的人结盟，直到他发现是时候来关注他们经历的相似性。这种做法破解了二人相互的攻击，使两位当事人有时间处理情感强度，并最终做出调整。

恶性镜映的过程可在一次治疗中突然出现，或慢慢酝酿持续数周或数月，不定期地浮出水面，或不为人知地逐渐消失。它会耗尽治疗师的情感和职业忍耐力。

团体里情欲的活化

团体，尽管具有"公众的"一面，但仍为探索有关躯体性欲的问题和症状提供了安全的平台。团体分析把它们置于关系的情境中，团体的互动和移情场使它们在团体成员面前活现。这就带来了其自身的特定难题。这首先关系到的一个讨论内容是：在严格意义上来讲的公众场所内其私密的功能是什么？性活动有其自己的语言，并能够引起强烈的羞耻感、内疚或性唤起。

团体成员可能被引诱并且按照能够吸引另一个成员的方式来做出行动。这会破坏团体分析的文化氛围，因为它创造了特殊的关系，不利于可能出现的纵横交错的移情。围绕在关系周围的秘密状态导致隔离，结果是配对的二人常常会脱落。如果在合适的时候这些信息再次回到团体里，就要深入地分析这个过程，褪去移情的成分。如果配对的二人坚持保持关系，那么团体分析工作就变得难以维持，可能需要让其中的一个人，或两个人，离开团体。

第14章

困境中的治疗师

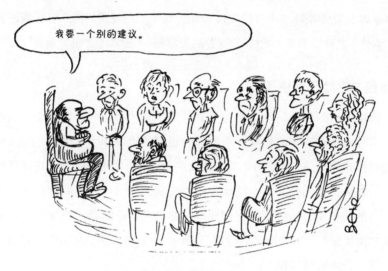

心怀不满的团体患者

谁来保护那些恒常的守卫者？

——尤文纳尔

老实说，心理治疗师和来访者一样，同样易于遭受与病患相同的痛苦、病痛和生活中的变化无常。治疗师需要有这样的认识，因为很多治疗师都持有的一个想法是，"治疗师"的身份为他们披上了不受伤害的斗篷。治疗师和患者会拥有相同的信念，即治疗师假设其所拥有的健康的心理状态是参加艰辛的、全面的培训的结果，在患者身处深层分析过程之时，当治疗师温和地、共情地注视着在他们面前所展现的某些内容时，不知怎的，治疗师就有能力免受伤害。简言之，在治疗师脑海中潜伏着全能和不受伤害的幻想，就像他们面对来访者时所做的那样。任何在治病救人行业工作的人都要发展出防御，以应对疾病、痛苦和不断进攻的崩溃所带来的影响。

上述情况，连同"工作狂"癖好和固执地保护自己免受内在和外在不良信息侵扰的倾向，使治疗师在面临困难并且已经影响其工作时，难以承认它，更不用说向其他人承认。我们的生活不断地受到一些事件的折磨，要么与应激有关，要么是外在环境事件的突然造访。常见的情况是，当二者聚集时就发生了"临床"事件。对于"死亡"，智者的观察是，"是大自然在告诉你要慢下来"。

团体作为治疗师的镜子

团体分析师面对的是团体这面有益的镜子。但是，这里有充足的理由解释，为什么治疗师不能依赖一个由患者组成的团体作为其健康幸福的唯一早期警报探查系统。首先，团体具有强大的动机，要保护治疗师避免被任何力量击垮。作为提供治疗的人，团体分析师必须保持健康。他的存在给了团体存在的目的或理由，治疗师的健康变得不那么足够好的任何迹象都可能千方百计地被团体忽略。心理防御，特别是否认，会发挥作用，维持一种错觉，即团体提供了安全感和包容。

尽管团体整体很有兴趣保护治疗师，成员个人仍用不同的方式向治疗师表达愤怒，其中一种便是归咎于治疗师"生病了"（治疗师其实是健康的），其具体表现是：一两个成员把矛头直指治疗师，像鹰一样观察治疗师，审视他的特点、表达和行为，寻找可能预示其躯体或精神疾病的任何变化。脸色苍白、咳嗽、小的记忆错误或犯错误等许多单纯的症状都会被他们认为是一种征兆，能引起严重的疾病或死亡，进而治疗师会抛弃他们。这种性质的焦虑性警惕常源自成员特定的早年经历，当这些内容被发现后，治疗师可把它作为移情现象，建设性地继续对它工作。例如，有些团体成员不得不留意患病父母的需求。伤害或攻击治疗师的意图通过投射机制被否认了，转变为对疾病的察觉，并且转移到健康的或情绪欠佳的治疗师身上，而治疗师转而会遭受反移情性的健康状况下降。具有讽刺意味和自相矛盾的是，当面对治疗师心理平衡失调的时候，团体整体会倾向于集体闭眼，并且以焦虑性回避的态度坚持下去。

因此治疗师不能依赖团体的反应来警示自己关注自身的幸福健康。有自我觉察能力的治疗师会自然地反思团体提供的一些线索，不会摒弃他们所提供的那些专属移情领域的材料；但另一方面，治疗师应寻求更可靠的能够提示自身机能失调的迹象，如督导和来自朋友、家人及同事的有力建议。

缺席的治疗师

治疗师意料之外的缺席带来的团体动力与意料之中的缺席所产生的团体动力是不同的，对于后者团体已经做了精心准备。显然后者是可取的，但是有时候治疗师的缺席无法避免，这就需要练习如何将损害降到最小。如果是预期的缺席，治疗师要考虑他在何种程度上向团体透露缺席的原因，有时疾病的进展、做手术、庆祝活动、计划外的职场盛大场面或丧失亲人等事件会迫使治疗师缺席治疗，在每种情况下团体对缺席持续时间的预期和此情此景下情感的流动都不尽相同。

治疗师可能会非常强烈地需要自我暴露，但一如既往的是，治疗师是在探索移情与介绍现实间走钢丝，而且后者冲击了治疗本身。治疗师仔细地根据事实给出点滴的信息，按照令治疗师感到舒服的程度进行，这意味着尊重团体的成熟程度，通常不会损害对移情的探索过程。不管愿意不愿意，移情都在显示它的存在，治疗师可能会面对强烈的、因焦虑而出现的多种伪装了的愤怒的表达，治疗师对缺席准备的时间越长，随后团体出现的动荡就越少。意料之外的缺席带来的问题是，治疗师不仅要考虑告诉团体些什么，而且要考虑如何让他们知道治疗师不在。如果治疗师"失去了战斗力"，那么这时就需要有一个能提供信息交流的中介：这也很好地解释了为什么同事和管理人员应容易拿到团体的记录和成员的详细联系方式。

治疗师缺席期间团体继续进行吗？

治疗师缺席期间团体是否应继续，对此存在不同的观点。有些团体分析师根据团体的成熟程度，问自己是否团体已经建立了分析性的文化，设置是否允许这么做。后者包括要有团体以外的人负责引导团体进入和走出治疗室。其他人认为按照专业的和临床上的适当做法的要求，这种情况下应取消治疗，尤其是当缺乏治疗师专业的总体解释或描述，对成员维持治疗正常进行的能力有所担忧时。有些团体分析师会让团体独立地进行一次以上，但这主要取决于团体的成熟程度。

与接管团体有关的动力

代表缺席的治疗师照顾团体是一门艺术，它要求一套特殊的技能。像其他包括了动力管理的治疗策略一样，治疗师最好能对此预先做出思考，制订计划。理想的情况是，在有限的时间内团体从一位治疗师交接到另一位治疗师，这应是一个合作的过程。治疗师制订交接计划时应按照全新团体的设置，注意到所有的细节，但在现实中人们并不总能做到这些。有时治疗师必须不被人注意地进入代理治疗师的角色，治疗师因病缺席可能导致两位治疗师相互无法联系。这是最坏的情况，但它强调了在出乎意料的甚至意料之内的"常驻"治疗师缺席时，具有一套能够促进交接的体系和结构的重要性。

当团体面对治疗师长期的或不确定的缺席时，接替原治疗师来照顾团体的治疗师的职责是多种多样的。原治疗师应简要向接替他的代理治疗师介绍团体的历史和团体的构成，如果缺席的治疗师有空，应告诉接替者有关自己缺席的情况和会缺席多久。

了解了团体的信息后，代理治疗师准备好了面对一个焦虑的团体，这个团体满脑子想的都是治疗师缺席对治疗的影响。我们可以预见代理治疗师会遭遇如下提问：关于治疗师缺席的问题、对团体成员的情况了解多少的问题、代理治疗师与缺席治疗师的关系的本质问题。那些因生活经历而对被抛弃、分离、家庭混乱、疾病或不可预测性敏感的团体成员，将对这种由另一人来照顾团体的情境产生强烈的反应，团体里可能会大量出现养育者和继父母的比喻，这些素材可以被很好地应用到对移情的工作中。

代理治疗师有一个奇特的有利条件，就是"局外人"的身份，他更像是一个新的团体成员。他相对忽略团体的历史和成员的个人史，处于一个有利的位置，提出一些没有恶意的问题，使团体能够接纳自己。这也为团体重新讲述自己的故事、成员重述个人经历提供了绝佳的机会。这绝不仅仅是重复，而是一个治疗性练习，为成员应对过去经历提供了新的视角。

代理治疗师应注意团体离间自己与缺席的治疗师的倾向。令人困惑的是，治疗师也许被团体所拥护，成为成员诱惑性的主动示好和全能的投射的接收者。有些团体成员也许会对代理治疗师形成强烈的依恋、迎合，如认为一个"有同情心的"女人替代了"没有同情心的"男人。成员对缺席治疗师的愤怒以多种形式表现出来：通过叙说有关缺席治疗师糟糕的、不充分的领悟力或缺乏理解力的故事（tales）来取悦代理治疗师，这与后者深切的、有帮助的领悟形成对比，团体用这种方式阐明长期以来令他们徒劳挣扎的问题。团体用这些方式来试探代理治疗师的虚荣心和职业竞争力。

代理治疗师体验到"幸灾乐祸"的反移情时，应与团体一起探索移情的源头。代理治疗师要挑战团体对其产生的救世主幻想，以及相应的对缺席治疗师的妖魔化幻想。与此相反，有些成员默默地认同了缺席的治疗师，在代理治疗师面前表现得退缩，从局外人的角度狙击代理治疗师，缺席治疗，威胁要退出或退缩到更紊乱的心智状态。

交接团体的行政和治疗事宜

当一个可以自己运行的团体从一个治疗师交接给另一个治疗师时，良好的临床记录，包括更新的临床笔记、参加团体的成员名单、成员个人详细信息和专业方面的联系方式都极大地协助接手团体的治疗师开展工作。接手团体的治疗师要与转诊团体成员的人员和其他参与团体成员健康管理的专业人士建立新的联系。如果交接的结果之一是场所变更，接手团体的治疗师将不得不完成许多与建立团体的初始设置有关的动力性行政管理任务，以确保临床记录跟随团体到达新的治疗场所。

治疗师永久接手一个团体所伴随的治疗问题，在某些方面与照顾一个团体所遇到的问题是类似的，但接手一个团体还附带具有其他特点。团体向前任治疗师道别，与会留在团体里的新治疗师见面。有些即将离任的治疗师喜欢举行一次介绍性的会面，两位治疗师以合作的方式出现，使新的治疗师有机会在前任治疗师友善的注视下与团体见面。在我们看来这种做法对双方来说都是最糟糕的：它剥夺了团体对即将离开的治疗师所产生的简单的预期哀悼体验，也不允许团体面对即将上任的治疗师有同等简单的、新的开始。至于对团体的照顾场景，交接过程在时间上应分开，使"老"治疗师和"新"治疗师各自完成离别以及开始认识团体的工作。

在这个过程中会出现的问题是新治疗师是否应在接手团体前与每一成员个别见面，以此巩固患者与治疗师间的专业联系。我们的观点是新治疗师最好在团体内去经历团体成员，至此，他们的独特人格都在团体里得到了最好的表达。

治疗师生活中的家庭事件

当治疗师的私生活处于团体治疗的背景中并且他能一直保持职业性的沉着镇定时，就是治疗过程最平稳顺畅地流动之时，但有时做到这一点并非易事。人际关系困难、疾病、亲人的死亡或家庭问题，都会迫使治疗师遭遇个人危机。团体成员潜意识地与治疗师的困境产生共鸣，这时就要求治疗师具有高水准的专业控制以维持治疗立场，特别是团体呈现的内容明显地直接与治疗师私底下正在挣扎的问题有关时。如果治疗师不具备连续的督导，针对此时的专设的督导也是有益的。

患者侵入治疗师的个人和职业生活

体现为患者多种不适当的要求和可在法律上被指控的侵入性行为，是所有服务业从业人员都会遇到的职业风险。它在"跟踪"这一概念中有所体现，是近年来日益明显的一个现象。人们认识到它是临床和治疗实践中以及日常人际关系中令人烦恼的问题，在某种程度上这种认知有些姗姗来迟。跟踪这种行为方式产生于一个人的头脑被另一个人强烈地占据，常与相融（merging）、融合（fusion）和与之相同（sameness）的妄想有关。跟踪者以某种方式把被跟踪的人体验为其对自己的心灵完整性、生存和健康幸福来说不可或缺。出于这种精神状态的患者的跟踪趋于占有和控制受害者。跟踪的极端表现是发展到恶性阶段，即试图伤害甚至杀死易逃避的受害者。然而更常见的是，跟踪的特征表现为纠缠行为，跟踪者持续、机智、坚持地寻求与受害者建立联系。患者常夸大地声明自己多么地爱受害者，与受害者的灵魂多么地相似，自己多么地有决心。但像所有夸大的病理学一样，如果患者所发出的声明指向的对象规避对报答的邀请，挫败了其对亲密的努力，患者感情横溢的积极声明就会轻易地转变为敌意的和迫害性的姿态。

心理治疗本身的性质决定它允许并鼓励探索治疗师与患者间的关系，跟踪对这个职业来说其危害是不言而喻的。因为亲密、依赖和同一性问题是心理治疗关系的核心内容，这种危害尤其明显。团体治疗中跟踪这一问题是双重的，首先，以团体为单位进行治疗这一事实会保护治疗师免受这种恶性关注吗？其次，存在一个团体成员异常迷恋另一个成员并开始跟踪这个人的风险吗？

不断然、绝对地说，患者跟踪治疗师的情况可能更多见于二元的治疗设置中，这样推论是可以的。但是，团体的设置不可能稀释二元关系的强度，因为这个过程易于形成一个密不透风的封闭体。如果跟踪者感受到了他所关注的"初始"对象与另一个人之间的情感连接，跟踪可从一个"对象"转移到另一个对象。

跟踪作为一种反治疗的甚至是危险的现象存在着，这进一步证明了治疗师要坚定不移地与患者保持无懈可击的职业距离，明确职业关系的清晰界限。"特殊"是跟踪现象的内在属性，常根植于对治疗师的理想化移情。如果未能对此进行治疗性干预，那么治疗师不得不强有力地坚持自己的立场，甚至如果判断这个过程变得难以应对，就得结束治疗性接触。这种方式是成功地结束治疗的关键。治疗师友善但坚定地让患者明白治疗要按自身规律发展，让患者知道想要实现预期的改变就要接受治疗师这样的决定，此决定来自治疗本身的限制性，治疗师这样做可能就足够了。如果治疗朝着更加恶性的攻击、破坏、纠缠或威胁行为发展，治疗师就不得不求助于精神病性干预或法律制裁。

"喜欢"及爱上团体成员

如果实话实说，每位治疗师都会承认随着时间的推移，可以说会有特别的团体成员是他喜欢的。团体肯定注意到了这一点，最终愤怒、嫉妒地表达出来或善意地退避。一个团体把女性治疗师喜欢的组员称为"皇太子"。治疗师可能愿意把它当作反移情现象来看待，以此消除它令人不安的、非专业的方面；然而在内心深处治疗师可能与该团体成员建立起了特殊关系。如果治疗师承认它，就能容纳它，必要时在带领团体的过程中积极地抵制它。团体总是能够感觉到诚实并能够表达出来，就像之前曾说过的："毕竟，她也是人。"

治疗师爱上团体成员显然更成问题，而且这在精神分析治疗的漫长历史之中一直是不易处理的。早在1907年，布洛伊尔把他的病人安娜·欧转诊给弗洛伊德治疗，原因就是他爱上了她。反过来，历史上患者试图诱惑治疗师的情况亦有据可查。在二人治疗中，这种情况已经发生过并将持续出现。是否团体分析师也面临同样的风险？也许团体中存在的多种关系在一定程度上为治疗师提供了保护。当团体代表家庭时就调动了乱伦禁忌。团体在现实层面和动力层面的觉察也向治疗师提示了早期危险信号，这些觉察可表现为对他深深的失望、愤怒的妒忌或对团体规则和团体伦理最低限度的坚守。最后同样重要的是，治疗师的专业培训为其提供了庇护，应能保护他避免陷入不可挽回的职业和个人灾难。此处我们再次强调，治疗师应尽早向可信赖的同事寻求督导，从中获得帮助。

指控受伤或未能帮助

在一些患者身上常常会发生与跟踪有关的一种现象，并且这一现象还会和跟踪行为相混合，就是他们往往认为治疗关系应对其根深蒂固的问题负责，或认定它会导致他们的健康幸福恶化。但这些行为并非都有危险的含义，治疗师过度僵化的治疗态度和令患者难以接近，未必能保护治疗师免受侵害；相反，它会削弱治疗师与患者之间共情性的、认同的纽带。

在相对长程的治疗中，那些开始处于矛盾的依赖状态、常伴有自由悬浮焦虑和躯体症状的患者更可能对治疗师发出这样的指控。这种心理状态的一个前兆表现是患者逐步侵犯治疗界限，如试图在治疗之外建立（专业的或非专业的）联系。

患者指控治疗有害，常常是因其家庭成员的消极反应而被激发出来，他们感到不可避免地被治疗排除在外了。当成员从对即刻治愈的不现实的期待中觉醒，因而出现负性治疗反应时就会与上述的指控不谋而合。重要的是治疗师要在团体里指出这一点，不能表示出丝毫的受伤害，更不用说是报复了。可能有些团体成员从治疗一开始就认识到这种情况，有些成员也许能够帮助这些抱怨的成员克服治疗之旅上那些令人沮丧的障碍。

破坏团体设置

每位团体分析师都可能经历过，至少一次，来自他权限之外的对团体设置的冲击，例如医院或病房的关闭，住宿管理安排的彻底改变，秘书、工作人员的极度枯竭。最糟糕的是，团体治疗活动因权力部门的政令而被迫缩短。在这种情况下，整个团体可能会退行到依赖、无助和愤怒的婴儿状态，抓着治疗师为治疗受到的损害负责任。治疗师必须帮助团体按照现实的情况去处理现况，但在此之前，团体治疗师要处理自己所受到的职业性伤害，确定哪种管理举动是恰当的以及如何向团体呈现。

所有这些情况和大量其他未提到的团体分析师私人或职业生涯的困难，要避免最坏结果，最保险的措施是获得信任的同道的支持——这是治疗师要努力保持与同道的密切联系的原因之一——如医院团队或团体治疗实践的同事。如果不可能做到这一点，那么与同道保持良好的联系、具有良好的督导渠道，会使团体分析师生活得更安全、更能享受生活。

第 15 章
大型团体

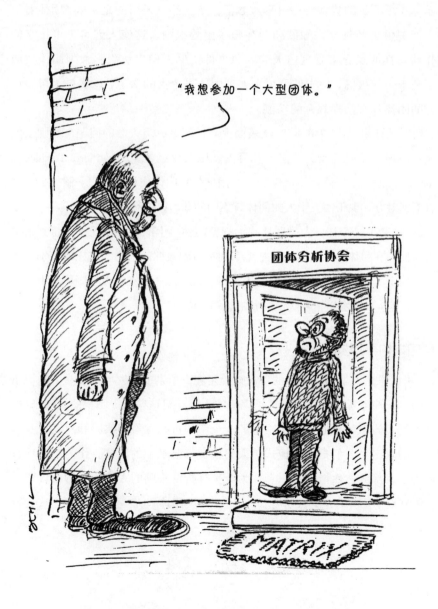

运用大型团体来加强分析过程的想法不可避免地引发了人们对不同人数团体的试验。在兴奋的同时我们也要小心谨慎地对待大的团体可能会引起的更深层次的个人觉察。不仅如此，人们对这种大型团体的潜在破坏性感到恐惧，害怕它会崩解为群众运动。显然相对无结构的较大型团体的交流更具有一种文化上的（cultural）、神秘的（mythical）风格，与小团体相比，大型团体里更原始的集体心理过程被激活。令人感到矛盾的是，大型团体看上去也能提供更加具有求知欲和精神归属感的氛围，这使人们希望可把它们用作建设性的媒介来处理白天的紧急事件。但人们也认识到大型团体也激发了高水平的焦虑，使人们要思考大型团体里个人的命运，以及是否可以说这样的团体具有治疗媒介的功能。

何时团体是"大型团体"？从表面上看，这是成员人数的问题。原则上大型团体成员少至四五十人，多至几百人。比人数更重要的是 Pierre Turquet 和 Lionel Kreeger 提出的如下标准：较大的团体是指团体成员之间，一眼望去，彼此看不到对方。少于四五十人的团体有不同的动力，被称为"中等团体"——Pat de Maré 创造了这个词。大型团体在治疗空间使用上的复杂性既令人感兴趣又使人受挫。在团体里人们互相清楚地听到和看到彼此的能力，或立即识别讲话的人并确定其在团体里的位置的能力下降了，这使一些人在大型团体里出现定向障碍，甚至被诱发出精神病性的异常感知。

大型团体的早期发展

可以说，大型团体形式的首次试验是在有所谓的被圈养的受众的情况下进行的。住院患者为该试验提供了完美的人群。对这些陷入困境的灵魂来说，身处大型团体中为他们提供了陌生的、全新的自我探索的体验和对其自身隔离状态的攻击。人们把这个模式扩大到成员自愿参加的团体。作为培训项目的内在组成部分，热情的组织者在为具有分析性头脑的人士举办的会议和工作坊中开设了团体，并纳入所有参加者。"大型团体"，首字母大写使它成为特殊尊贵的存在实体*，人们对它满怀期望与感激，把它当作一种体验，在它扰动人心的同时又希望它能使成员获得对人类社会的领悟。大型团体在许多精神病院生根发芽，成为治疗性社区文化中既定的一部分，它们代表了治疗民主地融入了传统上被视为权力主义者壁垒的那些机构。

　　二战期间诺斯菲尔德的军事医院最早引进了大型团体这个概念，成为那里文化的一个组成部分。其核心精神特质是"具有使命的医院整体"，这个有机体的任务是致力于使心理残疾的士兵恢复正常功能。福克斯是分析性小团体的先驱之一，以把大型团体这个治疗工具排除在团体分析之外而著称。人们在诺斯菲尔德进行了两项大型的社会治疗试验，他却在第二项试验中起到主要的作用。他的特殊贡献在于把"大的病房团体"与小团体提供的团体分析治疗结合起来（Foulkes，1964）。

　　福克斯也意识到大型团体有潜力成为解决较宽泛的社会问题的工具，如解决他所谓的"个体与社会间紧张关系"问题。他认为大型团体治疗涵盖的范围和个人与社会之间的关系一样宽广、深远，它包括了对神经症、精神病的治疗，也可涉及犯罪、康复、工业管理和教育方面的问题。他宣称，"简而言之，社会生活的每个方面，或大或小"都能在大型团体里找到（Foulkes，1975）。

Pat de Maré 的贡献

　　福克斯的同事 Pat de Maré 提出建立大型团体的社会和哲学理论基础。他把它们视为一种民主精神的表达和探索心理治疗与社会治疗分界面的工具。de Maré 的观点是人们可以在大型团体里安全地表达社会上遍及的、产生社会冲突的怨恨，这些怨恨能被大型团体容纳并转变为一种交流形式，使社会进入更具建设性的存在状态。他把对话的概念恢复到古希腊时期曾有的位置。他提出，对话是实现和平解决冲突的核心手段。他认为，在谨慎构建的团体设置中，一大群人互相交谈，这种形式超越了家庭和人际关系中盛行的更亲密的交流形式。按照 de Maré 的观点，这种形式实现了同在一起的和谐状态，他把它

---

* 大型团体在这里的英文是Large Group，首字母大写表示其成为一个专有名词。——译者注

比喻为共融性。当我们再次回首古希腊，发现他使 koinonia 这个词重新焕发了生命力，它的意思是"一群人共同分享"，充分体现了这个概念的含义。

在 de Maré 的版本中，大型团体成为人们心灵的相聚之地，集体的智慧被激发出来以承担社会问题。人们的理智被存放在精神功能等级的适当位置上，潜移默化地受到了新生的交流状态的影响。

用于治疗的大型团体

从一般意义上来说，人们对大型团体能否提供分析性心理治疗有不同的观点。福克斯明确地承认了大型团体的治疗潜力，前提是它能常规地进行并持续一段时间。另一方面，Pat de Maré 认为大型团体不是诱导反映家庭关系的移情出现的场所，或对移情问题进行工作的场所，因此它不能像小团体那样具有真正的分析功能。我们从几个心理治疗培训的经历中得出了自己的观点，即大型团体除了社会和文化维度外，凭借自身的力量，也是治疗性的团体分析媒介。当大型团体和小团体暂时极为贴近时，更容易看到大型团体的分析功能。在这样的设置中，大型团体会为治疗提供丰富的素材，表现为即刻的、可理解的移情关系，与小团体里呈现的素材是吻合的。然而，即使没有因贴近小团体而受益，在封闭性设置的大型团体中，如病房的大型团体，治疗效果仍清晰可见。

> **案　例**
>
> 我是团体治疗师。在一个培训课程中，一些小团体治疗之后紧接着的是每日的大型团体体验，有个年轻人在小团体里对我很体贴，很关心我，然后，在大型团体里，他假装天真地问我的名字（Liesel）是怎么拼写的。"是拼写为'Lethal'*吗？"在大型团体的保护下，他的矛盾心理和攻击性得以表达出来。

其他人在临床实践中也看到并运用了大型团体的治疗潜力，精神科医生

---

* 含义是致命的，致死的。——译者注

Rafael Springmann 就是其中之一。他在以色列的 Tel Hashomer 总院的精神科专门与大型团体工作。在那样的设置里，他发现那些沉默的、克制的患者能够展现他们自己。似乎在众多的其他人面前，他们感到足够的安全，表达了常常是谋杀性情感的攻击性。好像他们有个幻想，大型团体保护他们避免"失控"，防止了预期的报复。混乱的和不那么混乱的患者团体就属于这种情况（Springmann，1975）。

大型团体里的个人身上发生了什么？

在大型团体中，个人被暴露在此种情况下独特的情感体验中，并能利用这些体验来获得在小团体分析中不易获得的深层领悟。大型团体呈现了更广阔的社会情境，我们身在其中，发现生活中的自己，在这样的场景中我们对个人和团体的行为进行深入的探讨。

在以体验或治疗为特定目标的大型团体中，个人可能会感到濒临被空虚感压垮的境地，有自体感丧失的危险。大型团体成员的一个梦生动地说明了这一点：成员梦到自己被投掷到黑暗的宇宙中，成了一个点。但也有人有相反的情感体验，即感到成为一个拥有强健体魄的人，不需为自己的观点和行动负责。当团体被体验为一个群体时就会出现这种情况。处于这种状态的团体似乎渴望一个有力量的带领者来负责任，使团体有秩序。在这种情况下，大型团体比小团体更有可能由一人掌管，似乎整个团体服从此人的领导。

团体中的个人通过多种方式或多或少成功地防御了被孤立、被取代、失去身份或被毁灭的体验：成员提出的或表现出的行动实际上是对设置的攻击，如邀请团体唱歌、换座位、喊叫、朗读文章或提议在政治请愿书上签名等。

成员在大型团体里很容易出现自我表现的行为。大型团体为因焦虑而难以容忍反思性立场的成员提供了现成的观众。我们经历过的例子有患者起立、鼓掌或在房间中央翻跟斗。其他人看到他们的举动后出现的一系列情绪反应，常使他们想要吓人一跳或使人震惊的冲动得到满足。这些事件在团体中产生了赞同的和谴责的联想，凸显了大型团体的分裂倾向。不那么引人注目的是，成员可能通过读报纸、玩拼图、背对着邻座或朝窗外看来进行防御。走出去的人也并不少见。成员的防御性行为数不胜数。

有些防御令人吃惊的是其内容而非形式。在团体里可能出现个人信息的高度公开或对其他组员的攻击，在其他的社会环境中会被视为暴怒，但不知怎的，在大型团体里却能够被容忍。如果治疗师判断团体的互动是在对抗治疗，而大体上迅速涌现的团体联想否认了这一点，则需引起注意。

大型团体的治疗性回报首先体现在当个人发现大型团体能忍受甚至积极地暗示一系列异常的表达时，其次体现在产生了有个性的和集体性的新想法和领悟，并伴随着一系列多种多样的情感反应，如感受到令人振奋的、激励人心的或平静的体验。回忆当初，成员在大型团体里发出声音的时刻有时候被认为是治疗的转折点。能把迥异的想法带到大型团体里的主观体验，使个体相信大型团体为创造性的、创新性的思维（"诺贝尔奖思维"）的产生提供了平台，成员可把这些思维应用在其他场合。

大型团体自身发生了什么？

成员感觉到团体缺乏结构以及焦虑增加，二者相结合，使大型团体易于采取原始的防御，其中最显著的防御方式是团体分裂为两极的亚组，如"男性"对抗"女性"、"感性的人"对抗"理性的人"、感到安全者对抗感到不安全者。这完全是由一个亚组对另一个亚组的投射所致，或有时是大型团体整体上对外部世界的某些方面的投射所致，如对培训课程或大型团体所属的医院，或是投射在社会元素上，如政治派别或文化亚团体。

大型团体也是具有创造性的。它为呈现其所处社会的神话学、文化遗产和流行偶像提供了一块画板。通过民间传奇、神话、传统和历史的点滴浮现，过往的种种重新进入当下。在其他时候，当谈及当前的社会和政治事件及他们的道德评价时，团体变得具有理性的创造力。大型团体具有的自由联想的本质使团体成员的情绪和意象的内容千变万化。当团体参与被称作"集体做梦"时，可能是最令人印象深刻并最令人感动的时刻：一个联想紧随着另一个联想，没有明显的不一致，进而引出深思熟虑后的结果，以及成员感到形成了新的想法。

案 例

　　一个分析性团体治疗培训中有一个大型团体。开始时人们有很多唠叨，持续很长时间才停息。几分钟的沉默之后，有一个人说上次团体之后她感觉生病了——午饭后立即开始大型团体体验让人难以承受。如果她感到有太多的东西难以承受就会消化不良。一个男人说至少房间内是温暖的（户外的天气非常冷），他感到很舒服。另一个男人说他感到自己是外部宇宙内一个微小宇宙里的一个微小粒子。一些人对室内的温暖和户外的寒冷展开了联想。一个男人说户外的风雪来自冰岛，这令他想起了有一次他参加婚礼时，全身都冻僵了。一个女人问他："这个房间里的新娘在哪儿？"（笑声）。在团体内更多关于温暖（滑雪屋、地球上空的飞船）与室外大风雪（暴风雪、宇宙空间）的联想之后，一位女性治疗师对第一个说话的女人说："所有的这种舒适并不适合每个人。"她描述了在来参加这次培训的飞机上看到积雪覆盖的山顶：它们令她想到乳房。"并且它们是冷的。"她补充道。（笑声，随后团体快速迸发了一串联想）。两位女性治疗师被比作乳房。如何分享它呢？他们开玩笑说男性治疗师可以两个都拥有。"你有一个乳房，我们有另一个。"一个男人说。有人说团体里的两个男人让他想到两个小男孩争论着谁应该得到上半部分，谁该得到下半部分。一位男性治疗师说他们好像害怕如果得到整个女人，不知道会发生什么，似乎不得不把她分成不同的部分。随后团体产生了更多的联想。地球是"大地母亲"，但太阳是男性还是女性？"太阳（sun）"和"儿子（son）"这两个词是双关语。有人讲述了代达罗斯（Daedalus）*和伊卡洛斯（Icarus）**的故事，当他飞向太阳的时候，他的翅膀融化了。一位女性治疗师说他在中间区域飞行会更好一些。有人观察到女性成员沉默不语，男性成员在高谈阔论，明确地谈论他们对性的需要。女性成员是怎么

---

* 希腊神话人物，是有名的建筑师，善于各种工艺技巧。——译者注

** 希腊神话人物，是代达罗斯的儿子，他们被囚禁于克里特岛上。为了逃走，代达罗斯以鸟的羽毛和蜡做成了翅膀，和儿子一起飞上天空。但伊卡洛斯因飞得太高、太靠近太阳，蜡被融化，从天空坠入海洋。——译者注

了？另一个女性治疗师讥讽道："为什么男人不能更像女人？"一个男性治疗师误把结束时间提前了15分钟，引起了关于他的性焦虑的笑声和笑话，然后团体治疗按时结束。

回顾这次治疗，我们可以看到有一个特定的顺序：首先团体从一个女性和男性各自谈论令其不舒服的和舒服的感觉开始联想。对室内温暖和室外寒冷的意识层面的讨论转变为对男性和女性不同需要的多方面探索。随后产生了几个极端：养育和过度喂食；用女性身体的比喻表达了对团体整体的恐惧；全能感是针对这种恐惧的避难所，但其自身也存在危险（伊卡洛斯形象）。笑话、双关语和神话被用作分析过程的工具，它们提供了具有梦境思维意味的联想库，治疗是从个人的联想开始，在个体水平开展工作。

大型团体的领导力

不同的团体分析师对大型团体带领者的作用有不同的看法。首先也是最重要的问题是：团体里应有一位还是多位治疗师？例如，培训或工作坊中或医院病房里的所有治疗师和工作人员都应出现在大型团体里吗？如果他们同时出现的话，他们应承担领导人的角色吗？一种观点是如果所有的治疗师都参加，那么就创造了一种完整性和统一性，涵盖了整个培训课程、工作坊或病房。另一种观点是出现一个以上的治疗师使治疗变得复杂，团体会把对治疗师的移情转移到其他人那里去。更进一步的反对意见是纯理论性的，它源自分析性的观点，意为小团体里的移情关系会被大型团体里的治疗师与被分析对象的相遇而破坏、瓦解。或者，要保持大型团体所在的培训课程、工作坊或医院病房工作的连贯性，有必要每个人都参加大型团体。

有些大型团体的带领者更喜欢用"召集人（convenor）"这一术语，而不是"指挥者（conductor）"或"治疗师（therapist）"，以强调其首要的任务是召集成员进入空间和时间设置有序的场所。他们可能只宣布治疗的开始和结束。Lionel Kreeger，精神病院大型团体治疗的先驱之一，用这种方式构建了干预措施。大型团体可能使人产生类似精神病性的体验，这给他留下了深刻的印象，他认为团体带领者是接收强大的投射的贮藏库，要使团体内的反思性思维得以萌芽，带领者就必须容纳这些投射。

Gerhard Wilke 是一名团体分析师，他认为有可能把福克斯学派的小团体方法应用到大型团体中。按照 Wilke 的观点，大型团体的成功首先取决于严谨的动力学管理（准备场所，与组织者协商，排练个体在团体里的位置）。其次，团体带领者必须能识别出团体交流网络里的紊乱之处，并向团体做出解释。这意味着带领者要表现得非常积极、主动。最后，带领者并不总是把自己置于核心地位。福克斯学派的方式是允许团体在人物—背景丛中互动，即在带领者、团体整体和此刻的主角间移动。（Wilke，2003）

奥地利精神分析师和团体治疗师 Josef Shaked 有带领不同文化大型团体的丰富经验，他提出了完全不同的带领团体的方法。他把大型团体看作一个有机体，他作为分析师，二者间是二元关系。Shaked 的干预运用了弗洛伊德学派对俄狄浦斯情结和大量原始意象的表达方式，使团体与他建立了关系（Shaked 2003）。他把自己用于团体的投射和移情，同时也用笑话、幽默等个人的方式进行干预。Shaked 认为带领者讲笑话不是在进行解释，而是对当前情况的呈现，如果对它命名，会令人难以接受。但讲笑话也可能是阻抗的表现。Shaked 观察到当感到紧张或回避某些情况，如某个成员对他攻击（个人交流，2004）时，他会讲笑话。其他积极地干预团体的带领者为使团体有结构，在治疗中也会采用民间故事、神话、历史典故、流行典故和政治典故进行干预。

团体治疗师干预的方式不尽相同。有些人的干预措施非常贴近分析性团体的干预模式，包括对个人或团体整体的完全解释；其他人倾向于用简短的"双关"表达方式给予干预。尚难以估量出简洁的与冗长的阐述之间的平衡标准。治疗师的一个折中做法是频繁地给出简短的干预。践行二人模式、注重与团体整体间关系的治疗师，把干预限定为对他们与团体间移情的解释。正因为此，他们不会考虑在团体中设置其他的治疗师。

案　例

在一个阶段性的团体分析培训项目中，一位培训人员宣布下次阶段性培训结束后她将离开。在她的告别晚会后的第二天进行了大型团体体验，以下是对大型团体体验内容的摘录。

在团体对她离去的原因进行了一番猜测后，她告诉大家为了防止产生失控的幻想，她准备公布离开培训项目的原因。她说因为一位同事生病了，她不得不在家乡接手带领一个团体。

大型团体中的每个人立即认为她优先选择了家乡的患者而不是他们。她所在的小团体中的某些人说她离开的真正原因是其他的治疗师没把她照顾好。一位男士对工作人员说，她是他们当中最好的母亲。

团体变得不安和激动。一些人说他们（培训的工作人员和学员之类的人）没有好好对待酒店（培训举办之地）的工作人员。"这就是他们'赶走'我们的原因，而且我们不能再使用这个酒店了。"

另一些人说他们得知前晚的告别晚会结束后，吧台服务员是赔钱的。人们没有付账，服务员遭受了损失。一个人生气地质问为何服务生没有当时就要求他们付账。无论如何，他们（吧台服务员）可能做错了。一位女士说她自己曾在假期中做过服务员。她告诉大家客人不付钱时她是多么生气。她感到白白辛苦地工作了整个晚上。"所以我对下一个顾客多收费，以弥补我的损失"，她说。某人立刻插话："让我们别管那些服务员了。我受够了谈论他们。我讨厌谈论那些可怜的受害者。"

就在此时，一位男性治疗师说了一番话，内容包括近期在非洲的一场战争中饿死的人们（我没有完全听到他说的内容，表面上是因为我坐在教室的另一端，但可能是因为我不想听他说）。没有人回应他的话题，他的话似乎没达到预期的效果，也许是出于和我一样的原因。大家的联想回到了要离开的那位治疗师身上："我们要被抛弃了，

A（治疗师）要离开了。""治疗师之所以在这里，是因为我们（学生们）向他们付费了……整个课程进行得也不是很好……理论不好……B（另一位治疗师）已告诉我们她没为理论课做准备。如果她收取报酬了，为什么不做准备？她还说在实践组的课上她也没准备任何内容。"有人告诉我（治疗师之一）说，不仅仅是学生具有攻击性，我们，教职人员也是如此。有人说我具有攻击性。我说我是有攻击性的，现在我就能感受到它，但它是针对在座的人的。（我后来反思团体是在寻找除 B 以外的另一个受害者，但因我还击了，我成了另一个受害者。）另一位男性治疗师冷冰冰地说我们现在的收费和6年前一样。一位当地的课程组织者说："撒谎。"这引起了笑声，这次治疗结束了。

评论

　　告别晚会使每个人都很"兴奋"。前一天所有温暖和热情的表达中以及直接指向课程组织者的祝贺中，"低落"的部分是被否认的。团体对治疗师的愤怒，因她选择在家治疗她的患者而不是来带领团体，被置换到另一位女性治疗师身上，她被公开地指责令众人"失望"。愤怒蔓延到每一位治疗师身上，但必须被隐藏起来，因成员害怕他们会离开团体。在团体的幻想中，每个人都因邪恶和过失而被酒店的人驱逐。因我表达了对他们的不认可，这一点被强化了。（一位女性治疗师随后告诉我有一些"最凶残的人"后来找到她，称他们不知道发生了什么，也不知道他们为什么会那样攻击她！）

当团体里有一位以上的治疗师时，可能出现的问题是治疗师之间会强烈地感到竞争，大型团体可能会趋于引起竞争或参与竞争。然后大型团体会变成团体治疗师及其追随者间力量斗争的竞技场。治疗师需要认识到这一场景的潜意识成分，积极有力地给予解释，以维持团体的治疗完整性。治疗师的功能之一是注意团体中痛苦的信号和个人可能会出现的情感崩溃。鉴于大型团体的成员众多，人们往往很容易忽略这个要求很高的任务。团体有一位以上的治疗师的优点之一是由多人分担这个任务。大型团体的带领者总是被当作个人而被置于聚光灯下，成为大量的不确定感的焦点。他具有象征性的掌控作用，无论用言语表达还是沉默，都吸引了强烈的移情情绪，无论他承接与否。

至于带领团体的风格，我们倾向于治疗师有限的参与。这意味着我们保留给出个人想法、联想和表达情感的自由。另一些时候我们可能对个人或团体整体发挥我们的分析功能。我们会很快关注反移情的趋势和防御，如对设置的攻击、形成亚组、替罪羊现象和威胁团体整体性的举动。

中等团体

de Maré 最初想把大型团体作为社会变革的媒介，因而提出了大型团体的概念，这是一个理想化的想法。他自己后来不再对大型团体在社会改革和重组社会中的潜力抱有幻想；相反，他描述了一种新的团体类型，是较容易带领的团体，不那么受团体大小的影响，并仍有可能在团体里开展建设性的对话。这种类型的团体规模介于大型团体和典型的小团体之间，他称之为"中等大小的团体"。典型的中等团体的人数为15 ~ 40人，其重要价值在于它在一系列组织和机构中的实用性，它准备好了解自己的动力而避免了那些因身处大型团体而引起的焦虑、声音问题和混乱。

中等规模的团体在不同的设置，如在军队、教堂、监狱服务、工商机构、医院、心理治疗师和咨询师的培训项目中，蓬勃发展。中等团体也用于心理治疗师探索特定的社会和文化问题、战争和创伤后应激障碍的幸存者的问题。

在实践中，如果我们接受 Turquet 对大型团体的"视线扫过"的定义和 de Maré 对大型团体和中等团体人数的规定，那么大多数召集到的所谓的大型团体，严格来讲其实是中等团体。然而，比人数更重要的是团体的设置。数百人的大型团体现在通常作为分析性治疗工作坊、研讨会和会议的一个活动内容。参加者趋于具有丰富的心理动力学经验，团体倾向于呈现出社会、文化和政治问题。有经验的带领者需要阻止团体从情绪高昂变得夸大和出现极端的思考方式。团体分析培训中的大型团体接纳所有参加培训的人员。此外，除了具有治疗功能外，大型团体还为探索课程内容提供了重要的平台。

第 16 章
同舟共济：同质性团体的价值

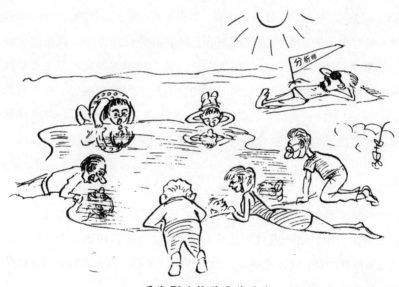

自恋型人格的团体治疗

　　团体成员们有时带着单一的、可立即识别的问题来到团体。为满足这些成员的需要而组建的治疗性团体通常叫作同质性团体。与此形成对照的是更常见的混合性团体，即异质性团体，其成员在个人问题、人格特征和疾病诊断等方面的跨度更大。异质性团体的优势在于其成员本身的多样性，随着时间推移，大家共同的问题才会逐步呈现出来。同质性团体的优势在于成员间有更多的安慰和支持，这来源于他们很早就发现其他成员像自己一样经历过或者正在经历一些本质上孤立的生活事件或境遇，可能是特定的创伤、丧失、疾病或残疾，或与生命周期中的特定时期有关的问题，如养育子女或退休阶段相关问题。同质性还可以体现在与性或性别相关的特殊话题上，如男、女同性恋身份问题，或是都有过被性虐待的经历。

同质性团体与异质性团体的差异

同质性团体与异质性团体的差异一开始就显而易见。同质性团体从第一次会谈开始，从认出患难成员的那一刻起，成员通常会感觉痛苦瞬间减轻了。在团体过程的早期，成员彼此认同，形成牢固的联结，在精神上团结一致，使刚加入治疗团体时的隔离感迅速减轻。而在异质性团体中，成员间共同的特点并不明显，这与前者形成鲜明的对比。异质性团体的成员们会焦虑地逐一审视其他成员，试图发觉彼此间的共同点。虽然大家在理智上欣赏彼此的共同点，但还是会体验到由此而来的情感上的冲击。另一方面，同质性团体的成员们甚至在没见面之前就意识到他们会和其他带着相同问题或话题的人在一起。

同质性团体的治疗师可能会感到自己被隔离甚至是多余的，因为他不可能与成员共享使他们组成这个团体的特质。因此如果存在这样的差异，治疗师则需在团体内解释这一差异的优势和局限性：其优势在于治疗师能带着专业的视角来承接团体；局限性在于他没有相同的体验，或者不能与其他团体成员处于同样的状态或阶段。

团体对于自身问题的集体智慧通常可弥补治疗师的局限。例如因共同问题聚集在一起的成员能汇集大量与他们有关的医疗状况、残疾方面的知识，以及与处理这些情况有关的资源、管理策略、支持系统、机构、学院方面的信息。有协同治疗师的团体亦是如此，其中一位治疗师可能由于个人或专业经验对某种特定情形有深入的了解，而另一位治疗师尽管在这方面所知有限，但他可能具备更多的心理学视角，更能理解团体动力。与异质性团体相比，同质性团体的治疗师有意减少了对团体的干预，其团体文化不时地呈现出自助团体的特点。

基于共同疾患或残疾的同质性团体

一百多年前，Joseph Pratte 在对结核病患者的观察中抓住了同质性团体的根本优势。"共同的疾病使他们拥有了共同的纽带，"他写道，"同志友情的优良作风盛行"（Pratte，1907）。现在看来，这可能是对共同的不幸遭遇产生了共情和相互认同的结果。

这一快速形成的凝聚力并非总是预示好的治疗结果。尽管孤立、隔离的感觉以及所伴随的羞耻感或病耻感会因凝聚力的出现而减少，但在这之后的阶段中，曾把成员联合在一起的团结一致如果阻碍了他们个体化的发展，就会出现问题。集体归属感的防御性会营造出一种"他们—我们"的动力学氛围，会阻碍团体成员尝试重新融入外部世界。此时，治疗师不得不以来自外部世界的姿态发言，有礼貌地忽略那些把成员联合在一起的困境，同时把团体的注意力引导到有问题的成员与没有问题的成员的相似性上。例如，与在异质性团体中的做法相似，治疗师可以聚焦在与当前问题明显无关的家庭关系的困难上，来寻求团体的帮助。对这些比较广泛存在的问题的讨论将使团体变得普遍化和正常化，从而让团体成员对彼此间的差异和明显的相似之处保持健康的觉察。治疗师也可以强调，对于同样的问题会有不同的解决办法；换句话说，治疗师要推动整个团体去识别团体本身的异质性，淡化目前凸显的问题，鼓励成员做出不同的表达。

在同质性团体中，使成员联合在一起的另一个标准是共享一种语言，因为它能立即表达出其他人所熟悉的内容，例如对一种疾病及其过程的专业性描述。这使得成员之间有机会比较治疗记录，在涉及与健康管理专业人士打交道的内容时，他们可以站在更知情和质疑的立场上。总而言之，一开始是基于团体成员的共性，随后是因为大家存在更普遍的同一性，同质性团体可以促进团体成员从相互隔离的状态向发现内在的共性的转变。

基于共同心理特征的同质性团体

有些患者，就其情绪构成而言，让人一看上去就知道他们要去的是同质性而不是异质性团体。他们明确表示需要体验相似性而不是多样性。在治疗中，他们在很长时间内，易于通过行动而非语言来表达自己。典型的混合性分析性团体中较具挑战性的环境会令他们感到受挫，令他们难以忍受，也难以用象征化的方式去表达这些感受。具有精神病性疾病、严重的心身障碍和严重的自恋性问题的患者会出现这种情况。当这些患者出现在异质性团体中时，会令其他成员感到难以承受，并且他们会不时地打断整个团体的进程。但是，对这些患者来说，同质性团体的局限在于缺乏成员间可进行丰富交流的矩阵。丰富交流的矩阵意味着团体成员生命早期发生了对未来有影响的心理事件时，他需要具有资源以从中获得康复，比如，在生活中成员可能将一些内容投射给了孩子或孙子，在"退休者"团体中，这些投射内容可被相对年轻的成员或异质性成员承接。

同质性团体有时也会发展出共同的防御机制。在一个由年轻的女性进食障碍患者组成的团体中曾经发生过这样的情况，任何成员只要是朝着"治愈"的方向转变，整个团体就会对她视而不见，仿佛她不再属于这个团体，就好像患有进食障碍是这个团体的会员卡一样。因此，心理特征相似的同质性团体需要团体分析师提供更多的干预和带领。而按照福克斯学派组织与维持团体的原则——团体成员的性别、年龄、种族、社会背景和人格等方面的差异尽可能最大并且不能孤立任何成员（Foulkes，1948）——所建立的功能良好的异质性团体，治疗师是可以期望由团体本身来提供这些资源的。

精神病院住院患者团体

所有团体成员都住在同样的地方，可能都被诊断为患有严重的精神疾病，从这个意义上讲，这样的团体是同质性团体。团体在这样的环境里蓬勃发展，社区会议常构成了团体文化的一部分，各种活动性团体，包括职业治疗、艺术治疗、音乐治疗和各种心理治疗模式（小的或大的分析性团体、心理剧、认知行为治疗、认知分析性治疗）等也参与构成了团体文化。团体也被用于处理特定的神经症或行为问题，如恐惧症、强迫症、愤怒情绪的管理和自信训练。

患者的快速更替、工作人员的任意安排、许多医院对心理动力性治疗方法的重视程度相对较低，常使团体难以保持团体文化的连续性。因此治疗技术也不得不朝着心理教育性干预、短期计划的方向调整，并聚焦于此时此刻，病区和机构盛衰的动力也体现了这一点。住院患者团体有时候被患者们用于吸引那些难以捉摸的工作人员的注意，借此可以讨论诸如用药、出院和诊断等有关住院的实际问题。资深专业人员定期积极参与团体，而不仅仅是作为尊贵的拜访者，是对病区团体和社区会议的有力支持。

基于共同创伤经历的同质性团体

在许多团体中，成员们的共同点是他们曾经共同经历过的创伤。他们在相同的时间、相同的地点遭受了创伤，例如经历抢劫、恐怖分子袭击或自然灾害；或者都经历了同一类型的创伤如性虐待；或大规模的社会性创伤如战争或迫害。

对这些团体的治疗原则如下：教给成员应对创伤后应激障碍相关症状的策略，允许他们在包容的治疗框架中重现创伤性体验，带领他们从被动的受害者的位置朝着能积极掌控自己生活的方向转变，并帮助他们与所谓的正常世界重新建立联系。团体文化使得他们能够描述那些自己可能觉得是羞耻的或屈辱的经历，并且能够表达出与悲伤、责备、复仇和愤怒有关的情感。那些围绕着创伤性体验（而）为自己臆造了新身份的个体可能首先需要在同质性团体中接受治疗，随后再到异质性团体中接受长期的分析性团体治疗，以此帮助他们与没有创伤的人群重新建立联系。

有关同质性团体的两个例子

我们从自己的经验中，从自己带过的众多团体中，选了两个具有共同问题或性格特征的团体进行介绍：一个是由相同疾病患儿的家长组成的团体，另一个是由同处于相同人生阶段的人组成的团体。

癫痫患儿家长的团体

这个团体里共同的疾病是癫痫，与其他疾病相比，它是更加象征着具有不确定性的，介于精神与躯体、随意运动与丧失控制之间的一种疾患。尽管现代医学有了长足的进步，但此病病情复杂，与多方面都有关系，仍有许多问题有待解答。癫痫患者不得不应对自古以来就有的病耻感。癫痫患儿家长在孩子的生活方式和人际关系上面临诸多临时或长期的问题。这个为期6次的由癫痫患儿家庭组成的团体说明了应对相同疾病的同质性团体的许多特征。团体由一位儿科医生与一位儿童精神科医生带领，在医院内进行活动。最初团体是为父母双方准备的，而实际上只有母亲们参加了团体治疗。

邀请信

亲爱的（家长们）：

    我们给您写信，因为您的孩子正在我们的癫痫门诊就诊。有些经常来就诊的患儿家长希望有机会相互交流或与医生们会面交流。我们将给大家一个机会讨论因家中有癫痫患儿而出现的一些困难和忧虑。

    我们建议，在暑假之后开始安排一系列的会面。如果您感兴趣，我们希望您可以坚持参加整个系列的会面。时间是星期三上午11—12点，具体日期为以下6天……

    如果家长双方或任何一方有意参加，请填写完这封密封的贴好邮票的信件。如果您有兴趣但暂时不能参加，也请您回信告知。

    我们期待着您的回信。

（两位治疗师签字）

询问父母"想要讨论的重要事情"，写在填妥的表格里：

父母A：1. 当孩子发作时，怎样应对最好？

        2. 现代医学在彻底治愈或甚至预防癫痫上有没有进展？

父母B：孩子的行为，教育。我的孩子Darren已经有近2年时间没有发作了，但他因为焦虑不敢减少药物剂量。

可惜的是我的丈夫因为时间原因不能来参加。但如果晚上的时间合适，即使他不太相信谈话的效果，我也会哄他过来。

父母C：癫痫阵发的原因。将来如何避免发作？如何让别人意识到孩子的问题，又不让孩子觉得自己"与众不同"？孩子的未来，目前研究和医学方面的进展。

父母D：父母面对癫痫患儿的困难和经验——他们如何应对？患有癫痫的孩子在学校的生活情况怎么样——孩子多大程度上能过上积极活跃的生活（或做运动）？孩子们会有学习困难吗？有没有可能区分、发现脑部的损害区域并预测孩子可能会出现哪些学习困难，是在语言方面，还是在处理数学信息等方面？……真的有太多的问题……所以我觉得快要被整个主题压垮了，太难解了。期待着和你们会面。

顺便问一下，劳拉服药后的第一次血液检查结果还好吗？

父母E：在校期间。游泳。

团体会谈摘录：

第1次治疗

当两位治疗师走进房间时，母亲们已经开始了热烈的讨论。一位母亲开玩笑说，需要讨论的都已经讨论过了。相互介绍之后，一位母亲说她觉得大家不愿意听她谈论自己孩子的问题，所以她不得不"克制"所有的情感。另一位母亲说在向别人谈及自己孩子的情况时，她会特意赋予它一种积极的视角并拒绝听消极观点。所有的人都同意学校应该做更多的事，去教育学生和老师更开放地分享彼此的问题。一位母亲补充道，在这一方面，美国人把我们甩在了后面。

随后，话题转到了互相交换孩子们的信息上。整个团体，包括治疗师们，都同情地回应着一位母亲。她的儿子自我意识非常强，拼命想让母亲绝口不提他的癫痫、医院预约或服药的问题；他会打断母亲的话，当她试图告诉别人他必须去医院时，他就会编造出要去拜访亲戚之类的故事。另一位母亲描述了她9岁的女儿经常乱发脾气，发作起来就像完全变了个人；她发现自己很难去限制女儿。团体鼓励她要更强硬些，但她好像不愿意这样做，她说这样在她看来只是以暴制暴。大家交流了许多自己的孩子在学校里被捉弄的故事，一个孩子被叫作"硬板墙"；另一个被其他孩子嘲笑，对方用手指转动自己的太阳穴的方式来刺激他，最后他打了那个孩子。

后来，话题又转到家长们该如何团结一致，去面对自己的孩子和学校。成员们就如何改善孩子们的生活质量、提高他们的自尊水平提出了各种建议。大家都同意孩子们真正的才能和爱好需要被鼓励。另外，还谈了没有癫痫的兄弟姐妹的问题。将近结束时，话题转到了家庭中的丈夫和其他男性成员身上，成员们取笑他们没有交流沟通的能力。

第2次治疗

这次的气氛比较压抑。一位母亲说她上次带着沮丧和挫败感离开，因为自己没有能力处理孩子的行为问题。团体讨论了各自对孩子因癫痫所致脑损害的恐惧。一位母亲回忆了当孩子第一次癫痫发作时，自己异常惊恐，并深信孩子将会死去。团体试图从有的癫痫患儿情况可能更加糟糕这一事实中获得一些安慰。一位母亲回忆起她曾去过住院部，在那里见到了一个孩子，这个孩子因脑部疾病造成严重损害并做了手术。医生们花了好长一段时间才诊断出她的孩子患有癫痫，她苦笑着回忆当最终确诊时医生们兴高采烈地欢呼的样子。随后讨论转向成员们的丈夫们，他们不易感到惊恐，也不赞成妻子们经常表现出惊恐。家长们仔细地聆听彼此对孩子们的病症和行为表现等各方面的描述。大家也问了有关游泳风险方面的问题。一位母亲问如果她的孩子有频繁的癫痫小发作，那与大概一月一次的大发作相比，哪种情况更轻些。临近结束时，成员们再次谈到了自己除患儿以外的其他孩子。一个人说她的另一个孩子很能提供支持，另一人承认自己频繁地把健康的孩子送到祖母家，以便集中精力照顾患癫痫的孩子。除了问一些专业问题，如生活方式、药物治疗和癫痫的不同表现方式等，团体没有对治疗师们提出其他要求，家长们似乎更乐于自己讨论。

第3次治疗

这次的气氛轻松愉快。大家谈到自己如何选择熟悉的座位和舒服的椅子。一位母亲说当她第一次看见房间内的男性治疗师时，不禁猜想他是团体内唯一敢于参加团体的父亲。她的说法引起了成员们的哄笑。

一位母亲特别详尽地谈到了自己孩子的不开心和行为方面的困难。因为被捉弄和侮辱，他想换个学校，但又不愿去特殊学校。她声泪俱下，称与其他母亲相比感觉自己的处境与众不同。团体对此提出异议，建议（她）怎样做能更有效地限制孩子的问题行为，同时还应提高孩子的自尊心。

孩子的行为到底是癫痫的结果还是针对困难的家庭关系所做出的反应，这引起了大家的讨论。在此母亲们向治疗师寻求答案：家长应该怎样保护孩子才合适？引起学校关注的做法是明智之举吗？一位母亲说出了自己的观点，她不愿意孩子过分依赖她这根"拐杖"，应该允许他为获得独立而自己奋斗。治疗师们在团体里讨论如何处理亲子关系时变得更加主动，他们密切关注亲子双方发出的复杂信息，建议当孩子们请求保密时，家长可与之达成共识，这样可以减少疾病所致的困难。

像上次一样，话题又转到了父亲的角色上。这次，除了一位母亲，其他人都变得比较容易直言不讳地提出批评。她成为团体中的某种权威人物，易于在其他成员面前扮演给予关心和咨询的角色。她称自己的丈夫接近"完美"。治疗师们让大家注意团体中呈现的两个对比强烈的视角。随后，他们意识到团体内出现了两种表现为不同程度的脆弱和需要的亚团体，一个是外向的、有能力应对的亚团体，一个是抑郁的、贫乏的亚团体。

第4次治疗

这次治疗开始时，一位母亲问如果谈论孩子癫痫以外的话题是否合适。在大家的支持下，她描述了一次创伤性事件。她的年长的孩子在附近的酒吧中被卷入了一场冲突，冲突最终引发了暴力的攻击，导致另一个男孩受伤。整个家庭由于后续的法律问题和受到的威胁而陷入了危机。这个话题占据了治疗的绝大部分时间。治疗师们把冲突事件与患癫痫的孩子突然出现的困难相联系。暴力这一主题在团体中引起了共鸣，每个人都谈了曾经遭受到的暴力对自己的影响。

第 5 次治疗

团体热切地期望继续讨论上个星期的冒险故事。上次的那个母亲说她感觉好多了，但现在非常担心自己患癫痫的孩子，因为他的行为表现得越来越无法控制。团体回顾了过去曾经谈及的话题，如关于设定界限、在孩子做得好的时候要给予表扬，并且不要因为孩子的情况而自责等。另一位母亲说自己不太担心孩子的现状，但会考虑将来他到14、15或16岁时的状况，以及他与女孩子谈恋爱时可能会面临的问题。这让大家开始讨论癫痫患者在性关系方面可能有的恐惧，例如关于自己的病情应让将来的伴侣了解多少，以及癫痫是否遗传等。

接近结束时治疗师问团体对大家是否有用，大家一致认为团体对自己的帮助非常大。一位母亲问是否有可能为孩子们安排这样的团体治疗，另一位母亲说她觉得内疚，因为自己占用了团体太多的时间。

最后一次

治疗师们意外地看到一位母亲带了她11岁的儿子来参加团体治疗，她解释说现在他的学校正在放假。他坐在母亲身边，高兴地加入谈话，和其他母亲进行讨论。让他母亲吃惊的是，他并不在意母亲对自己发火，这让其他母亲注意到自己的孩子看上去也不在意她们发火。一位母亲关注到当女儿被呵斥着制止做某些事情时，她显得十分轻松甚至愉快，仿佛她宁愿被母亲看成一个调皮的而非脆弱的孩子。那个参加团体的小家伙强调说，他不想参加儿童团体治疗或个体治疗，但他非常愿意以后和母亲一起参加亲子团体。

　　临近结束时，家长们又一次谈到了团体，她们都说觉得十分有益。一位母亲说她收获了许多，尽管她为不能较好地表达自己而感到抱歉。其他人的谈话令她放心，因为她们都能完全明白她所说的内容，她只是低估了自己的表达能力。一位母亲强烈支持晚间的团体，以便让父亲们也能够参加，但其他母亲对此热情不高。有人说上午的时间很合适，并认为自己的丈夫不会参加，因为他总是对所有事都大事化小。大家又讨论了为何男性总是倾向于隐藏他们的情绪。团体在互相表达感激之情和愉快的告别气氛中结束。

由退休人员组成的团体

　　第二个例子是由一群面临退休的人组成的团体。将要来临的退休和随后的岁月，构成了个人生活的巨大转变。工作满足了人们对熟悉的日常生活规律、人际交流网络和更广泛的社会地位的追求。这也意味着工作着的人在家庭中的稳定地位。退休带来的松散的自由替换了上述所有这些。有的人对此渴望已久，十分欢迎；而另一些人对退休的体验可以说是接近生命过程中创伤性的改变。在家庭环境中也一样，退休可能意味着人们需要重新调整家庭关系。（一位妻子对朋友的抱怨充分体现了这一内容："无论好坏我都嫁给他，但不是为了一顿午饭！"）

　　同质性团体很适合分享有关退休的共同体验。遗憾的是根据社会对公民的规定，这样的交谈的场所，除非他们成为受害者，否则并不那么容易获得。

团体

　　团体治疗在一个私密的中心地带举行，成员们近期已退休或即将退休，团体是有时限的，每周见面，持续18个月。这个团体由4名男性和2名女性组成。两名男性最近已退休，另两位即将退休。女性成员从事的是专业性的全职工作，并且两人都即将退休。团体成员们几乎立刻找到了共同之处，开始顺畅地交谈：绝大多数话题都与工作和退休有关，但又不仅限于此。治疗师注意到，他们的交流突出了相似点和共识，尽管不同之处明显存在，但还是被回避了。面对即将要失去的工作着的正常状态、日常工作以及确定的共同命运，人们好像必须要在团体中把它重新构建出来。治疗师给这个过程足够的时间去发展、容纳它，避免做任何解释性的干预，同时，她脑海中记住了成员们在抗拒探讨如何面对生活中即将发生的、危机四伏的变化时所采用的防御。

一位还在工作的女性首先承认了自己对未来的恐惧和不安全感。在职业生涯中的大多数时期，她已经拥有相当的地位和权力，她表面上对退休是完全赞同的。"是离开的时候了"，她说道。一位男性成员带着勉强的笑容补充道："或许他们也这样说。"虽然这个话题没有在这次治疗中再次被提及，但看上去人们已经突破了否认的壁垒，可以说出有关丧失、疑惑以及对未知的恐惧，并能够去面对它们。

随后是一段时间的怀旧，成员们纷纷回忆起与朋友家人在一起的酸甜苦辣和在工作中的成败得失。治疗师更像是一位听众而非治疗师。然而，一位成员透露了一段困扰自己的往事，她担心那段经历会使现在即将到来的退休生活变得令人恐惧并困难重重。团体对此有所察觉，在给她反馈时十分小心谨慎。团体的信任与亲密度占了上风，使治疗师有可能向她提出建议。治疗师认为她可能想要在不同的治疗设置中去探索、发现自己的恐惧和存在的问题，团体和她都接受了这一建议，感觉得到了解脱。

在团体最后的阶段，一位成员在指定的结束时间到来时提前离开了团体。表面上他有现实的原因，但几乎可以肯定的是，他不能面对被强加的团体结束时刻，这镜映了公司强加给他的退休。治疗师并没有解释这最后阶段的脱落，而是探讨了团体内丧失的感觉，虽然这不太符合常规，但得到了团体中每位成员的认可。此刻，团体渴望着并已经准备好了彼此间的告别和对他们称之为整个"团体事件"的告别。看上去团体成员们似乎顺利地各自向生命中的下一个阶段前进着。

第 17 章

儿童与青少年团体

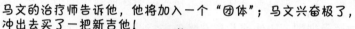

马文的治疗师告诉他，他将加入一个"团体"；马文兴奋极了，冲出去买了一把新吉他！

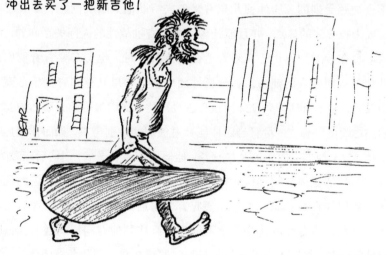

  团体为治疗儿童与青少年阶段的广泛问题提供了有效途径。然而，害怕被同伴羞辱或孤立的感觉会特别强烈，尤其当儿童、青少年困难的同伴关系成为目前的主要问题时。他们自始至终都需要主动的干预，以维持安全的氛围来确保年幼者没有被边缘化或被当作替罪羊。一个运作良好的儿童团体能够提高成员的自尊感，为家庭和社会问题提供新的人际关系解决方案，并且帮助青少年们应对有关疾病、丧失和创伤的体验。

  和其他形式的儿童与青少年治疗服务一样，团体治疗如果想要有效，就必须取得家长或照料者们的积极支持。通常妨碍家长们预约咨询的关键在于他们认为心理问题具有传染性，害怕自己的孩子受到影响，担心其行为变得具有反社会性；或者害怕被问到侵入性的问题而暴露家庭秘密。如果家长们不愿接受这个观念，即家庭关系可能部分是孩子问题的起因，那么他们就不太可能允许孩子参加以这个假设为前提的治疗。

什么样的儿童会从团体治疗获益？

在团体所提供的治疗性设置内，儿童可以同时与一名成人和其他儿童互动。表面上看，这似乎是两全其美的事情。但团体所要求的内容在个体治疗中是不会被感受到的。团体使儿童有义务去帮助他人解决问题，要容忍自己不总是成为被关注的焦点，并且能处理许多具有挑战性的人际关系问题。

治疗师在考虑一位年轻人是否适合团体治疗时，也有必要看看他们是否具有共情与认同他人的能力。在分析性团体中，如果儿童和青少年自我意识发展得很差，如患有精神病性障碍或孤独性障碍，他们很可能会因体验到令人崩溃的焦虑而变得孤立，尽管当团体能针对他们的特别需求，如团体聚焦于发展社交技能时，他们有时也能从中获益；但他们在遭受虐待、创伤后应激障碍、严重的或慢性的躯体或精神疾病以及某些方面的残疾时，如果目前的疾患已经主导了他们的自我意识，那么他们应首先参加同质性团体来应对这些特定的病情。例如，遭受性虐待的儿童可能先要有和其他有同样遭遇的儿童在团体中相处的经验，然后才有可能加入各种问题混杂在一起的儿童团体。

另一个值得考虑的因素是年轻人处理人际压力的能力。多动的儿童和那些面对轻微刺激就易于采取躯体攻击的儿童有可能在团体里再现类似的行为。如果这些行为障碍程度适中，那么通常可以被团体包容；但如果团体中有一个以上这样的儿童，治疗师将会发现难以维持团体内反思性的文化氛围。另一方面，一些患有恐惧症和强迫障碍、进食障碍、心身障碍、焦虑或抑郁的儿童，他们以过度控制情绪来处理人际压力，如果能克服一开始因团体相对缺乏结构而产生的焦虑，还是有可能很好地利用心理动力性团体的。这些儿童在开始时更倾向于大量依赖理智化的防御方式和控制策略，但得到帮助后，他们通常能够进入更放松的关系模式中，这也为减轻症状和改变行为铺平了道路。

除了诊断的考虑外，儿童对于团体治疗的想法和态度本身就是预测成功与否的有用指标。那些对团体成员和团体的工作方式好奇的儿童会比那些对团体犹豫不决、只是屈从于父母或专业人士的压力而加入团体的儿童更能投入治疗。如果这些儿童的忧虑能够在团体开始前的准备阶段通过个别治疗予以充分的讨论，那么仍可能让一个一开始不太情愿的儿童积极地参与团体。

计划和构建团体

如果治疗师更喜欢创造出有利的设置，把儿童"拉"到更加成熟的沟通模式中去，那么治疗室中所需要的仅仅是一圈相同的椅子。当然设置上也可具备多样性，如布置些游戏或绘画的材料，这甚至也同样适用于大孩子和青少年。不论治疗师选择了什么样的形式，在整个团体进程中都应始终保持一致。

虽然如此，但实践中治疗师在安排具体工作前，仍有必要澄清一些与团体有关的关键问题：团体成员是从什么样的儿童人群中选择出来的？有没有特定的焦点或主题？如果有，会是什么？团体会持续多长时间？治疗师应牢记针对儿童的时间表不同于针对成人的时间表。谁将带领团体？应该如何进行每次治疗？值得治疗师考虑的问题还有：当团体治疗进行时（如家庭治疗），还会需要哪些支持系统，还需要与哪些参与儿童工作的专业人士和机构保持联系？治疗师定期联系团体成员的父母可以把治疗带来的变化整合到家庭动力中去，同时进行的家长团体为实现这个目标提供了平台。

在考虑团体成员人选时，治疗师可思考青少年之间的异同点。哪些性格特征是儿童们共有的？他们的哪些特征又是明显不同的？对强调相似点的儿童团体来说，成员们可以表现为患有相似的疾病（如进食障碍、创伤后应激障碍），也可以是曾经经历过相似的生活事件（如被收养、难民身份），或者他们的机构背景相同（如医院病区、住院监护病房）等。在团体早期，成员共同的特质可以凝聚团体，快速消除儿童被孤立的感觉。在此后的团体进程中，成员们逐渐认识到个体的优势，逐渐发现针对同一个问题的不同解决方案。在绝大多数团体中，成员们各自不同的人格特征混合在团体里，既可互补，又存在共同点。如果可能，治疗师应把能言善辩的和情感易于表达的儿童与相对压抑、不太说话的孩子安排在同一个团体里，以保持平衡。但实际上，儿童们在团体中的变化是惊人的，想要预测某个孩子在团体中的表现如何，绝非易事。

有的治疗师偏爱封闭的团体模式，其他人更喜欢开放或缓慢开放的团体。我们发现对于学龄期儿童，一种有用的折中模式是，允许团体以封闭式团体的形式进行10～12次，通常以学期来划分封闭性治疗模块，这样一些孩子可以自主选择是否参加下一轮治疗。

儿童团体的最佳人数是几人？我们的经验是5～6名成员就可以组成一个很好的工作团体。4个甚至3个儿童的团体也可以进行有效的治疗，但在这样的团体中社交挑战和反馈的成分会相对较弱。7～8名成员的团体也是有可能的，但这样的团体更难于去包容。就团体成员的年龄分组而言，以5～7岁、8～11岁、12～15岁和16～21岁划分的成员似乎更能共享治疗。但治疗师在安排分组时也要注意，儿童的心理发展水平和社会成熟度比他们的实际年龄更为重要。一个儿童应该被安排在相同性别还是混合性别的团体中也是一个问题。每种团体都各有利弊。性别混合的团体更倾向于促进成员自我展现方面的发展，而相同性别的团体则可以允许成员充分表达对自我的疑惑，有机会去探索更私密、有时甚至可能伴有潜在羞耻感的问题。

案　例

一位母亲抱怨说，治疗师对她12岁的女儿太过宽容，且整个团体一直鼓励她在家里"为自己站出来"，煽动她做出挑衅的行为。在这种情况下，治疗师安排了一次和母亲的谈话，但同时必须把这些信息带入团体里，以应对那个孩子挑拨团体来反对她母亲的倾向。

案　例

团体中的一些孩子想要探视一位住院的成员。治疗师并不鼓励这样做，而是在积极地看待这种关爱冲动的同时，指出那将会侵入那位成员的个人生活，而且也违反了整个团体的保密性界限。在管理层面，治疗师有责任把团体的美好祝愿传递给那个住院的孩子。

帮助孩子准备加入团体

有关团体治疗的最初讨论最好在家庭访谈中进行。随后，治疗师可能需要和孩子进行几次个别会谈，以便帮助他们更进一步为加入团体做好准备，特别是对那些在校内外同伴团体中有过糟糕经历的孩子来说，这样做尤为重要。为了缓解他们的恐惧，治疗师有必要对团体做一些详细的描述，告知其他孩子的年龄、性别，甚至概述一些他们的典型问题。这种有关团体的"预告片"有助于减轻孩子在遭遇极度困扰时产生的焦虑。治疗师把有可能会互相帮助的孩子安排在一起，这种关心有时也能让家长们感到安慰。

许多孩子认为，治疗意味着被安排仅仅能够讨论他们生活中的痛苦和有问题的方面；治疗师需要告诉孩子们实际情况并非如此，在他们感到做好准备交谈之前是不会期待他们谈论任何内容的，这种告知是有益的。帮助其他孩子的念头非常吸引人，并经常能使有些孩子在面对可能无法承受的情境时保持掌控感。治疗师需要强调团体的保密性，可以这样说来明确保密的概念："我们在团体内谈论的内容只能留在团体里。"按照类似的原则，团体不鼓励成员们在团体外有社交性接触。团体规则还必须明确，团体里不允许有任何躯体攻击的行为。与治疗师在成人团体中所面对的对象不同，在这个问题上团体治疗师代表了社会规范和法律。治疗师逐字逐句地说出这些规则，通常都会令家长和孩子感到安心。

儿童团体中的治疗性因素

发现自己并不孤单

在任何团体中，如果人们发现处于困境中的自己其实并不孤单，这可能是最有治疗作用的因素。这个发现会带来其他更多的发现：对一个问题可以有不止一种应对方法；即使生活中遇到了某方面的困难，你还是能够有优势、有技巧地帮助他人；专业人士不是唯一能提供有用信息和心理支持的资源。对儿童来说，他们的身份意味着依赖与容易受伤害，团体标志着他们开始被赋予力量，尝试着去掌控那些之前超出控制的或淹没性的情感体验。

团体是讲述自己故事的地方

对于许多儿童来说，讲述自己的故事，不论是通过游戏、图片或是文字，本身就有治疗的作用。团体具有强大的力量，可以在过去的阴影中投入光明。一直藏有悲伤、痛苦记忆或创伤性事件记忆的儿童可能会第一次发现，他们可以当众表达这些记忆，并且会有人尝试理解其中的含义。儿童们善于交谈，交换各自的经历。治疗师需要怀有敬意地关注交谈内容并提出恰当的问题，把他们经历中的共同点联系起来，同时为他们做出榜样。

团体是个游戏场

团体利用并扩展了游戏的艺术，这不仅是语言层面的，还可能会借助于游戏材料，使孩子能够实践刚学会的人际交往能力。对团体成员中那些自我挫败的行为方式，如易于独占、破坏、控制他人、采取攻击或安抚的花招、针对某个人寻求强烈的依附关系、从合作互动中退缩等，治疗师应该在理解的基础上予以制止。在团体中，孩子们通过与治疗师直接的治疗性对话，或通过间接地看到其他孩子不同的社交技巧，有可能在社交情境中建立新的人际关系。

团体是面镜子

团体使儿童能够从别人身上看到自己。这可以使他们获得肯定，但有时也会引起焦虑，特别是当他们在别人身上看到了自己不想要的特征并准备予以攻击时。治疗师的干预措施可以帮助儿童认识到自己的性格特点而接受别人本来的样子。团体对儿童的集体反应也起到了镜子的作用，能够反映出儿童的自我形象，这可能不会像他们在家庭环境中获得的自我形象那么扭曲。

团体是个容器

通过在接纳与设立界限间建立的平衡，团体就做到了包容。团体的稳定性和可预测性减轻了成员的焦虑。存在过度控制问题的儿童会发现自己能够放松，也可以更大胆地表达自己的想法和情感。容易失控的儿童会发现，治疗师与整个团体给出的集体反应，二者联合起来的坚定能有力地激励自己重新获得掌控感并发展出新的应对机制。儿童团体常会攻击团体的界限，治疗师要始终保护这界限，这样做既避免了设置被频繁突破，同时也强化了儿童被包容的体验。

解释

解释，意味着把看上去无关的现象联系起来，以促进人们更加清楚地意识到某个特定问题的起因，这一技术在儿童团体治疗中占有一席之地。治疗师做解释，儿童们也相互做解释，他们的解释时而直率，时而尖锐，有时治疗师不得不用较婉转的语言重新措辞，使解释变得温和、委婉。

团体是个过渡性空间

团体降低了由高度焦虑驱动的行为，如多动、焦虑型依恋、对恐惧的回避行为以及冲动性攻击行为。始终如一的团体结构与团体内的外在空间（an external space within the group）相结合，为成员创造了表达自己的氛围，使儿童有可能发现新的、有想象力的表达方法。嬉笑的互动、对梦的讨论和以绘画的方式表现自我，所有这些技术都有助于儿童发展出在人际关系中更加深入地体验自己的方法。

利他主义的因素

即使身处逆境，人们仍表现出与生俱来的想要帮助别人的强烈愿望，这可能是团体作为一种治疗方法的独特之处。团体中的青少年知道治疗师期待他们自助和互助，这让他们感受到了自己的重要性、责任感，同时团体能够教给他们新的社交技能，其他治疗并不能引起这些变化。尽管孩子们身处困境而且相对依赖，但当他们发现自己有能力支持别人、给对方提建议，并且发现针对自己的问题的解决方法被其他人复制、赞赏时，他们的自尊就提升了。

带领儿童团体的技术

团体的开始

团体的首次会谈会给儿童留下深刻的印象，并为后来的团体过程定下基调。治疗师从一开始就应该表现得积极些，引导团体进程，有责任决定何处应该成为团体注意的焦点。治疗师节制的态度会增加团体的焦虑。治疗师不能依赖儿童们自发地把自己拼凑成一个团体。

治疗师不应允许团体出现长时间的沉默。治疗师可以对儿童个人提出开放性的问题来促进互动，如"上次我们见面后你过得怎么样？"它能促使成员讲述自己的故事，也使其他儿童能够自由加入，他们可以提问或发表评论。如果这些情况没有发生，治疗师可以把大家拉进讨论中。依次轮流对话是一个有用的技术，能帮助所有儿童在团体里发出自己的声音。将团体作为一个整体进行观察通常不会有什么结果，除非是在会谈快结束时，治疗师通过提问如"现在治疗快结束了，大家都有什么感受？"才可能会有效。治疗师要随时准备参与对话。当儿童以后能足够自信地维持他们之间的互动时，治疗师才能多些时间默想，但绝不能太久。

已经建立的团体

治疗师要辨别出儿童团体从"表浅"到"深入"的进步并不容易。这些概念本身对儿童来说具有不同的意义；相应地，治疗师也需要理解儿童表达自己精神状态时的语言。重要的个人问题可能在第一次会谈中就会被谈及，团体进程中的任何时候都可能出现重大的治疗转机。同样道理，团体进程在任何时候都有可能变得表浅或停滞不前。最终，应该由治疗师判断是否需要引导团体，直面团体正在逃避的问题。已经成型的团体有其自身的动力。儿童们明白他们参加团体就是来讨论个人情况的，他们通常渴望汇报自己日常生活中的变化。他们交换各自在家庭、学校中的经历和业余时间的娱乐，彼此给予慰藉与建议，其核心是孩子般的智慧与见解。治疗师应该随时做好准备，及时关照任何看上去变得沮丧或隔离的孩子或会威胁、扰乱治疗氛围的孩子。

以下是一个由12～15岁年轻人组成的门诊团体的第三次会谈，由一男一女两位治疗师带领。

朱莉：　　　（对治疗师们）你们为什么不给我们一个主题来讨论？

其他成员们：（起哄）对，给我们一个主题！

男治疗师：　那么好吧。"我周末干了些什么？"这个话题怎么样？

史提芬：　　实际上等于没说。

朱莉：　　　这有点儿像是在小学干的事。我们不得写下些像是在书本里出现的内容。我过去是谎话连篇的。

安德鲁：　　我实际上什么也没做。

朱莉：　　　那好吧，这个主题结束了。

罗杰：　　　无论如何，那不是个主题——它只是个问题或是一个说法。

女治疗师：　也许，我们每个人都要对我们所谈的内容负责。

罗杰：　　　那么我们得投票决定。

男治疗师：　好吧，如果是这样，我建议马上行动。

史提芬：　　我赞成。

　　　　　　（他们投了票，两位治疗师投了赞同票。）

朱莉：　　　（对男治疗师）你不可以投票。提议投票的人不能投票。

男治疗师：　对不起，你错了。议会里也是这么做的。

朱莉：　　　我不管议会里会怎么做，我要弃权退出了。

罗杰：　　　我也要退出。没来的人怎么办？（有两位团体成员缺席。）

史提芬：　　他们不受影响。他们不在这里。

罗杰：　　　是不是说我们都对团体负有责任？

史提芬：　　是的，我们中没有老大，我们每一个人都是老大。

罗杰：	（对男治疗师）你是老大吗？
朱莉：	（对男治疗师）你和 S 女士（女治疗师）都不是老大。
罗杰：	是的，他们是的。这就像女王和首相。女王比首相更有权力。
安德鲁：	我反对君主制。
史提芬：	我也是。我反对女王。（他们站起身，走到对方跟前握手。）
朱莉：	我想你们都错了。女王了解发生的每一件事情，因为她天生就能知道。
史提芬：	你能天生就知道吗？
女治疗师：	可能刚才的讨论中女王跟女人有关，而首相跟男人有关。当你们想到他们时，你们实际上想到的是你们的父母。
罗杰：	（对朱莉）你老爸都忙做家务吗？
朱莉：	我爸爸离婚了。不过他真的是个懒家伙。他经常回到家就坐在电视机前面，然后就让我们出去给他买烟，有时甚至几分钟前他刚刚经过商店。女人得做所有的活，女人得生孩子并一直带着他们。
史提芬：	在中国，男人会把孩子们背在背上。
朱莉：	这里不是中国。
史提芬：	女人做不了男人的工作……
女治疗师：	（打断了讨论）打断一下，朱莉刚才开始说了非常重要的内容，史提芬，你就一下子把我们带到了中国。
路易斯：	（对朱莉）如果你拒绝去（买烟）会发生什么？
朱莉：	你不要开玩笑了。他会发疯的。有一次，他把食物扔到我的脸上，用盘子敲我的头……还有一次他打穿了墙壁。
路易斯：	那你妈妈做了什么？
朱莉：	什么也没有做。她也是一样的坏脾气。如果我不吃光食物，她会用汤勺打我。
路易斯：	我爸会过来看看……我不想这么待着。我要出去。
朱莉：	（对治疗师们）你们不会对我父母说刚才我告诉你们的话吧？

男治疗师：	你知道团体里所说的内容是要保密的。
罗杰：	（对史提芬）如果你父母问你团体里发生了什么，你会怎么说？
史提芬：	我只会让他们管好自己的事情。我反正不会告诉父母我的事。
朱莉：	有一次，我去了一个30岁男人的住处……如果让我妈知道，我就不可能坐在这里讲故事了。我非常幸运，那个男人喝得太多了，什么事也没有发生。
路易斯：	我朋友的妈妈整天都醉醺醺的。如果她不出去买酒，她爸就会用皮带抽她。
朱莉：	我朋友的妈妈也是个醉鬼。
罗杰：	（对朱莉）她会出去买酒吗？
朱莉：	她不得不去……如果她不去，他就会打她。我想有个小妹妹，她不会骂人，也不会做任何可怕的事情。
男治疗师：	（对朱莉）对你来说，男性不太受欢迎。
朱莉：	如果你与6个女人一起长大，你会有什么样的感受？我长这么大，一直和女人打交道……我妈对我很好，我没什么好抱怨的。可这对我兄弟来说是个问题，他从小到大只能跟女人们在一起。

评论

　　男孩们表达了相互之间以及与男治疗师的团结一致。女孩们相应地认同了女治疗师。读者肯定能看出其他一些可以用来发展潜能的主题。两位治疗师选择在会谈开始的时候，一起加入"造反"对抗权威的游戏，然后他们较直接的干预加深了成员对个人家庭生活的披露。节选的这部分内容显示了团体成员面对痛苦时从集体谈笑发展到个人叙述的过程。最后，一位治疗师尝试做出解释，这有可能会促进团体的反思。

结束团体

　　在缓慢开放的团体中，节假日中断治疗为儿童们提供了机会，以思考自己与依恋和依赖有关的情感，并为最终结束治疗进行预演。一个很好的做法是治疗师在团体开始时发给每名儿童一张时间表，并在上面标明团体会面与间断的日期。

如果成员在团体中有好的体验，那么我们可以预见治疗结束时团体的气氛会略带悲伤。治疗师要帮助孩子们彼此分离，方法是提前认真地考虑、讨论治疗的结束。对儿童来说，重要的是他们可以谈论结束后将会想念谁和想念哪些事情、在团体体验中他们的收获是什么以及团体如何能变得更好。有时候预期治疗结束会激发成员既往的焦虑，治疗师可能会沮丧地看到一些儿童在最后时刻开始有更多的需求，退回到较不成熟的自我表达方式，但这种情况一般是短暂的，很快就会被成熟的告别所取代。

儿童团体治疗中的关键时刻

团体中的一些关键时刻有可能给治疗带来便利，也可能发展成糟糕的体验让团体进程倒退。

出现令人沮丧的生活事件

团体中充满了各种故事，这些生活事件令人沮丧，也正是这些问题把孩子们带入团体治疗中来。儿童们直率地谈论家庭问题、虐待、躯体的或精神的疾病、夭折或创伤性的死亡。与这些叙述有关的情感是羞耻、内疚、害怕、悲伤以及愤怒。

当一个孩子开始讲述这样的故事时，别的孩子会将所听到的内容与自己的内心世界相联系，私下里试图与自己的经历做比较。有的人会给予支持性的评价或分享自己的故事；而另一些人则可能会用转移注意力的战术，试图让自己保持距离。此时此刻，治疗师需要特别积极，通过共情性地倾听、提问和点评来促进团体过程的流畅进行，但同时要认识到团体在获得较大的安全感之前，还需要继续使用一些保护性的屏障。

攻击性行为

儿童能敏锐地意识到他们之间的异同点。儿童可能从其他人身上看到自己不喜欢或不赞同的一些性格特质，这可能正是镜映了他们自己所隐藏的那些特质。这一点可以从公开的批评和从运动场上学来的任意的攻击行为中体现出来，如戏弄、模仿、责备、挑战、拒绝合作甚至人身攻击。治疗师必须迅速干预，如果需要的话，甚至可以使用身体来防止儿童间的伤害。这样的反应在当今诉讼盛行的社会里具有一定的风险，治疗师需要仔细记录并在督导时进行讨论。治疗师最好一开始就对挑起事端的儿童进行工作，直到他能平静下来。治疗师允许争论或冲突升级并不能帮助团体成员，这会导致一名或更多的成员脱离团体。治疗师也不能期待团体管理好自己，这应该是治疗师独自完成的任务。当团体更加具有反思能力的时候，可以让团体思考攻击的来源。

替罪羊现象

儿童随时准备诉诸替罪羊。那些把世界看作充满愤恨和迫害的儿童，解决生活问题时会陷入对他人的指责，更易于给团体中脆弱的成员戴上替罪羊的帽子。特别是那些有过被剥夺和虐待经历的儿童，需要在轻视他人的基础上建立自尊，他们的自尊并不稳定。

团体成员会隐秘地寻找替罪羊，有时在不知所措的治疗师做出干预之前，它就以燎原之势蔓延开了。寻找替罪羊有多种表现形式，如坚持忽略某人，给其贴上有病或另类（"不是我们中的一员"）的标签，或是认为其有危险的或邪恶的意图。要终止这一过程，治疗师必须让自己与那个替罪羊结盟，共同面质那个主导替罪羊过程的领头人，让团体面对他们向替罪羊所投射的内容。然后治疗师要着眼于替罪羊和其他人之间的相似之处进行工作，最终帮助那个替罪羊回顾自己在这一过程中所起的作用。如果替罪羊现象占上风，成为替罪羊的那个孩子从团体脱落，可能大家会感到些解脱，但这一模式还会在团体中继续，这样的循环很可能还会出现，除非有人去面质它。

治疗团体中出现的同伴团体现象

戏弄

戏弄是一种暧昧的沟通方式，游走于喜爱与攻击之间，其影响往往可以持续到成年后的生活。它是一种有益的社会功能，教给儿童嬉戏般的互谅互让的艺术，并且帮助那些处于团体边缘的成员遵守团体的习俗。但是，戏弄具有施虐的性质，表现为欺凌与替罪羊现象，结果可能是某个敏感的儿童因此而离开团体。对于替罪羊现象，治疗师必须迅速干预，首先要打断这一过程，随后帮助团体思考其意义。

> **案 例**
>
> 一位13岁的男孩加入团体，带着剃须后搽的润肤水的味道。另一个男孩因此叫他"猩猩"，其他孩子们也像回声一样哄闹起来。还有一个孩子取笑他柔弱。治疗师参与进来，让带头攻击的孩子讲讲自己被别人起绰号的经历，然后治疗师也请其他人讲讲类似的经历。这使团体开始讨论各自在家中戏弄与被戏弄的经历，所有的人都参与了讨论。

开玩笑

像戏弄一样，开玩笑也是一种有益的社交技巧。儿童团体常常因为讲笑话和俏皮话而受到攻击，但这些可以转变为治疗的优势。笑话提供了机会，开启了诸如疾病、残疾、性以及种族划分等禁忌的话题。如果笑话被用作传播偏见，那治疗师必须马上挑战这种做法。而对于戏弄，治疗师应该探索开玩笑的人在玩笑背后隐藏的假设，并且在整个团体范围内对这部分内容进行探索。

行话

儿童与青少年的语言常因一些口头禅、脏话而变得辛辣，而且一些日常词汇在青少年的小世界里具有完全不同的含义。俚语有助于保护团体文化免受外来侵犯。他们私底下可理解话语的含义，把不了解话语含义的成年人排除在外，从而感到自己有力量。当这样的表述在青少年治疗性团体出现时，治疗师应该要求他们翻译。这样做是要呈现治疗师与团体之间的差异，并把它与接纳和排斥相联系。

青少年团体的特殊性

青春期是一段采取极端姿态、装腔作势的时期。青少年心智上总是特别倾向于理想化与贬低，特别是遇到明显的压力时这样的表现会更加突出，表现为对大众喜爱或反对的英雄们的强烈认同，常与主流文化对立而建构出一套"好"或"坏"的亚文化价值体系。

青少年治疗性团体会复制这种姿态，治疗师必须不断地应对一系列极端事件，其中不少发生在团体的边界甚至团体之外。侵入团体成员的物理或心理空间，在团体治疗室内外制造破坏或分散他人注意的举动，这些都是对治疗师权威与真诚善意的挑战。青少年对于性问题与性身份的过分关注经常通过否认潜在的不安全感与焦虑，以攻击或挑衅的方式表现出来。治疗师必须发挥主导作用，从这些防御性的举动中翻译出它们真正的含义，开启现实的、反思性的团体讨论。

带领团体的理念就是立即终止可能会破坏团体的事件，并引导团体进程去寻找这些事件的起源和意义。治疗师灵活地游走于面质与支持之间，在团体内放大建设性的力量，并且把付诸行动转变成自我反思。

儿童团体的协同治疗

儿童团体可以有效地由一个人带领。但如果有两位团体治疗师会有一些优势，特别是当团体的焦点为某一障碍或残疾的时候会更有帮助，例如其中一位治疗师具有这方面的专科知识（一位儿科医生或健康随访员），另一位治疗师受过团体精神动力学方面的训练，知道如何对团体进行观察和探索。另外，对某些团体来说，团体治疗师的性别会是个问题。例如，对于遭受过男性性虐待的女孩，团体中至少应该有一位女性治疗师。

选择协同治疗师的进一步优势在于它为儿童展现了两个成年人的合作方式，并为他们面对问题时如何解决分歧树立了榜样。这为儿童提供了矫正性情感体验，他们以往会把不同意见升级为冲突、暴力或家庭混乱。儿童也喜欢听到自己的问题被两个成年人全面地讨论。

第 18 章

从团体分析角度看家庭治疗

好吧，格雷戈尔，昨天晚上你经历了一场内心的斗争。
今天早上当你醒来时，发生了什么？*

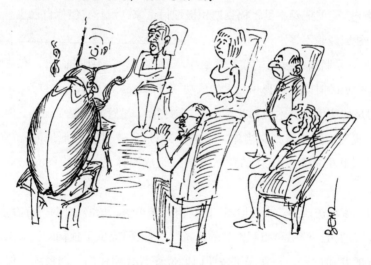

不要告诉母亲我活在罪恶之中，

不要让家中的长辈们知道，

不要告诉我的双胞胎兄弟我拿杜松子酒当早饭，

他会受不了这样的打击。

——A.P. Herbert,《不要告诉我的母亲》

---

* 卡夫卡的《变形记》的主人公的家庭治疗。——译者注

家庭毫无疑问是一个团体，它跟那些由治疗开始前陌生人组成的分析性团体一样会受团体动力的影响。出于同样的原因，家庭治疗是小团体形式的团体治疗。但是这两种团体在许多方面存在着巨大差异，因而这两种形式的治疗各自发展出了完全不同的技术和培训方法也就不足为奇了。

团体分析理论对家庭治疗的贡献

有没有可能以团体分析的方式来讨论家庭治疗？福克斯在他的文章中对家庭治疗只做了简单的述评。他认识到家庭是一个"生命团体（life group）"，一个自然发生的关系网络，他称之为"丛（plexus）"，成员们相互联系、相互依赖，这一点至关重要。尽管福克斯积极地讨论家庭治疗，但他自己也承认，他在这一领域经验不多。

"我只是断断续续地做些家庭治疗，"他写道，"相比较而言，有些时候可以在非常短的时间内取得相当大的成功"（Foulkes，1975，p.13）。

但是他使用的技术我们并不清楚。他指出，尽管家庭是个团体，但这并不意味着我们需要始终把它当作一个整体去对待。"相反，"他说道，"在这里，任何时候我们都是在团体的背景下治疗组成团体的个体"（Foulkes，1975，p.14）。

他对家庭访谈中"心理诊断"的价值充满热情。核心家庭，"存在亲密的、互相连接的相互作用和相互影响的系统"，给人们提供了独特的机会来研究超越个人的互动过程，并发现了按照时间顺序代代相传的互动模式。但福克斯相信，这样的研究必须在儿童期显现出个性后才能进行。他写道：

> 对原生家庭的研究最好是在儿童差不多接近青春期，甚至到成年后的晚些时候再进行，那时人们可以清晰地知道生他、养他的家庭主流环境是如何影响、塑造他们的（Foulkes，1975，p.16）。

这种令人好奇的以成人为中心的家庭治疗方法对家庭治疗师没有多少吸引力，他们中的绝大多数对儿童进行工作，对他们来说，与儿童和家长同步交流的技术是家庭治疗的最重要的因素。在对家庭治疗充分肯定之后，福克斯退了出来，把工作留给了自己的同事罗宾·斯金纳，由他来发展出专门针对家庭治疗的团体分析方法。但是福克斯的确说到了一个核心问题，并对家庭治疗技术有着深远的影响：家庭作为一个团体，与团体由从未谋面的个体组成，治疗在此"陌生人团体"中开展——这一理想标准——相矛盾。

更进一步来看：家庭在见到治疗师之前就早已是建立好的团体，不像陌生人团体那样，其构成人员是由治疗师安排并且成员已准备好参加团体分析，团体成员在治疗开始前互相都不认识。家庭团体有组织、系统地共同生活在一起，他们来治疗时早已怀揣着一系列现成的对抗改变的防御方式。家庭成员被赋予什么样的角色，每一个家庭对自己所编织的神话，都体现了几代人的影响，甚至是几个世纪的传承。用治疗术语来说，家庭通常呈现在治疗师面前的是其中一位被命名为"问题"的成员。而另一方面，在陌生人团体中没有哪个成员为了团体而背负症状，所有成员都带着自己的症状，而且所有的人都被视为在团体内有着相同的潜在力量。

这些差别有助于解释这两种形式的治疗技术之间的差异。许多家庭在治疗中呈现出的危机气氛、成员间不同的发展水平与动机态度的杂糅，都意味着家庭治疗师需要争分夺秒地引起改变。而治疗师精心地召集、组成的陌生人团体，不受过去共同经历的约束，是一个立即就能良好运行的团体。尽管成员有烦恼，但最初还是能容忍、克制住，稍后才会在整个团体分享。因此，成员参与治疗的步伐可能会比较缓慢，因为在治疗的早期阶段所有团体成员间相互缺乏了解，人们首先需要减少因不熟悉而产生的焦虑（因不是在自己家里而产生的焦虑）。

精神分析与系统理论的整合

在福克斯的理论中我们可以看到团体系统论方法的萌芽。斯金纳对此做了进一步阐述，整合了系统论与精神分析发展理论，在此基础上提出了家庭治疗的团体分析模式。系统论思维在团体分析中发展相对不够成熟，但却对家庭治疗领域有着深远的影响。它催生发展出了高度特异化的干预方式、技术与实践学派，这一切都是基于一个概念，即家庭是开放系统的原型。

在20世纪七八十年代，主流家庭治疗师们拥戴系统式思维，把它作为家庭治疗的核心方法。系统式与结构式家庭治疗方法把家庭中的人际结构与它们此时此地的互动作为主要的治疗内容 (Minuchin and Fishman,1981; Hoffman, 1981; Haley, 1976; Palazzoli et al., 1978)。充分发展的结构式、系统式与策略式家庭治疗占据着主流地位。人们发展出一系列的治疗技术，以积极的、经过精心设计的、精确计算般的干预措施为基础，对功能已经失调的家庭系统产生影响。这些学派的家庭治疗仿佛把治疗师牢牢地固定在驾驶座上，给他们颁发运用直接、"正面的"技术或者必要时使用独创技术的执照，来消除源自家庭的强大而多样的对改变的阻抗。

精神分析取向的家庭治疗师倾向于更多地聚焦于家庭史方面，如尚未完成的哀悼、以陈旧家庭理念为基础的代际传递以及未能度过的家庭生命周期中的关键转变。斯金纳把精神动力学的思维方式融入了系统式的理论框架，保留了强调此时此地，但尊重个体发展过程的重要性以及移情与反移情作为治疗工具的价值。

家庭治疗师作为家庭团体的局外人

福克斯学派相信，在绝大部分时间里，治疗师可以信任团体作为一个整体来承担治疗的任务，但这一信念并不适用于家庭。陌生人团体为自身提供了社交小天地，治疗师可以相对不那么引人注目。但在家庭治疗中，治疗师面对的是一个庞大的、功能失调的团体，他肩负重任，成为社交现实中唯一的中介。治疗师独立地为家庭举起一面镜子，不时地调整角度，为家庭揭示他们功能失调的沟通模式。正是家庭治疗师独自一人，在没有帮助的情况下，不得不执行为实现治疗改变而设计的大量任务，而在陌生人团体中，成员们乐于共同承担这些任务。

家庭治疗师不仅要独自一人去处理这些任务，他也很容易受到家庭的排斥。如果考虑到团体的动力在治疗师"加入"家庭团体前就已形成，我们就会发现家庭团体与陌生人团体形成了显著的对比。严格来说，陌生人团体是由治疗师介绍加入的个体组成的团体。从这个角度来看，我们也可以说与"加入"

陌生人团体的治疗师相比，"加入"家庭的治疗师更明显是个外来者。因此家庭治疗师必须使尽浑身解数来对抗这种排斥外来者的团体动力，而外来者通常首先指的就是治疗师。

　　家庭治疗师被孤立的风险总是比较高，因为治疗师"加入"团体的时机不好，换言之，一个家庭在生命周期中面临压力或危机的时候，在潜意识中总会去寻找替罪羊。除此之外更重要的是，这个新成员，即治疗师，担当着团体中领导者的角色，想要告诉家庭如何改变，尝试挑战团体根深蒂固的运作模式，给家庭建立一系列新的规则。治疗师不仅是这个团体的"新"成员而且也是团体的领导者，即使在最有利的情况下，这也是一个危险而不稳定的位置。这个"新"成员（领导者）将不断挑战家庭这个团体早已根深蒂固的运作模式，并且不得不去面对每个家庭成员所热衷的防御机制。然后，每次治疗结束后，治疗师与家庭分道扬镳，让家庭能继续以团体的方式互动，留给他们足够多的时间来重新表现出其长久以来的沟通模式，并且决定是否接受这个讨厌的新加入的成员。家庭治疗师所在的位置非常容易成为替罪羊或遭到整个家庭的排斥。如果一旦发生这样的情况，说明实际上这个家庭不能很好地参与治疗。

　　与替罪羊现象相比，另一种危险为理想化，这种状态同样不稳定，而且当团体不现实的期望被挫败时，就会悄悄地转为替罪羊现象。家庭可能赋予作为外来者的治疗师不恰当的权力，并选择处于相应的无助与顺从的状态。从反移情的角度来说，治疗师可能会感觉到被引诱着对家庭问题给出戏剧性的解决方案，但这只会被他们潜意识中的不妥协击败。成功的家庭治疗常常取决于治疗师是否有能力卸下家庭投射给他的权力，能否激发出家庭自身的改变力量。

对替罪羊角色的创造性运用

　　罗宾·斯金纳注意到，治疗师有意识地接受替罪羊的角色的做法具有治疗作用，借用它一会儿，随它去，似乎就能减轻此前被家庭命名为替罪羊的那个成员的痛苦。斯金纳认为，治疗师由于善于表达、独立于家庭之外并且具有权威性，这样的强势地位应该承担起替罪羊的角色并且利用它去反击、对抗来自家庭的各种投射。要想让这样的行为成功，治疗师首先得站在被指定的替罪羊这边为之说话，吸引火力，然后运用自己专业身份的内在权威性把来自家庭的各种投射还回去并重新分配。这包括治疗师需要帮助父母去理解孩子的问题行为其实是一种沟通的方式，这种技术可能一开始看起来像是治疗师无条件地站在儿童这一边，但只要能在家庭内产生一点点的理解，就会让其他家庭成员能够领会他们自己在这个过程中所应承担的那部分职责。

识别出家庭中缺失了什么

治疗师带着分析性的态度倾听家庭成员的诉说，开始感觉到一些要素缺失了，而这正是引起家人功能失调、出现症状、让整个家庭苦不堪言的原因，且家庭试图让治疗师来提供这些要素。这些要素可能会像"权威""容纳""施以父爱"或"施以母爱"一样令人难以名状。在反移情的范畴内，治疗师体验到依附于这些要素的情感，开始意识到要补偿家庭所缺失的内容而带来的压力。对于替罪羊现象，治疗师要暂时"接收"症状，把它作为前奏，然后通过与整个家庭的互动，再把它交还回去。

同时与儿童和家长进行沟通

儿童与成人处于同一个治疗性设置内，这决定了家庭治疗师要面对的情况更加复杂。因此治疗师需要记住的是，在与儿童、家长的交流中要考虑到儿童、青少年与成年人不同的发展阶段，并想到他们之间的交流是在危机四伏的情况下进行的。这需要治疗师具有专业实践方面的能力，包括对儿童期语言与逻辑、游戏与活动的理解，以及把受发展规律控制的交流模式解读为家庭内部以及家庭与治疗师之间有意义的信号的能力。因为年幼儿童常通过儿童期认知的固有逻辑，用绘画、游戏与人互动，所以团体分析师运用隐喻与象征性语言的能力将在家庭治疗中大有用武之地。

家庭治疗中的镜映与共鸣

陌生人团体中一个重要的治疗因素是团体所提供的镜映功能。团体成员从其他成员的反应中看到并开始意识到自己所隐藏的那部分内容。团体整体可能会对成员个人反馈他们之前未意识到的部分。团体成员共享的身份和共性随着时间逐步显现。功能失调的家庭像一个荒诞扭曲的镜子，只能映照出丑陋的影像或被时间冻结的影像，它把逝者的特质强加给活着的人，把年轻的变成衰老的，把衰老的变成年轻的，或者像个吸血鬼一样根本不能反映出任何影像。家庭可能会集体无视自己具有多方面内涵的身份。

　　从某种意义上来说，治疗师是一个面对着家庭的镜子。对于一些家庭，特别是那些隔离的、无视情感交流的家庭，治疗师的镜映作用尤为重要。治疗师可以在一开始简单地描述他所看到的，之后加深沟通互动来反映家庭交流网络中那些被隐藏的意义。

　　要产生共鸣，就需要治疗师深入家庭里占主导的交流模式之中，以便被家庭接纳。在陌生人团体中，每一次交流都能在团体矩阵的某个层面产生共鸣，进而有机会在任一层面开启沟通交流。在家庭治疗中，当治疗师能把自己融入这个家庭所使用的语言和表述方式，使家庭成员更易于表达之前从未能表达过的想法或情感时，共鸣就发生了。听上去治疗师就像一个音符，在家庭中回响，而且还敲响其他的音符。可能治疗师不得不快速地把镜映和共鸣作为治疗的技术引入家庭内，而在陌生人团体中，治疗师需要花数周或数月时间来慢慢推进这两个技术，这个过程对所有的团体成员都会产生影响。

让家庭能够讲述自己的故事

　　对许多家庭来说，集体向陌生人讲述他们的故事，这一行动本身就有治疗作用。许多家庭坦承如果没有外人在场助力，根本就不可能做到这些。他们带着感激之情谈论讲述故事的意外收获，这是他们第一次能够说出自己长久以来保持沉默的问题，这些问题之前或被扭曲成尖酸刻薄的话语，或形成各种症状。召集家庭的陌生人具有权威性，某种意义上能够迫使他们公开地讨论问题，有效地激励他们去改变。但是，这需要治疗师仔细安排问题的次序，要包括所有的家庭成员，特别是儿童与青少年，因为他们太容易在成人的会谈中被排除在外。为了让家庭中不善言辞的成员加入，治疗师可能不得不采用一些试验性的话语，比如一些推测或假设性的句式，来引出他们的同意、否定或详细阐述。

家庭会用许多伪装来呈现他们的故事。对于一些家庭来说，他们的故事始于目前的人际关系困难；而另一些家庭，他们的故事的第一章位于过去，是一次丧失，或可能是一次创伤性事件。治疗的情境迫使家庭成员互相倾听，这对他们来说可能是有生以来的第一次。父母常常会吃惊地听到孩子说出对家庭生活的恐惧、希望和看法，或者披露了被父母忽视或遗忘的有关家庭事件的记忆；相反，当父母讲述家庭里的神秘之事或被秘密掩盖的往事时，孩子们也都会洗耳恭听。

对一些家庭来说，仅仅讲述家庭故事这一举动就足够了。这些家庭的内部冲突程度相对较低，人们尝试着与过去的创伤性事件达成妥协。对于那些努力整合新的家庭成员如继父母或继子女的家庭来说，他们需要的就不仅仅是讲述故事的讨论会，他们面对的是重建家庭过程中伴随的无法避免的家庭内部的紧张不安及冲突，他们需要学会一些应对策略。

对充满冲突的家庭的干预

在陌生人团体中，有时团体成员之间会迸发冲突。治疗师可以通过对冲突双方背后移情关系的分析来建设性地处理。但对家庭治疗的温室而言这似乎是奢谈。在许多家庭中，人们通常以情感爆发或者诉诸言语或身体攻击的方式来处理家庭内部冲突，虽然这种做法不那么有效且毫无意义。治疗情境对此有反向的作用，但治疗师仍然需要使用一些策略，如给出处理方法或者安排任务，以改变家庭内的人际氛围。只有这样，家庭才能开始探索他们行为背后的心理动力性起源或移情的含义。

亲密关系的分离

对丧失敏感的家庭经常会发展出一种过分亲密地建立关系的模式，这在局外人看来显得过度保护并且具有排他性。这种情况可能发生在二元关系内，如母亲与孩子，或者当家庭作为一个整体与外部世界建立联系的时候。这样家庭内部的凝聚力常形成压迫性地亲密的、相互依赖的关系，在这种关系里的人们害怕并避免健康地表达愤怒。出于同样的原因，家庭成员的个性被抑制，内在自我被侵扰，相互之间通过强烈的情感绑在一起，使大脑对思维的次级加工过程能力受限。若以系统的语言来说，这些家庭或二元关系的边界变得相当难以渗透，由此减少了家庭与外部世界的沟通交流。以动力性的观点来看，在这种家庭中投射和分裂随时在发生，制造出一种强烈的"自己人—外人"的动力，这使得治疗师难以参与整个家庭生活。这样的家庭易于制造出与回避冲突有关的症状，例如恐惧性焦虑状态和心身问题。要想加入这样的家庭，治疗师必须帮助他们说出负性情绪，并让他们在支持性的氛围里体验到说出情绪后产生的结果。

家庭秘密的症状学本质

由于害怕公开信息所带来的破坏性后果，团体成员有时会故意保留信息，这就制造了一个隔离区，干扰了团体沟通交流的网络。患者的紧张、不安构成了一道屏障，把因被隔离而表现为症状的部分与家庭的其他部分隔开，患者的一些想法和幻想越过这个屏障投射出来。陌生人团体中的成员各自保留着自己的秘密，直到他们的压力水平下降到足以让他们感觉到安全时才会说出秘密来。这个过程可能会需要经年累月，或者根本就不可能发生。羞耻感与内疚感以及害怕被惩罚的感觉可能会占上风，但治疗师必须努力坚持以消减症状。至于秘密，治疗师要谨慎地分析围绕着秘密的恐惧和氛围，在这种氛围中团体成员一般都会有羞耻和内疚感。

在家庭中，对于披露秘密人们会产生接近现实情况的幻想，幻想着这样做会造成家庭成员人际关系上的鸿沟或造成家庭的瓦解，使人们更深地体会到说出秘密的危险。人们会有意识地、顽强地守护涉及家庭成员的安全或幸福的秘密，如虐待，治疗师可能不得不去搜寻无意识层面的线索，不仅要发现秘密的本质，还要找到打开秘密的钥匙。

多个家庭的治疗

多个家庭的治疗，即几个家庭聚集在一起接受治疗，是一种强有力的产生改变的治疗工具，治疗师需要借鉴陌生人团体治疗与家庭治疗的技术。在实践中，最理想的团体规模是有3或4个家庭，有12～20人参加。在我们的经验中，基于传统的团体分析工作坊形式设计的工作模式取得了令人满意的效果，这种模式是在一天中安排多次会谈，有与父母和孩子们分别进行的会谈，也有所有家庭全体成员一起参与的会谈。

多个家庭的治疗是对以领导者为中心的模式要求非常高的治疗形式。它要求各个家庭相互介绍，参加治疗的每个孩子都发出自己的声音。开始时治疗师可以用轮流发言的技术，收集"安全"的信息，如列出一张建议讨论的话题与想要改变的清单。在白纸板或公示板上写出这些内容有助于每位成员聚焦于自己以及他人的观点。团体讨论一般可以从这个平台开始，然后很快进入亲子关系的议题，在以陌生人团体的模式化开场之后，不同家庭的成员互相交流比较各自的治疗历程，互相支持并提出各种建议。分开进行的父母团体与儿童团体可以互为补充，为全员参与的团体治疗提供工作素材。多个家庭参加的治疗可以安排成一次性活动，如围绕某个特定的养育主题，或者可以安排持续数周或数月的短程活动计划。这种模式可以同样应用于住院患者、日间病房患者和门诊患者的设置中，它对成人患者和儿童患者都同样有效。

第19章
团体分析在非临床设置中的应用

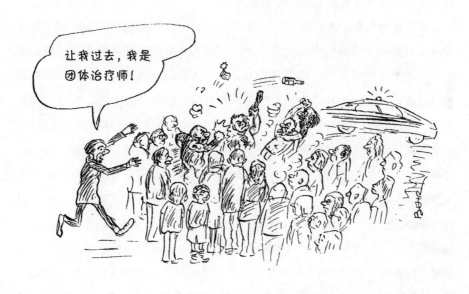

系统性思维与实践的出现给人们提出了一个根本性的问题，这一问题在20世纪前半叶的个体主义观点中被想当然地默认：当治疗师面对一个系统，如一个家庭，或一个清晰表达的实体，如一个组织，究竟谁才是"患者"或"咨客"？专业人士与咨客之间的契约本质受到了详细审查。在家庭治疗领域的临床实践里，它首次成为人们关注的亮点。而此前人们所认为的——问题存在于个体，所以应该对之治疗的——传统观点受到了挑战。在非临床设置中产生了一个相关的问题。团体分析在这个领域做出了自己独特的贡献。现在拉尔夫·史戴西在赫特福德郡大学创立了系统的团体分析专业训练。史戴西是一位团体分析师，他发展出了一套建立关系的理论，对系统性思维与精神分析决定论提出了挑战。他探讨了复杂的反应过程，认为人与人之间的意识与潜意识层面的反应和姿态影响了人们之间的交流（Stacey，2001）。

越来越多的组织机构如消防队、市政服务机构、学校、宗教团体和志愿者组织都来寻求团体治疗师的帮助，希望通过他们的专业帮助来保持自身组织机构的良好运作。当今创新与快速变化的风气常给人们带来更大的压力，而这会导致缺勤、过多的病假、迟到或过快的人员变动，而所有这些又会威胁到机构的有效性或利润率，或两者皆有。

团体分析视角的核心在于沟通与关系，当机构不能正常工作时，似乎很适合用来调查问题并提供可能的解决方案。绝大多数团体分析师在机构中从事团体工作与咨询时发现，他们需要对在临床工作中学到的技术和焦点做相当大的修改。其他分析师认为他们的干预与最终目标没什么分别，最终目标是"在两种情况中，治疗师的任务是允许产生真正的新意，它对团体成员有利，对他们在团体中所扮演的角色有利，也对团体的任务有利"（Rance，2003）。然而其他人的观点是有必要着眼于权力关系、政治与文化背景，而少关注人际间与个人内部的现象（Wilke and Freeman，2001）。无论实际情况怎样，对我们来说，机构中团体分析的特殊性在于，"谁才是咨客？""我和谁签订了专业契约？"之类的问题会对团体分析的过程和内容均造成影响。这不是简单的"谁花钱，谁说了算"的问题。很少有团体分析师会同意按照违背其职业操守与伦理规范的方式工作，或者接受安排给他们的任何任务，除非是因机构中团体成员的需求。成员提出需求是因为有压力，压力问题会导致直接的冲突，让团体分析师感觉被召唤来是要发现与解决那些冲突。

压力问题与潜在的功能失调可以通过一系列事件表现出来：重建组织架构，改变管理方式，有计划的或突然的裁员，财务压力或破产的威胁等。在公共服务领域，从业员工们潜在的不满与感受到的压力大多数来自新法规的出台、工作情势或要求的重新定位和改变。在所有这些情况中，重要的是分析师在与指定的团体见面前就应清楚无误地理解约定的团体分析的内容，包括了解以下问题：是谁决定了团体的构成？参加者在机构内的地位和职责是什么？他们参加团体是强制的还是自愿的？机构中的各级领导会参加团体吗？

　　然后治疗师需要考虑的是人们参加团体的目标是什么？有的目标显而易见，有的则是隐性的。明显的目标可以是改善员工福利、减轻压力、减少病假与旷工、提高生产力、解决亚团体之间的矛盾冲突（等）。至于隐性目标，治疗师有时不得不巧妙地把它们套出来，因为不太可能把它们公开地写在治疗合同里，即请来团体分析师是为了接手管理者的麻烦与责任吗？或者是为了解决掉讨厌的人？抑或为了提升机构关心员工的公众形象？

　　这些问题及其答案是分析师开展团体工作的基础。但是，即便团体分析师尽其所能掌握了所有的信息，团体分析所固有的忠诚与保密的问题将持续贯穿整个治疗。机构的和机构中个人的需要将会在不断变化的人物—背景丛中显现出来。团体分析师的目标是把两者，即机构的要求和团体成员的最优福祉与成就，带入一种沟通的模式中，这对所有有关的人来说都是具有创新性和创造性的经历。

　　在团体的对话中，总有人会说出个人在职场中所表现出来的需要或问题，但并不是职场导致了这项需要和问题。这引诱着团体分析师转变为治疗师，引诱团体朝着治疗性团体的方向发展。如果这种转变成功了，就会破坏团体以任务为中心的定位，而无法提供适合的帮助。较好的做法是对冲突或问题命名，并引导成员个人找到适合的帮助，如咨询服务。也许，团体分析师的工作中心应该是促进与职场有关的各种想法、感受、希望、恐惧以及失望的自由悬浮式交流。这应能够让团体成员在机构的组织架构中更清晰地看到自己，认识到潜在的权力斗争与冲突地带，通过与他人的交流增强建设性、创造性地解决问题的能力。团体的最终目标是引导机构发展出人际关系的语言。在管理层与团体成员之间的任何冲突中，团体分析师都应具有接纳性的态度，但同时要保持中立。所有机构团体工作的目标都是如此：促成沟通和创造性的对话，在机构的环境里建立参与性的人际关系。

开始阶段的信息收集

　　团体分析师在开始工作前，究竟需要收集多少有关机构的详细信息？与临床上或治疗中遇到的情况不同，即来访者在初次会面之后有可能会参加后面的治疗并持续一段时间，在机构中与咨询师最初接触的人不一定参加后续的活动。因此，我们可以把与机构一起工作看作：初级阶段的信息收集活动之后跟着团体活动，这两者在动力学上互相关联。团体分析师进入这一特定的场，机构可能会提供一些信息，如现有的组织架构和目标、机构的历史、员工们如何建立上下级关系与非正式关系、目前存在的问题等。正是这些问题为分析师提供了组建团体的线索，咨询工作将围绕这些线索展开。从这个意义上来看，机构的愿望与咨询师判断的为实现有效干预团体所需具备的设置，二者必须匹配。哪些人员必须加入或退出团体？是否会期望咨询师在一天工作结束之时做出最终判断？应该把它以何种形式、何种设置交付给谁？这些基本的问题都会决定团体工作的成败。

对助人行业人士的咨询

为助人行业、志愿者机构或宗教组织的人员举办的团体有其自身的特点。团体成员通常熟知治疗的语言，能很好地表达出来自工作与职场的个人需求。这些行业的从业人员在日常工作中常常会遇到需求强烈或被剥夺的来访者，很容易被他们的抑郁或愤怒所侵扰。为这些员工组建的团体为他们提供了一个空间，在这里他们可以分享自己日复一日背负着的情感重担。这会要求团体以更接近体验式团体的方式进行。但是，团体分析师通过干预性的工作，把明确的解释与注意力都引向团体叙述得以发生的语境，即职场，以免变成了治疗性团体。

在上述咨询中，有一个细节非常重要，那就是咨询的场地。一旦决定团体在哪里进行，团体成员就不得不去调整现实性的与神经症性的愿望，使二者协调一致。例如，一些机构非常想邀请做团体工作的咨询师到他们那里去，理由是他们的员工实在"太忙了"，抽不出时间去别的地方；或者，他们可能想要让访客看到他们不得不在艰难的处境下履行职责。在机构原地进行的咨询能使员工们感到被理解和支持；但是，在机构的地盘上进行的咨询工作更可能遭到潜意识层面的干扰破坏。与之相反的是，一些员工乐于有机会离开工作场所，前去拜访咨询师。在工作环境外获得喘息的机会，有助于人们置身事外，用反思、创新的方式思考。而人们在参观了咨询师所处的环境后，咨询室的宁静、有空间、没有干扰与他们自己的工作环境形成了鲜明的对比，这可能会激起来访者的羡慕和嫉妒，治疗师必须要正视这一点，以使团体能够充分参与到咨询工作中来。

对高层和领导层的工作

　　管理者与高级员工在运用团体方面可能有其特定的问题。请一个外人来检查机构的内部问题所激发的恐惧，与病人将要接受医生检查时所感受到的体验类似。人们的恐惧、怀疑以及决心维持对局面的掌控，都表明可能需要分析师逐步与机构打交道。机构内领导力的类型值得关注。勒温学派原创的分类如专治型、民主型以及放任自流的领导风格在心理学上仍是有效的。这些分类本身没有好、坏之分。更确切地说，每一种类型都合乎领导层所要完成的任务。咨询团体的分析师必须把在临床训练与实践中所获得的先入为主的观点放在一边，允许机构按照自己的需要和目的，把领导力类型定义为是具有建设性的还是有潜在破坏性的。自1995年马林纳·斯派洛在伦敦的团体分析研究所召开"工作会议"*以来，人们一直在探索有关团体分析式的咨询、顾问工作。人们不是谈论而是已经在小团体和大团体里体验到了领导力、权威与相互依赖的问题，并且对把这些问题带到工作会议上去讨论的益处做出了评估（Spero，2003）。

　　领导力类型的一个有益的指标是信息流通系统，机构内的高层与底层通过它传递信息；另一个是团体的设置在多大程度上被用于促进机构内部的交

---

*　"工作会议"特指为公众、私营和非营利部门的领导者和组织机构的咨询者设计的会议，目的是：

- 深入理解个人、团体和组织机构的动力及其如何影响到对目标的实现；
- 就自身领导力而言，能够感受到自己更强大、更具韧性、更能胜任领导角色；
- 理解如何更有成效地与员工相处，因而能够创造并支持健康、有效的机构文化；
- 具有对内、对外合作的新技能；
- 带到会议上的恼人问题得到解决或取得进展。

——译者注

流。团队的概念以及与之相关的"团队精神"与"团队建设"的美德，是机构刻意给出的概念，后者尤其得到卫生保健与商业机构的自吹自擂，也许还会吸引团体分析师为促进这个过程而提供服务，它也被视作衡量机构健康与否的一个指标。

机构中的权力问题

权力的问题常会在管理层与员工之间、在他们所处的不同团体内，以一系列不同的方式浮现出来。因此，如果团体治疗师熟悉机构的权力架构，对团体工作会十分有益。它将会影响到咨询团体的人员构成，特别会影响到管理层与员工能在多大程度上有益地分享同一个团体。被授予的权力与隐性的权力之间的矛盾可能是机构里关系紧张的重要根源，因此也会是咨询团体里人际关系紧张的重要起因。

第 20 章

团体治疗的督导

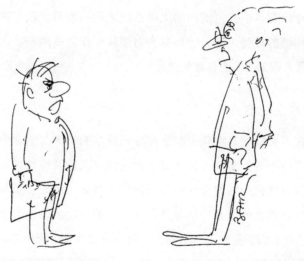

史密斯医生：我知道你带的团体遇到了麻烦，但恐怕精神卫生法"不"允许你拆开整个团体。

　　督导已经成为团体分析师专业发展一个不可或缺的重要部分。它既是培训经历的固有部分，也是贯穿治疗师整个职业生涯、确保良好执业的有益措施。督导师在绝大多数情况下从不接触团体中的患者，他（她）的职责是让团体取得进展，在治疗师与团体的互动中起到催化剂的作用。

　　督导最首要的目的是阐明治疗关系；其次是提高作为团体治疗师的被督导者的技术。在督导团体中，不仅督导师的经验与专业技术会起作用，督导团体内同道间的每一句对话都对治疗情境有不同的解读，对督导同样具有重要的作用。在这样的团体内，只有汇报案例的人有团体的第一手信息，但可能他（她）的反移情歪曲了这些信息，而督导团体因为能从较远处客观地看待治疗，所以能够做出甄别，或有时能在潜意识层面活化当时的情境，因而更加贴近案例本身。被督导者像记者一样做出现场报道，保持着第一手信息的鲜活、直观与共情。督导团体的其他成员则提供"编者按"的内容。

督导团体可以被概念化为人物—背景丛，治疗师与患者团体之间的关系常占据了前景的显著位置，而背景则组成了千变万化的完形模式，与其他多种关系有关。这些关系包括治疗师与督导师之间的关系、治疗师与督导团体的关系、治疗师与其职责范围内的上级系统之间的关系，偶尔也有治疗师个人生活事件周遭的种种关系，这些都会对团体工作造成冲击。它们中的任何一个都可能进入前景，成为督导的焦点。

督导与教学之间的分界

应该在多大程度上把理论教学贯穿于基本的临床与治疗中，督导师们对此的看法有所不同。有些人认为督导就应该仅仅谈及被督导者对团体的直觉性共鸣本身，任何说教都会妨碍这一过程。然而，假如接受督导就是一种学院式的对话，那么如果督导师与被督导对象的交谈不曾偶尔迷失在深奥的理论中，督导看上去就是在浪费时间。督导有许多功能，其中之一为传承治疗模式，而临床干预必须在理论术语上能说得通。以我们的经验来看，深厚的理论功底能使人熟悉并丰富督导的对话内容，为治疗师提供了强大的基础来构建团体分析的技术与实践。然而有些团体分析师的督导师从未给出过任何性质的解释或指导，只是用"那么接下来又发生了什么？"（这样）的问话来鼓励分析师，这些分析师报告了他们是如何从这样的督导中获益的。

督导与治疗之间的分界

常常有人会经不起诱惑，把督导做得仿佛是在治疗一样，特别是当治疗师的反移情现象妨碍工作时。如果被督导者当时没有接受个人治疗，那么这种需求会更加迫切，偶尔会有把治疗偷偷夹带入督导团体的趋势，督导师应该避免与之共谋。但如果实际情况是被督导者只有在督导中才有机会提到影响其工作的个人问题时，那么沿着治疗的方向走上一小段路是完全合理的，此时督导的目标是提供包容与支持，如果需要的话，被督导者也可向督导师征询是否需要接受个人分析。必须牢记督导师与被督导者之间不存在治疗性合约，他的执照不是用于分析性或解释性干预的。

督导的体制环境

机构大体上来说是对督导师与被督导者两者提出要求的强大的但又非个人的组织。以医院为例，人们可能只会期望患者在团体里度过有限的一段时间，或者团体本身就应是有时限的。这些要求应该在一开始就得到澄清。受训的治疗师尤应警惕所在机构的要求与他们所受的培训可能不一致。纵然治疗师免费提供治疗或客座访问一所医院，仍有义务遵从相应的程序与习惯，对督导中的问题也是同样的做法，例如由谁以及如何评估团体治疗的患者，谁最终负责决定一位指定的患者是否适合团体。

受训治疗师可能必须同时接受"内部"和"外部"的督导，这两种督导的特点可能大相径庭，但只要医院与培训机构的需要都能得到满足，就能获得相互补充的、丰富充实的体验。此外，如果没有提前说明督导的基本原则，那么被督导者与两个"家长"之间所形成的三角互动就为分裂、混乱与冲突提供了肥沃的土壤。如果能在医院与培训机构之间或者内部与外部的督导之间预先做好沟通交流，讲清楚彼此的期待以及双方的义务，那么就为建立三方间和谐的工作关系做好了准备。

每当在体制内的环境下提供督导，不论机构是什么性质，督导师对与其有关系的两个利益方，即雇用他（她）的机构和被督导者，都负有责任。理论上这里不应该有忠诚度方面的冲突，如果雇佣合同是经过深思熟虑的，那么能避免这个冲突。下列内容需要密切关注，如：谁有权纳入或排除督导团体的成员；机构有可能要求督导师汇报被督导者的进展；需要维持保密性；当督导师与被督导者之间出现困难时需要有章可循。

督导团体的组成

督导团体看重的是表现（performance）与专业性的审查（professional scrutiny），在组织督导团体时，督导师要考虑以下这些因素，即被督导者之间相互的等级关系、其核心职业身份以及学习培训课程过程中的不同资历。被督导者在其他的专业环境中可能相互认识，特别是当他们碰巧在同一家医院或培训机构工作时。人们彼此熟悉有助于在团体里产生凝聚力与亲密感，但也可能导致过度的竞争、妒忌或偏见，这不仅会取代过去邂逅的熟悉感，还会转移到督导团体或督导师身上。这些破坏性的或具有潜在破坏性的人际关系会阻碍督导团体的工作，一经出现就应被发现，并通过公开讨论来得到解决。

督导师在组建督导团体时也应考虑被督导者所具有的团体分析的经验，或缺乏团体分析经验的情况。成员之间的差异可以充实团体督导，但也会限制团体的开放性与学习。然而总的来说，组织督导团体时，通常倡导团体分析性的治疗团体的组成具有多样性，一般认为这样是有益处的。也就是说，一个混合了不同职业、不同经验水平、对团体分析的熟悉程度不同的成员的团体，通常提供了创造性的融合，希望通过团体成员的成熟，潜移默化地使团体逐渐改变。

使督导会谈结构化

督导团体里一定程度的轮流发言是必要的，这能保证所有成员都有机会汇报自己的团体案例，督导师最好能使督导过程结构化并控制好时间。这样，未发言的以及尚未开始带领团体的治疗师也能够从对模块化信息如设置、团体的准备过程、个体在评估阶段的精神病理表现等的讨论中发掘有价值的线索。督导师均等地分配督导时间能让每一位参与者都充分反思自己的工作，不管它处于哪一个阶段。每周会面的督导团体会有自己的节奏，允许留出一段简短的时间来讨论那些迫切的、引发焦虑的或紧急的问题，而且只要连续数周坚持轮流发言的原则，督导团体的全体成员不必每周都来参加督导。

不同的督导师主持督导的风格也不尽相同。一些督导师会邀请传阅被督导团体成员的简介。其他督导师可能更喜欢纯粹的口头呈报，被督导者只需要在一张图上标明团体成员的名字及其在治疗室里的座位排列，据此举例说明治疗的情况。如果被督导者不辞劳苦地参考书面记录，而不是把它当作备忘录，那么督导就无法变得鲜活。督导师要能够灵活变通，只要被督导者在报告案例时有情感流动，就应允许他不受干扰地汇报，但如果被督导者汇报案例变得受困于细节而迷失方向时，又或者汇报的某个内容值得质疑、挑战以免被淹没在案例材料中时，督导师也应准备好尽早干预，必要时频繁地干预。

　　包容是督导的要素之一，需要督导师体现出一定程度的结构化，尤其是在案例汇报的开始和结束的时候。而在这期间，督导师要充分利用被督导团体整体的联想。督导师应该积极地征询其他成员的观点，并把他们的意见汇总到一起。如果有不同的见解，或者有些情况下在督导师看来治疗师没有迎难而上，那么应由他提出自认为更可取的行动步骤，但同时鼓励团体去思考平行过程，即团体督导过程中复制了所汇报的团体在其治疗中呈现出的那些动力。督导结束时，被督导者除了对所讨论的团体动力获得更好的理解之外，还需要获取一些方法来应对陷入困境的团体。督导团体的处方常常能帮助被督导者找到解决方案，不论被督导者是否赞同这个处方。有时督导师需要简要说明，把焦点转移到有情感能量的内容上。例如，一位明显痛苦的被督导者无从考虑团体的动力，可能他首先需要被包容或探索自己的反移情，然后才有可能继续冷静地分析团体本身。

心理治疗科与精神科的督导

　　在一些心理科与精神科中，存在一个没有公开说出来的臆断，即与个体治疗相比，团体心理治疗是属于二流的，或分析性的治疗模式不如其他心理治疗有效。谦虚而缺乏支持的被督导者可能必须接受培训，学会"推销"团体的艺术并宣扬分析性团体心理治疗的优点。这包括参加个案讨论和临床讨论，让别人看到自己在部门中的存在，而非一个无关的外人。

培训背景下的督导

　　督导是组成团体分析培训三角的一个点。它连接着受训者的治疗经验、研讨班中所教授的理论和团体分析的实践。我们发现这种督导模式可应用于实践并行之有效。但也有其他的模式：一些培训机构分别进行这三部分，并坚持认为受训者自己的个人治疗应该独立于理论学习和督导之外。当我们观察这种表现为三角结构的培训模式时，督导师要记住，如果当前的治疗团体碰触呈现出的或潜在的情感性问题或残留的神经症时，被督导者要能够运用他的治疗团体来理解它们。这些内容可能会从督导案例的汇报中浮现出来，应该命名它们并认识到它们来自哪里，即治疗团体。通常被督导者能够轻松接受这个过程，但如果情况不是这样，或如果被督导者没有认识到阻碍或予以否认时，出现的一个问题是，督导师是否应就此与被督导者的培训治疗师协商呢？如果进行协商，督导师应提供多少信息？这是一个棘手的问题，可能并没有一个明确的答案。团体分析师的培训师与督导师们对此有不同的看法。如果他们处在同一个机构的培训体系内，他们之间有限的接触是能够被接受的，而这一点必须在一开始就与受训者讨论。也就是说，只有在特殊情况下，督导师与团体分析师的培训师之间才有反馈，而且始终都要在告知并征得受训者同意的情况下才能进行。当治疗发生在培训机构之外时，通常双方都不想有联系，除非在很少见的情况下，当其中一方考虑到应该暂时或永久地终止培训，双方才会有联系。关于培训的不同组成部分之间对边界问题的商议，培训机构一般都有清晰、明确的程序。

这给我们提出了一个有关督导师的责任范围与负责程度的问题。在一个培训项目中，与受训者有关的培训中所涉及的各方面的责任由所有培训师共同承担。但受训者团体中与患者有关的责任可以被看成属于督导范围的问题。可以想象，假如一位督导师将会督导由4位被督导者组成的团体，总患者人数为30人或更多，即使督导师的笔记做得再仔细，也不可能期望他完全记住每一名患者的情况，并能预见危险或若隐若现的危机。他将不得不依靠被督导者来评估这些情况，并在适当的时候把这些内容带入督导中讨论。这就是说，我们不知道有哪个督导师会在危机出现时不觉得与自己有关，不觉得需要负责任，更何况是关系到相对缺乏经验的被督导者了。但潜在的与实际的意外伤亡在任何经验水平都会发生，都会在督导中涉及。我们的观点是，必须由负责治疗患者的高年资临床医生对患者最终负责，如果是私人执业的心理治疗，则由患者的家庭医生或转介医生负责，而在紧急情况下或患者出现危及生命的情况时，如遇到严重的厌食症患者、精神病性崩溃或者出现潜在的自杀念头时，应鼓励被督导者与上述专业人士协商，把患者再转诊给他们。

培训后的督导

对自己的治疗工作的讨论是治疗师职业的命根子。"持续的职业发展"理念已经成为治疗师职业生涯的一部分。这也包括某种形式的督导。一些治疗师在应用这个理念时有些轻率。他们仅仅是非正式地聚在一起或在需要时才见面，用喝一杯咖啡的时间来讨论工作中有趣的事情或遇到的问题。然而，如果我们想要像自己所宣称的那样去实践，那么专业人士之间的交流就必不可少，只有这样才能打破彼此间相互隔离的局面，否则，这种局面易于导致治疗师错误判断、产生盲点以及不能意识到当前的问题。

讨论团体、个体治疗的病人和问题的临床会议是治疗师职业发展的一个重要组成部分。就像患者因在团体中发现自己有能力去帮助他人而获益（一样），治疗师们也同样会在与其他人的对话中最大获益。一旦完成培训，受训者马上就投入到忙乱的职业生涯中，失去规律的督导令他感到遭受不确定性带来的痛楚，甚至产生被剥夺感。但即便如此，福克斯也还是令人惊异地支持一种观点，即团体分析的新手们在获得资质后也许能从一段时间内的独立自主中获益（Foulkes，个人交流）。在实践中，并非所有的团体分析师都有能力使督导成为自己专业活动的一个组成部分。那么，我们究竟应把督导当作常规工作必不可少的要素，还是把它当作一件仅有少数人能负担得起时间或金钱的奢侈品，并且仅对学生来说是不可或缺的？这个问题现在依旧没有定论。

对于一些更有经验的治疗师来说，"督导"这个词本身就令人不舒服。这个概念本身会令人感到被别人从高处俯视，用在受过训练的同辈中不像用在培训中那么合适，用另一个为人们所接纳的词会更好。如果不考虑用词，那么不论在何种设置中，治疗师与同事们讨论自己的工作，都能令自己获益匪浅。团体分析所立足的假设是人际困扰来源于彼此的隔离，相应的推论是促进开放交流的团体提供了解除隔离的解药。如果治疗性团体诚如斯言，那么对于聚在一起冥思苦想各自工作的治疗师同道团体来说，也情同此理。

技术与陷阱

督导师的目标在于接受并尊重被督导者所呈现的内容,同时肩负促进、澄清以及偶尔指导被督导者的任务。他们需要对那些被忽略的、误解的或由被督导者过分强调的内容保持警觉。督导师应该以一种非对质、非权威的方式来探索这些内容,以避免一些风险,即流露出认为被督导者缺乏技术,或更糟糕的是羞辱他们。

被督导者呈现一次治疗内容的方式,显示了他对自己优势与劣势的深刻理解。对团体中个人的关注是不是在以牺牲团体整体为代价?是否偏向了内容而忽视了过程?报告案例的人是频繁干预还是退居在团体的背景中?呈报病例时是否报告了治疗师的情绪反应和回应?还是未报告而把这些内容排除在外?督导是否为反思与观察留足了空间?还是督导师与督导团体都被细节淹没,一切都事先被包装、总结?对以上所有这些问题的答案是:督导师应把督导团体的反应作为自己的向导,以发现、评估、弥补不足、盲点或疏漏之处。

督导中的跨文化议题

督导师与被督导者构成的团体包含不同的种族背景,对各方面来说都是有益的。它为我们提供了丰富的学习机会,体验由自己带入职业生涯中的那些没有说出来的、通常是潜意识层面并受制于历史与文化的假设与态度。这些态度与偏见表面上形式多样,但彼此之间又有潜在的相似之处。督导团体的本土语言与习语可能与来自不同种族的团体成员的用语不匹配,由此出现了不被理解和误解。此外,人们的肢体语言与行为举止也很不相同,需要督导提供空间以使它们都浮现出来,让所有相关人员都有时间去理解并接受其含义。当评估案例材料的内容与汇报方式时,督导师应考虑到被督导者不同的习惯、对待性问题的态度以及所处的社会结构。当督导师或被督导者发现自己在这样的一种文化氛围中工作,即对方的卫生保健和治疗性服务与自己的不同时,去熟悉它们是理所当然的。看上去——列举这些内容是一项艰巨的任务,但它们都归结为对督导师的期望:一个全面的、宽容的、始终具有接纳性的观点与态度,避免整齐划一,并珍视被督导者各种各样的人格与专业技能的督导师。

第 21 章

作为专业人士的团体分析师

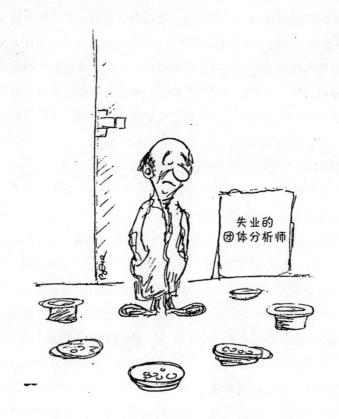

失业的
团体分析师

在21世纪早期，社会各界日益意识到自身的需要、要求、特权与权利，给执业心理治疗师带来了错综复杂的限制与束缚，使他们感到不自由。在20世纪早期治疗实践的骑士时代，无所不知的专业人士的判断是不容置疑的，但这早已成为历史，虽然那种心态现在仍不时地冒出来，失意地表达一下，从而给病人带来痛苦，给行业带来烦恼。

从心理治疗师的角度来看，专业态度意味着共情与节制相结合的特性。培训机构、注册机构以及认证机构通常把它纳入所制定的各项规定、管理办法以及协议之中。这些规则绝大多数是为保护患者而设计的，所以即使是从培训中破茧而出，在此之前治疗师们也必须检视自身，确保具有保护性的外壳，如保险、熟知机构的伦理条例、专业后援或"保护"。督导现如今也成为这一保护壳坚实的有机组成部分。当今的环境已经培养公众意识到不良执业和申诉的权利，往好处说这是有益的，从坏处说，这导致了人们的过度警觉和好争论。它使心理治疗成为一个充满危险的旅程。工作的本质要求我们去探究那些敏感的领域、对自我隐私与亲密的侵犯、被激发起的痛苦或不想要的那些情感。许多来做心理治疗的人都受到过生活事件的影响，这些破坏了他们对他人的信任感。旧的或已经忘却的创伤在治疗中被激活，无论是否通过移情来传递，可能都会对治疗关系造成意想不到的影响。

团体一点也不逊于二元关系中所发生的内容，同样是陷阱的沃土。二元的心理治疗具有复杂性，即没有目击者来证明专业性接触是否恰当。在团体治疗中，整个团体都盯着治疗师，但如果不仔细或没有防备，治疗师仍有大量的机会步入埋伏圈：做出糟糕的干预，放任私密信息外流，失控发火，或给出不恰当的建议继而招致团体的反击。如同所有的心理治疗师一样，团体分析师仅在自己的专业领域是专家，在其他领域却并非如此。他们与患者共同处理同一个领域的内容，即心理过程的表达，有时候是在意识层面工作，而更多的时候是在潜意识层面工作。这就是治疗师要进行个体治疗的基本原理，在个体治疗的过程中，治疗师逐步理解自己对患者的情绪反应。重要的是要区分支配治疗师做干预的真实的与神经症性的态度。移情与反移情的概念会让治疗师否认真实的负性反应。福克斯提醒他的学生："不要躲在移情的背后。移情需要有钩子才能把它钓出来，而钩子可能就在你那儿。"

不躲藏在移情之后，治疗师可能不时地意识到自己对某位团体成员产生了超乎寻常的兴趣，或甚至感到自己坠入爱河。治疗师的这种意识内容具有破坏性，不是因为它本身是个"错误"，而是因为它与治疗师所宣称的契约目标，即治疗目标背道而驰。对于如何应对这种情况，并没有硬性的规定，但治疗师唯一必须遵守的是绝对不能让这些情感付诸行动。治疗师的自我审视与专业培训所要求的节制有助于应对这种情况，但同时还应与信赖的同事或督导师坦诚地讨论自己所面临的情感困境。团体敏锐的感觉会削弱成员对治疗师的信任，使上述情境更加危险，但他们也能帮助治疗师回归到执业所要求的专业立场。

伦理方面的问题

究其根本，伦理并非绝对真理。它们按照文化与科学发展的要求演变着。一些伦理格言是为团体分析量身定制的。团体分析师遵循的伦理信条之一是分析师应在团体外认识并处理自己的个人冲突，特别是当该冲突是由团体内的事件所唤醒的时候。假如没有做到这一点，那么未被解决的问题将会被带入团体矩阵中，而且还会歪曲治疗师对团体的感知。从治疗师在团体中所发挥的影响力及其权力来看，这一点尤其重要。

与二元的个体治疗相比，团体治疗具有公共的空间维度，可能会引发有关保密性的特殊伦理问题。那么就可能会出现一系列的事件，这些事情小到表面上看似无关紧要、无害，如不小心披露了某位团体成员的住址；大到未经许可就把在二元治疗中诱发的内容带入团体里。当某位成员告知整个团体他已经实施的犯罪行为或计划实施的犯罪，如针对儿童或伴侣的暴力行为、跟踪、非法持有武器等，就产生了最令治疗师感到棘手的进退两难的困境。团体分析师必须决定，当面对社会责任与职业保密性之间的抉择时，他（她）的职责所在。这不可避免的是一项个人的决定，因而也是一个主观武断的决定，不能从制度上硬性地规定该如何做。

私人执业的团体分析师

可以说私人执业是一项孤独的事业，不仅是在出差错时，在工作开展得如火如荼时更是如此。实践工作中如果有不止一位治疗师，就为想要加入团体的患者提供了更宽泛的选择。当团体满员或是有空缺需要补充时，重要的是有相互转介的体系，在相同的机构中执业的治疗师会更容易做到相互转介。正因如此，许多团体分析师更喜欢与同道共同开业，或者至少与一位同道合伙开业。工作会议与非正式的讨论有助于执业者了解专业发展的趋势与最新理念进展。

心理治疗可以被视作一种商业行为，它要求有效率的管理、计划与市场推广。Cynthia Rogers 是一位在伦敦私人开业的团体分析师，在著述中她详细罗列了执业实践中的这些问题，以及与治疗工作本身并存的、治疗师也需要考虑到的各种防范与自我保护措施（Rogers，2004）。

公众关系与广告

包括团体分析师在内的心理治疗师会发现自己难以深入思考公众关系问题。那些不情愿、不希望与现代推广和公共关系方面的技术与装备打交道的治疗师，可能会发现自己被边缘化了，他们努力地吸引转介，但还是发现自己的患者越来越少。许多团体分析师尽管作为治疗师表现出色，但却难以在更广泛的网络中推销自己。这些技巧曾被心理治疗师认为不够谦逊而遭到鄙弃，因为这与他们的专业身份背道而驰，轻则会被认为是多此一举，重则被认为是庸医骗人的伎俩。如果存在任何指标的话，目前市场推广已经成为良好执业的一个指标，因为它提升了治疗师的专业形象，并且鼓励去响应公众所要求的透明度，而过去这一行业一度被笼罩在神秘与晦暗之中。

所有专业人士都渴望他们的工作为世人所知。但是如何、在哪儿才能实现这一愿望呢？团体分析师要与面对着一系列扑朔迷离的治疗选择的公众建立关系。由心理学家、精神科医生、心理治疗师以及使用各种咨询方法的咨询师组成的专业人士队伍是一支真正的集团军，已经在现代社会建立了自己的阵营。精神卫生领域已经变成会议厅的门廊，治疗师们在公众以及专业人士的注视下，向人们展示着各自的方式、方法，在自己的摊位小心翼翼地、带着评判的目光审视着彼此。Lusy Van Pelt 的公告板上写着"内有精神科医生"。现代的治疗师不仅"在里面"，而且还"在外面"的市场里分发文献信息，在网络上提供具体的、丰富多彩的资料。公众要想从中区分出经过实践检验的和尚处于试验阶段的、新鲜的与先锋的信息，并非总是那么容易。

二三十年前，专业人士让自己为人所知的唯一途径是在学术刊物上发表论文，这是由一小群同事组成的封闭团体的专属领域；或通过学术会议的讲台，同样是面对由一群资历相近但又并不那么志同道合的学者、临床医生以及心理治疗从业者组成的封闭团体。随着公众文化修养的不断提高，知识可以通过媒体传播给大众，这为心理治疗师提供了全新的机遇，但同时也产生了一种全新的伦理困境：在媒体上公布自己的技术是否有悖于专业性的规范？出现在媒体上的案例报告是否粉饰了治疗关系？专业人士中更富有创业精神的那些人已经发现了一条出路，他们提供一系列的公众活动来吸引知识分子，通过讲座、报纸、电台和电视出镜，拓展了独特的治疗方法的吸引力，吸引了大批有兴趣的普通民众与专业人士。与他们的前辈相比，当今专业领域增加透明度的精神，以及广大公众通过网络等方式更便捷地获得各种信息的现状，都减轻了心理治疗师所面临的困境。然而边界依然存在，伦理上能够接受的刊登广告的行为有时也会越界，沦为一心谋私利的自我推销。

公共部门的团体分析师

公共部门的巨大优势在于满负荷的学院式生活。治疗师会得到来自同道明确的共鸣，并且有机会比较记录、交换观点、分享日常工作中的焦虑，相互间激发创意和挑战。公共部门也提供促进专业水平提高的教育、培训机会。就像团体治疗一样，公共部门提供了治疗师们互动的动力性矩阵，从而避免了相互间的隔离。而消极的一面是治疗师们可能不得不与官僚的规章、各项规定与流程做斗争；他们会发现自己陷入了行政组织和整顿的泥潭中无法脱身；他们可能不得不在实践中低头接受批评，而且有时这些批评还是来自不太懂行的管理者和临床医生。面对所有这些风险，除了要有治疗技术外，还需要有一系列其他技术：有能力依据研究与经验来论证案例、在专业的设置中教学并且学习、与支持团体分析治疗的临床网络保持良好的沟通交流。

对其他专业人士的教学与支持

教学与支持就像同一枚硬币的正反两面。团体分析师所处的位置有利于他们为相邻学科专业人士的发展做出贡献，例如全科医生、健康顾问、儿科医生以及精神科医生，与其专业工作相比，他们所具有的心理治疗方面的知识可能是无关紧要的，但是他们的工作本质上都涉及与来访者和患者的工作关系及各种情绪问题。人们非常容易组织安排教学活动以满足特定的专业人士团体的需求。针对全科医生的"巴林特小组"已经在英国的许多地方生根发芽。近期关于团体分析模式的探讨可以在 Gerhard Wilke 与 Simon Freeman 的文章中找到，他们与全科医生团体一起工作，在英国初级保健的重大重组中发挥了建设性的作用（Wilke and Freeman，2001）。

我们发现与初级保健专业人员的会面可以有效地采用教诲式的结构；话题涵盖一系列心理治疗、团体治疗与临床上的问题，针对这些主题可以采用"单次"会面、工作坊或专题讨论的形式。同时，专业人士会有兴趣去探索能降低压力水平的方法，但在非结构化的设置中，他们对此会非常谨慎。工作坊为其在临床工作中产生的挫折感与其他情感提供了一个出口，可以让人们从不断增加的单调乏味的工作中逃离，但是最能从这些工作坊受益的人常常又最不可能从他们繁忙的日程中抽出时间参加，这样的工作坊对他们来说仅是一种吸引而已。当然，团体分析师与其他专业人士的团体交流是双向的。团体分析师逐渐意识到自己在心理治疗界设置的不同环境中所获得的语言与技术有所差异，知识体系与实践也不尽相同。

与专业网络的沟通

每一位患者都与专业人士组成的网络相联系，对于团体治疗师来说，在一开始就知道这些专业人士是谁，是非常重要的。在典型的例子中，这些人可能是全科医生、前任或现任个体治疗师、社工、精神科医生、其他医学专家、律师、雇主或教师。治疗师获得这些"剧中人物"的名字会有益处，必要时要获得详细的联系方式，最重要的是征得患者同意允许治疗师联系他们，或患者不愿意这么做时需澄清理由。

当今社会倡导信息透明，患者可以获得信息记录，因此治疗师写给专业人士的信件和报告应避免使用行话，内容明确，使患者易于理解和领会。一位具有心理治疗头脑的低年资同事给患者的全科医生写信，告诉对方患者有"肛欲期人格"，当这封信在案例记录中被发现时，立即遭到了会诊医生的指责，毫无疑问它引起了对方的误解和困惑。如果患者读了整封信，那么他可能会说些什么呢？对此我们就只能做些有意思的推测了。

职业生涯的耕耘

培训让人太频繁地感到繁重、紧张，成功地结束培训通常会伴随着解脱后的叹息。这会使学习新东西的愉悦与兴奋黯然失色。然而，如果想要有充分、完整的执业实践，分析师就必须耕耘职业生涯，终生不懈地努力。分析师的人生经验也会随着临床与治疗经验一同增长。分析师经年累月地带领许多不同的团体，阅人无数，建立了各种各样的关系。内科医生 William Osler 注意到只看病人而不读书就像航海不带地图，而只读书不看病人就像从未在海上航行一样。在职业生涯中参加讲座、专题讨论、工作坊、学术会议，参与培训组织的专业活动，如专业委员会的工作与教学，能使治疗师与同事保持接触并掌握最新进展，并对新进展产生影响。与此伴随的是了解最新专业文献内容时的愉悦感，尽管对繁忙的团体分析师来说这么做很耗时。教学与写作不仅是一种有效的学习方法，同时也可借此发现自己职业身份的创造性，这是大家的共同体验。

第22章
团体分析中不断变化的情况

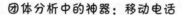

团体分析中的神器：移动电话

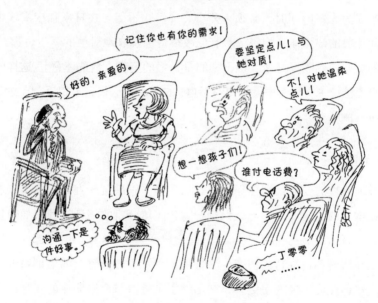

　　福克斯在带领一个由资深的、热衷于团体的同事组成的分析性团体时过世了。从某种程度上来说，这正好契合了他所宣称的"我们降生在团体中"。他于1976年去世。在20世纪30年代，他就地跳出了已有的理论框架，确立了自己的理论立场，并在半个多世纪以前发表了有关团体分析的第一本经典著作。他一生共发表了四本团体分析的经典著作。但如果把他的作品当作神圣的经典来读，那将会犯错误。相反，福克斯的作品晦涩难懂，有时模糊不清但又非常具有时代特征，因为他在保持第二次世界大战后精神病学保守主义教条的同时糅合了具有他自己重要特征的很多原创性想法。

福克斯之后的团体分析

福克斯时代之后的团体分析发生了哪些变化？要回答这个问题，我们必须先审视当今人们是如何教授、研究和实践团体分析的，在团体分析运动的内部和外部出现了哪些新的理念，促使我们对福克斯学派最初的部分信条进行详细检查和修正。首先，我们必须看清社会在哪些方面发生了改变，这些改变又对团体分析实践产生了哪些影响。心理治疗一直是全面发展的，但在我们渴望成为先锋的同时，必须十分小心谨慎，不能与在日常临床实践中经受了时间考验的知识体系相脱节。有位教授曾经悲哀地对他的学生讲道："你们所写的那些内容既好又新。但不幸的是，好的不新，新的不好。"这样的判定也反映了传统主义分子不愿"离经叛道"的现象，这代表了相反 * 的过犯（the opposite sin）。

团体分析的培训

心理治疗的专业培训已经变得更加严格，以满足一直处于戒备状态的社会日益增加的需求。为了与此保持一致，团体分析的培训过程就如通货膨胀一样。尽管结构上它保留了个人治疗、督导与理论这三个组成部分，但每个部分正经历着各自独特的演变，给特别重视三个部分整合的培训系统增加了压力。培训课程已经变得更长，制定的学员录取与合格毕业的要求越来越细致，对受训者在临床与学术任务方面提出了更多的要求。培训趋势看上去在朝着更加复杂、更为审慎、期待更好表现的方向发展。然而，这么做无意中产生的结果可能是学员在临床工作中自发的情绪减少，在团体分析理论与实践中不敢有富于想象力的创新。

培训形式的变化部分源自人们对职业生涯的迫切需求。为此，培训的格

---

* 指传统主义分子的因循守旧（"好的不新"）与上文的成为先锋但与知识体系脱节（"新的不好"）相反。——译者注

局与过去相比有着根本的差异。现在的模块式培训——密集的培训内容按照时间段打包送出，中间间隔较长的时间——已经获得了与传统的每周一次或两周一次的培训模式同等的地位。最初人们选择模块式培训方法是为了聘请远处的培训者向当地的专业人士传授团体分析技术，这种做法引领人们发现其内在价值，即不同元素更加紧密地整合在培训中，而且使人们强烈地感到自己是属于这个培训共同体的一部分，还获得了附带的好处，即腾出每周大部分时间用于工作从而获得更连续的职业生涯。

人们认识到了各种不同的专业需求，培训项目也变得越来越层次分明和专业化。"内部培训"考虑到了公共部门的精神卫生专业人员的需求，他们只需要在工作中熟悉团体分析，无须参加成为合格的团体分析师所要上的大量课程。同样道理，为了让广大专业人士与非专业社团人群对团体分析的原则与实践感兴趣，专门设计的基础入门与实用性的课程、工作坊与教学活动的数量已经增加。

人们也重新评价了个人治疗在培训中的作用。它是怎么让培训过程变得完整、全面的？怎样才能够调和受训者对保密性和隐私的需要与培训机构对其专业能力进行监控的需要？精神分析的传统观点坚持认为分析师与被分析者之间的关系神圣不可侵犯，面对来自培训机构的审查时分析师应该守口如瓶。辩证地来说，与之相对的立场源于另一个假设，即在培训的背景下，个人治疗最重要的作用是为了使受训者具备将来实践所需的领悟力与人际资源，包括个人治疗在内的所有培训活动在某种程度上都应该开放地接受评估，成为培训机构内部开放的交流主题，以便评估者能够确定受训者的专业能力。

有关团体分析培训要教授什么的问题也同样经受着不断的重新评估。福克斯的理念与基本原理一直是教学培训的支柱，但来自心理治疗研究的一些观点与话题持续地渗透到团体分析的课程中，其他实践方法的经验，与有关团体行为与人类发展的各种社会学与心理学理论，连同对文化、社会、伦理以及政治的强调，都影响着团体分析的培训。培训机构不再局限于传递自己内部开发出来的教学大纲，而是利用学术机构与更广阔的专业社团资源使别人知晓他们的培训活动。

团体分析实践的变化

由于精神分析在努力使绝大多数专业群体与广大公众信服自己是一种有效治疗手段的过程中历经艰难，于是一般的趋势为寻找一类心理治疗技术，能够缩短治疗疗程的同时带来更直观可见的治疗效果。不同心理治疗模式思想的交汇带来了其他的变化。认知的、分析性的和行为的团体治疗方法，曾经小心翼翼地各自为战，而目前正以各种形式进行自由组合，给消费者带来了令人眼花缭乱的选择。心理咨询与心理治疗之间的区别并不清晰，各种分析性取向的治疗之间的区别亦不明显，更不用说心理剧这类采用活动技术与团体技术的治疗了。随着实用性团体治疗内部的专业化不断提高，心理咨询（治疗）行业形势被搅动了。为了治疗某些类别的患者以及针对不同环境中的团体治疗，人们已经发展出了各种技术。这种多样性除了让人有点困惑外，也为患者提供了丰富的选择，为从业人员、教师以及研究人员之间的建设性对话提供了更多的机会。

精神卫生的整体论思想

除了更广泛的多样性以及心理治疗方法的交汇融合之外，医学教学与实践本身也变得更加完整。"整体论"一词是格式塔心理学派的重要概念，由 Jan Smuts 首先提出，他是一位布尔族将军，在剑桥学习哲学并于第二战世界大战期间成为南非的首相。现在，整体论作为病人护理的理念已进入医学的主流。整体论所体现的事物相互之间的关联性，就像一种构念渗透到科学知识的每一个分支。各学科之间、知识体系之间以及实践方法之间的边界已经以一种创造性的方式变得更容易渗透，目前人们已很难识别出过去把医学、社会学与心理学领域的论述隔离开来的那些根深蒂固的立场。

团体分析的研究

团体心理治疗已经流行起来，而有关的研究却并没有跟上它的步伐。基于实证研究的团体治疗疗效的依据与临床经验之间存在差距，激励人们想出各种研究方法，以使临床效果与科学证据能够匹配。公众和私立健康机构有时会零星地勉强接受团体心理治疗，这就对从业人员提出了新的要求。他们必须证明团体治疗作为一种治疗手段不仅有效，而且具有成本效益。当涉及分配稀有的公众资源，要获得保险公司支付个人治疗的费用的承诺时，业界人士就认识到这样的证明在政治上是必不可少的。患者自己越来越会"货比三家"，寻找证据，以确保自己将要得到的治疗服务是最好的。

从1930年的库尔特·勒温时代开始，团体心理治疗的研究持续进行着。人们发现团体分析性心理治疗对于不同人群中不同诊断的疾病和人格障碍均有效（Lorentzen，2000），然而对此尚缺乏可靠的研究，治疗师们也不再愿意让患者和团体受制于严格的研究方法，他们认为这会干扰其与患者的治疗合约及移情关系。也有观点认为强加的研究方法论可能妨碍人们脱离习惯性做法去创新。

Peter Fonagy 试图从另一个角度来说明实践与研究之间的冲突。他把精神分析叫作"问题缠身的学科"。他问道："在这个治疗需要被经验证实的时代，人们青睐的是短程结构式的干预方法，对于一种以脱离了先入为主的观念与束缚来确定自身的治疗方法，不以治疗次数而是以年为单位计算治疗长度，它还有什么希望呢？"人们的烦恼在于精神分析与团体分析处理的正是心理活动中最难、最棘手的那部分问题：我们的情绪以及它与我们头脑中较理性部分的潜意识互动而产生的极度混乱。Fonagy 呼吁我们的知识要系统化，他承认这并非易事，因为我们的"参照体系即建基于模棱两可（ambiguity）和多形性（polymorphy）"。他扼要地概括道："数据并不是趣闻逸事的叠加。（Fonagy，2003）"经验所验证的世界与另一个怪诞的、非理性的、直觉的、充满想象的世界纠缠在一起：简言之，一个潜意识的心灵世界。

这个沟通交流的世界以语言为载体，为两座看上去坚不可摧、防御森严的堡垒架起了沟通的桥梁，如果没有第三个元素，似乎这个问题就无法解决，这正是培训机构流行起来的时候。对于递上来的研究计划，培训机构可以通过公开伦理委员会的审查步骤，通过以研究为导向的教学来巩固课程，使团体分析师不情愿参与研究的现象有所减少，并鼓励他们在自己的工作中进行严谨的研究。

社会的潜意识

社会潜意识是团体分析师们越来越常用的一个概念。Earl Hopper 是一位团体分析师、精神分析师与社会学家，他用公式化的方式把这三个学科结合起来：社会潜意识既是对人类行为的约束，同时又表达了社会系统本身的潜意识幻想、想法、情感与行动。

Hopper 不仅把社会潜意识的约束看作一种限制，也把它当作影响社会形成的因素。在团体分析的空间里，患者不仅展示了混乱的人际关系，而且要想象他们的身份是如何在特定的历史与政治交汇点形成的，之后又如何持续影响了他们的一生（Hopper，1997，2001）。这就要求治疗师对各种社会力量保持充分的觉察，当它们在团体分析的进程中浮现时承认其存在。

我们自己在欧洲不同国家团体治疗的工作经验支持 Hopper 有关社会潜意识的理论概念及其在临床中的应用，即使在像德国这样经历了巨大历史创伤而幸存的国家也同样适用。Vamik Volkan 有关代际传递的工作，即近20年来在心理政治背景下发展起来的对敌对团体的工作，例如阿拉伯人与以色列人、克罗地亚人与塞尔维亚人，以我们的经验来看，也同样适用于非敌对状态的团体，如受到经济剧烈变化影响的几代人（Volkan，2001）。在相对没有创伤性经历的情况下，如在像挪威这样的国家，从贫穷的渔业经济到蓬勃发展的石油经济的转变表象之下，是针对强势的男性与女性的多种情感态度，在大大小小的治疗团体中都有明显的代际回响。

社会潜意识既是特定文化的资源库，又是团体成员的语言根基。Dennis Brown 强调了这一点，他是一位团体分析师，针对跨文化团体进行了大量的工作。Brown 假设，社会潜意识及福克斯所描述的团体关系，与沟通的4个层面中的最深层有联系，最深层是指矩阵的基本元素，即处于原始水平的、被成员共享的谬见与意象原型。Brown 不认为这些元素是普遍存在的，但如果从荣格学派的集体无意识角度来看，它们是普遍存在的。Brown 认为，这些元素随个体所处的特定家庭、文化或语言不同而多种多样，但这对他（她）来说是再自然不过的事情。与他人就不同之处进行对质的体验可以让人感到充实、丰富，也可以让人感受到威胁。Brown 说，这取决于个体感受到的安全程度，对质是个十分重要的主题，团体分析师在治疗中要牢记（Brown，2001）。

对于团体分析的激进观点

评论家们发现了福克斯思想中的矛盾之处：一方面，他在精神分析与系统式思维方面的想法根深蒂固，另一方面他采用了诺贝特·埃利亚斯社会学进程的理念。Farhad Dalal 是评论家之一，也是一位团体分析师，他彻底地重新评价了福克斯在团体心理治疗方面的贡献。Dalal 出版了《严肃地对待团体》(*Taking the Group Seriously*)，在书中他令人信服地主张在日常生活中和治疗实践中人们都应把团体放在首位。他指出福克斯思想中有"正统"与"激进"两个系列。前者指福克斯认同弗洛伊德学派的个体主义，后者为其尚未完成的努力，即他想要通过援引埃利亚斯的核心宗旨——社会相关性是团体功能的基础，去尝试解决个体与团体之间的二元分裂。

在 Dalal 看来，福克斯没能放弃对二元关系模式的依附，没有对埃利亚斯的社会学含义进行深入的探索从而重新形成自己的团体分析思想。Dalal 丢弃了本能、家庭等级结构驱动的人际关系模式，代之以团体功能的模式，这个模式立足于人们有归属于团体并创建自己团体的需要，来处理个体与团体的难题。在 Dalal 的概念中，"功能"与"自尊"在塑造我们的团体身份的过程中最重要，比基因与亲属关系更重要，尽管这两者可能会同时存在。

Dalal 引领他的读者进入团体中的权力与种族主义方面的内容。他把种族主义广泛地看作一个团体对另一个团体的敌意，这种仇恨基于对永恒不变的差异的假设。他坚持认为社会潜意识加深了人们对于差异的假设，而各种团体则用他们的权力去实现或强化对其他团体的支配地位，尽管这种情况通常会被否认。Dalal 相信这就是团体分析的挑战所在（Dalal，1998，2001）。

复杂性理论

拉尔夫·斯泰西（Ralph Stacey）是另一位处在团体分析演变发展讨论前沿的团体分析师。像 Dalal 一样，斯泰西也觉察并注意到福克斯思想中的矛盾；然而与 Dalal 不同的是，基于复杂性理论，斯泰西发展出一套全新的有关团体与团体治疗的理论，认为这套理论取代了以精神分析与系统理论为基础的对治疗过程的理解和解释。

复杂性理论像它的前身系统理论与混沌理论一样，声称要为所有的包括人类行为在内的自然现象提供相应的解释。然而斯泰西指出，复杂性科学永远不可能简单地用来解释人类的行为，它们只能用作与他所称的"源领域"进行类比。他支持埃利亚斯的观点，认为根本不存在"整体"或"系统"这样的东西，而只是存在通过互动产生进一步互动的过程。像福克斯一样，斯泰西强调了在这个互动过程中沟通交流的重要性。然而，通过考察语言与姿势演变模式的互动本质，在这个过程中人们创造了社会行为与新的、有意义的符号，斯泰西对此做了进一步的研究。他说，在"姿势的对话"过程中，自体出现了。

斯泰西排斥"潜意识"塑造我们的生活的观点。相反，他更愿意把它重新表述为未经系统阐述的、尚未被意识所领会的交流，或者是习惯性的易于被重复的交流，因此从这个意义上来说，它理所当然地处于意识觉察范围之外。他相信人的心灵不是由潜意识代理、由表征构成的内部世界。所谓的潜意识是一种依赖于空间隐喻—内部世界的社会建构。同样，在他复杂应答过程理论（theory of complex responsive processes）中并没有给投射和投射性认同这样的概念留出位置。移情与反移情仅仅成了关系模式的重复性主题，没有多少机会扩大发展为某些新的关系模式。

出于同样的原因，对于他所认为的把团体矩阵具体化的内容，他也会拒绝。他宁愿把它重新表述为处理主体间叙事主题的一个过程，这些主题使人们于特定地点、特定时间在一起的体验系统化。精神分析的解释中所包含的线性因果关系在他这儿没有位置，取而代之的是他提出了治疗团体中自我参照与自我组织的模式，由此引申出非线性、循环因果关系的观念。在这个观念中，人的行为模式始终不停地自我复制，具有稳定性与不稳定性、恒定性与创新的特点。这就是治疗的过程，使细微的差别能被放大成为重大的转变（Stacey，2000，2003）。

斯泰西把精神分析理论激进地转化为复杂应答过程的全新理论语言，人们可能会从中听到对福克斯理论的附和。我们能够从中发现并联想到沟通的重要性、互动模式的演变以及把精神分割为内部和外部世界的"柏林墙"的倒塌。但以我们的观点，这并不意味着"内部"与"外部"的概念不再有效，也不意味着无论是社会的、文化的还是个体的潜意识都不再作为理论架构来解释支配人类无意识行为的一系列心理过程。像"投射"与"投射性认同"这样的术语有益地起到了类似速记的作用，目的是表达出人际关系的各个方面，而对同样的内容如果采用复杂性理论，可能就需要将之转化成更加复杂的语言，而在这个过程中其含义可能会消减。在我们看来，团体分析师与患者工作时，不论是个人治疗还是团体治疗，分析师都必须记住：一种治疗模式不止有一种理论依据。

　　Sigmund Karterud 是挪威的精神科医生与团体分析师，他反对斯泰西的观点。他也认为需要重新思考对团体动力的理解，但认为应该在对文本的解读中寻找适当的治疗模式。他认为最适合团体分析的文本种类是小说与戏剧。为了发觉占主导地位的文本主题，团体治疗师需要有客观性，并与团体保持距离，这与斯泰西主张的凭直觉参与矩阵的观点正好相反。Karterud 把团体矩阵定义为团体叙事的深层结构（Karterud，2000）。

有没有反团体？

　　福克斯毫不含糊地拥护团体分析的优点。他谈到过团体中的破坏性事件，但他在文章中几乎没有写到团体内的破坏性过程，也没有明确表示过其带领团体的方法可能会引发团体固有的危险。在这种情况下，有人期待着提出相反的观点，而这一时刻终于在1996年到来，Morris Nitsun 出版了《反团体》（The Anti-Group）一书，雄辩地提出了团体内存在着某种动力，如果任其发展，可能会导致团体的毁灭。Nitsun 把反团体看作团体发展的自然过程，只有当团体的容器功能不起作用时，才会出现其肆无忌惮地表达和随之而来的破坏性结局。因此，Nitsun 绝不是一位治疗虚无主义者。他相信人们可以驾驭反团体，使其发挥出创造性潜力，只要团体成员能够认识到他们在反团体形成中的作用并对团体的健康和发展负责。Nitsun 的观点有益地矫正了人们对福克斯所发起的对团体的理想化。这引发了人们更加均衡地去评价团体心理治疗的优点与不足，并开始寻求方法与技术来把反团体转化为治疗性力量。能否把"反团体"概念化为一种"自在之物(thing-in-itself)",即一种不论在哪里出现都表现为相同形式的实体(entity);还是说这个术语最好能被用来指代反团体的动力,其中典型的动力现象是替罪羊与恶性镜映,并且"反团体"的治疗意义值得被给予更多的重视。通过识别与命名这一现象,Nitsun 给出了团体分析发展的信号(Nitsun,1996)。

团体分析与政治

从社会文化领域到政治领域只是一步之遥。后福克斯学派团体分析思想的特征是强调了形成心理过程的政治、历史与经济情境。一些创新者倾向于认为这些特征优先于精神分析模式中的心理内驱力与客体关系动力(Blackwell,2003)。而这种理念起源于福克斯接触、吸收、运用20世纪20年代法兰克福社会学研究所在政治意识形态和跨学科研究工作方面的成果。在被人们贴切地称为"马克思咖啡馆"里,非正式的"聚会"吸引了霍克海默、阿多诺、弗洛姆、Landauer 以及埃得亚斯这样的学者,可被视为分析性团体的原型。正是在那里,福克斯吸收接受了自由表达的精神,解放了压抑的思维模式,并借鉴了"局外人"的观点。这是团体分析的本质所在,也是所有团体分析治疗干预的基础。然而,在此有必要提醒大家:如果分析师对"背景环境"的理解本身立足于政治意识形态,那么应该承认这一点,如此团体分析的临床实践就不会有被它曲解的危险。

Mark Ettin 是新泽西的临床心理学家与团体治疗师,他注意到了团体治疗师与政治领袖之间的差异。两者都"面对着支持者们的问题,涉及(机会或技术的)不平等、不同的发展水平(自我结构或社会经济地位)以及对个人价值的评价有差异,导致不平等的参与和权力的差异"(Ettin,2001)。两种类型的领袖都意识到了自己的权力地位,但团体治疗师"不会通过强调公众道德观念或立法行为来行使领导的权力。团体治疗师不会将制度性的意愿强加给成员,而是承认成员们共同的困境并激励他们更具适应性地面对它们"(Ettin,2001)。

有一个更兼容并蓄的视角把团体分析的政治维度与艺术、美学与伦理和谐地统一在一起。维也纳精神分析师与团体分析师 Felix de Mendelssohn 把团体分析视为"一个多棱镜，透过它人们可以辨别出并欣赏政治生活的美学维度，它形成了类似于艺术、科学及精神分析自身的复杂的、创造性的人类活动"。De Mendelssohn 坚持认为那些认为潜意识过程无所不包的看法把政治创造性地扩展为人际关系的网络（de Mendelssohn，2000）。越来越多的团体治疗师，如 Blackwell、Ettin 与 de Mendelssohn，把团体看作一种方法，用于调节政治氛围，把政治的与个人的生活整合在一起。

团体作为解决冲突的媒介

Patrick de Mare 的《团体心理治疗的视角》（*Perspectives in Group Psychotherapy*）（1972）一书的封面照片描绘了朝鲜战争后朝鲜与美国代表团在板门店举行的一次停战委员会会议。据我们所知，敌对的双方面无表情，面对面地在会议桌前沉默静坐达4小时之久。即使是团体分析师可能也会被这么持久的对峙吓到。然而在有些情况下，也有可能由公平的、有见识的、能被双方都接受的第三方出面干预。

"解决冲突"是一个充满乐观、积极向上的措辞。让具有持久冲突的对立双方坐到一起从来就不是一件容易的事，任何伴侣治疗师或仲裁人员都可以证明这一点。对于家庭纠纷，人们希望通过调停减少诉诸法律的必要。政治上与之对应的为外交，它曾经被视为另一种对战争的延续，但现在获得了公正的第三方帮助，这类第三方预见到运用社会潜意识这样的概念，可以让调解模式有用武之地。

在此领域工作的团体治疗师们认识到冲突不是介于个人之间，而是存在于团体之间。Maurice Apprey 是弗吉尼亚大学的精神科医生，他指出，重要的是要把"自我"与"他人"这两个部分看成液体，并且它们是变化的。Apprey 说，正是固定性和绝对化的概念导致人们对"他人"异化的倾向。另一方面，同样重要的是人们要抵制融合成为一个大联合体的冲动，它会被视为对多样性的否认（Apprey，2001）。Earl Hopper 指出，当团体受到威胁时，在"大众化/聚集"的过程中，团体成员们放弃了个人的身份而欣然接受了完全统一的团体身份。他把这个现象看作面对危险的原始团体反应，类似于比昂的三个基本假设，发生在潜意识层面，与团体的显性行为并不一致（Hopper，2003）。它妨碍了自我的稳定与分化。团体的同一性需要得到维持，当团体要去改变人们对自己的想法的意愿太强烈时，团体的同一性就会受到威胁。

根据 Apprey 的观点，当起冲突的团体在第三方为中介的调停下坐到一起时，有必要互相交换对彼此的印象。他画出了这一过程4个阶段的路线图。首先，每一方都需要定义他们自己，同时允许他们妖魔化对方。其次，每一方需要在团体内区分自己并认识到对方立场的多样性。第三阶段，可以通过比喻和对话来跨越把双方分隔开的心理边界。最后，当双方能够一起制定出具体的、有益于双方的方案时，这个过程就达到了高潮。在这个过程中，重要的是认识到历史的影响以及历史是如何以不同的花样重复出现（Apprey，2001）。Vamik Volkan 用"接种疫苗"做比喻，指团体认识到冲突，但仍能彼此接触，那么冲突就不再是恶性的了（Volkan，1992）。

让我们回到大家更熟悉的地方——本书要探讨的主要议题——来结束本书的内容：沿着福克斯学派前进的、为患者准备的分析性小团体。在我们看来，这一章中，激进的思想家们谈及的新浪潮具有共同点，都渴望整合旧的二分法思想，即个人与团体、自我与他人、创造与破坏的力量、心灵与社会，取而代之的是更加整体性的团体分析概念，这需要深入广泛的沟通模式作基础，才能跨越旧的、分割为"内部"与"外部"的边界。表面上看来，这与经典的福克斯学派思想没有本质的区别，但二者还是存在一些重要的差别。至少有一点，随着新的概念与理论的出现，新的术语与语言在不断演变，这最终一定会影响到治疗实践。另一方面，人们在团体分析领域庆祝文化与多样性的胜出，而且团体中权力的重要性得到了承认，这在福克斯时代是闻所未闻的事。

福克斯首先是位临床医生。如今人们把他的方法广泛地应用于临床的和非临床的各种人群。在把精神分析作为改变社会的工具面前，弗洛伊德退缩了。他斥责了 Trigant Burrow，因为他认为后者想要通过分析过程来影响世界的志向太过宏大。但潮流不可阻挡，今天的团体分析师们聚集在20世纪30年代法兰克福学派的社会学家们搭建的舞台上，用他们的方法创建一个更美好的社会。

"在起始处开始,"国王庄重地说道,"前进,直到你到达终点:然后停下。"

——*Lewis Carroll*,《*爱丽丝漫游仙境*》

术 语

冷凝器现象（the condenser phenomenon）：是指团体放大并浓缩团体成员们的互动，并将其以共同的象征化符号与比喻来表达，这起到了冷凝器的作用。

对话（dialogue）："在分析性对话中，每一个发展阶段有节奏的相互交谈雏形都被复制了……正是通过不停地排练：我的行动—你的反应—停顿—我的反应，分化与成长就发生了。"（Pines，1996）

训练自我的行动（ego-training in action）：这是一个团体分析性治疗的概念。通过在团体过程中提供机遇与挑战，引导团体成员把神经症性的压力释放过程转变为建设性的自我塑造与加强沟通的过程。

共情与共鸣（empathy and resonance）：共情描述的是一种把团体成员彼此联结的内在深度理解与感受。共鸣指的是个人被团体中另一位成员的情感引发的独特反应。

主体间性（inter-subjectivity）：指团体内谈论自己与倾听他人，这么做强化了对自己与对他人的一系列反应。

定位（location）：这个概念描述了团体内的任意事件如何牵涉到相互关系与相互沟通的整个网络。外显的是"人物（figure）"，而其余部分是团体内构形（格式塔）的"场地（ground）"。定位的过程大致上对应的是让团体内的结构形态暴露的工作（Foulkes，1964）。

恶性镜映（malignant mirroring）：团体成员间的一种不可控制的具吸引性的—破坏性的互动（同时具有吸引性和破坏性的互动模式）（Zinkin，1983）。

矩阵（the matrix）：用来比喻团体内的人际关系与个人内在关系的运作基础（operational basis）。个人相当于互动场的一个节点，意识与潜意识的反应汇聚于此。由此，每一位团体成员影响着沟通的网络，也被其影响着，这就组成了矩阵。

另一个对矩阵的理解是把它定义为一种过程而不是一个系统或者网络："不断地复制并潜在地改变着叙述主题的主体间性模式的一种过程，组织着人们同在一起的体验"（Stacey，2001）。Barbara Dick 与 Andrew Powell 把矩阵看作一种"心理—物理结构"，两者都独立存在，并且在团体过程中动态地演变着（Dick，1993；Powell，1994）。

镜映（mirroring）：团体成员在其他成员身上看见属于自己的、被排斥和分裂的一面，在他们有能力把这些部分重新整合进自体之前。

翻译（translation）：指的是团体组织者言语干预的总和，例如吸引注意、连接、对质和解释。这些干预措施翻译了团体成员的初级言语过程，把症状性与象征性的意义转变为思考与理解。它等同于团体分析中让潜意识上升到意识层面的过程。

参考书目

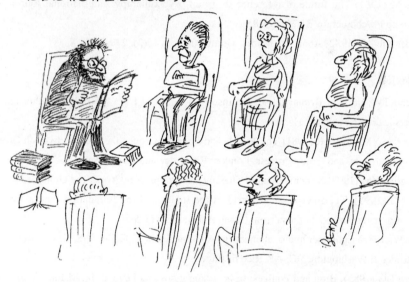

著名团体分析师正在工作：GLOMROWSKI 医生查阅他的教科书，他要证明团体在理性地思考。

我们已经挑选了相当数量的有关团体分析心理治疗的文章与书籍，以及各领域对其有影响的研究与实践，其中的一部分虽经年累月，但仍让我们感兴趣，希望它们也同样能点燃读者们的兴趣。我们将每一章节的参考书目分成了两部分：首先是那些在文中被引用过的文献，其次是有关某个章节中特定话题的文章或书目的清单，希望它们能像路牌一样引领读者们进行更专业的阅读。在这一领域被提及的先驱们，如 Pratt、Wender 还有勒温，我们仅仅列出了一到两本他们的经典著作，对历史感兴趣的读者如果喜欢的话可以查阅。

在最后，我们增加了一些内容，即列出了一些有关团体分析与团体心理治疗的
重点内容，这些内容独立成书或作为书中的章节部分均已出版。

第 1 章　团体分析的社会和文化基础

参考文献

Foulkes SH (1948) Introduction to Group-analytic Psychotherapy, p.29. London: William Heinemann Medical Books Ltd.

Mennell S (1992) Norbert Elias: an introduction, p.3. Dublin: University College Dublin Press.

Pines M (1981) The frame of reference of group psychotherapy. International Journal of Group Psychotherapy 31(3): 275-85.

van der Kleij G (1982) About the Matrix. Group Analysis 15(3): 219-34.

延伸阅读

Adorno TW, Frenkel-Brunswick E, Levinson DJ, Sanford RN (1950) The Authoritarian Personality. New York: Harper.

Agazarian YM, Peters R (1981) The Visible and Invisible Group: Two Perspectives on Group Psychotherapy and Group Process. London: Routledge and Kegan Paul.

Agazarian YM (1997) Systems Centred Therapy for Groups. New York: The Guildford Press.

Ahlin G (1995). The interpersonal world of the infant and the foundation matrix for the groups and networks of the person. Group Analysis 28(1): 5-20.

Bion W (1985) Container and contained. In: A Colman and M Geller (eds) Group Relations Reader 2. Washington, DC: AK Rice Institute.

Brown DG (1985). Bion and Foulkes: basic assumptions and beyond. In: M Pines (ed) Bion and Group Psychotherapy. London: Roudedge and Kegan Paul.

Bowlby J (1969) Attachment (Vol. 1, Attachment and Loss). London: Hogarth Press.

Dalal F (1998) Taking the Group Seriously: Towards a Post-Foulkesian Group Analytic Theory. Jessica Kingsley: London and Philadelphia

Dalal F (2001) The social unconscious: a post-Foulkesian perspective. Group Analysis 34(4): 539-55.

Durkin H (1964) The Group in Depth. New York: International Universities Press.

Durkin H (1983) Some contributions of general systems theory to psychoanalytic group psychotherapy. In M Pines (ed) The Evolution of Group Analysis. London: Routledge and Kegan Paul.

Elias N The Civilizing Process (1939) 1st English edition: Vol. 1, The History of Manners (1978). Vol. 2, State Formation and Civilization (1982) Oxford: Blackwell.

Fairbairn WRD (1952) Psychoanalytic Studies of the Personality. London: Tavistock/ Routledge.

Fromm E (1970) The Crisis of Psycho-analysis. Harmondsworth: Penguin.

Goldstein K (1939) The Organism: A Holistic Approach to Biology. New York: American Book Company.

Harwood I (1992) Group psychotherapy and disorders of the self. Group Analysis 25(1): 19-26.

Hearst LE (1993) Our historical and cultural cargo and its vicissitudes in group analysis. Group Analysis 26(4): 389-405.

Holmes J (1993) John Bowlby and Attachment Theory. London and New York: Routledge.

Harwood I, Pines M (eds) (1998) Self Experiences in Groups; Intersubjective and Self Psychological Pathways to Human Understanding. London: Jessica Kingsley.

Hopper E (1997) Traumatic experience in the unconscious life of groups: a fourth basic assumption. 21st SH Foulkes Annual Lecture. Group Analysis 30(4): 439-70.

Hopper E (2001) The social unconscious: theoretical considerations. Group Analysis 34(1): 9-27.

James CD (1994) 'Holding' and 'containing' in the group and society. Chapter 5 in: D Brown and L Zinkin (eds) The Psyche and the Social World: Developments in Group-Analytic Theory. London and New York: Routledge.

Karterud S (1998) The group self, empathy, intersubjectivity and hermeneutics. A group analytic perspective. In: I Harwood and M Pines (eds) Self Experiences in Groups; Intersubjective and Self Psychological Pathways to Human Understanding. London: Jessica Kingsley.

Kohut H (1977) The Restoration of the Self. New York: International Universities Press.

Lacan J (1977) Ecrits: A Selection. Trans. Alan Sheridan. London: Tavistock.

Marcuse H (1955) Eros and Civilisation. Boston: Beacon Press.

Marrone M (1994) Attachment theory and group analysis. Chapter 10 in D Brown and L Zinkin (eds) The Psyche and the Social World: Developments in Group-Analytic Theory. London and New York: Routledge.

Mennell S (1997) A sociologist at the outset of group analysis: Norbert Elias and his sociology. Group Analysis 30(4): 489-514.

Pines M (1976) The contribution of SH Foulkes to group-analytic Psychotherapy. In: LW Wolberg and ML Aronson (eds) Group Therapy: An Overview. New York: Stratton

Intercontinental, pp.9-29.

Rothe S (1989) The Frankfurt School: An influence on Foulkes's group analysis? Group Analysis 22(4): 405-15.

Skynner ACR (1981) An open-systems, group-analytic approach to family therapy. In: AS Gurman, DP Kniskern (eds) Handbook of Family Therapy. New York: Brunner/Mazel.

Volkan VD (2001) Transgenerational transmissions and chosen traumas: an aspect of Large-Group identity. Group Analysis 34(1): 79-97.

Wertheimer M (1912) Experimentelle Studien uber das Sehen von Bewegung. Z. Psychol. 61:161-265.

Winnicott DW (1965) The Maturational Process and the Facilitating Environment. London: Hogarth Press.

第 2 章　团体治疗的一个世纪

参考文献

Freud S (1921) Group Psychology and the Analysis of the Ego. Standard Edition 18, London: Hogarth Press.

Freud S (1926) letter to Trigant Burrow 14 November 1926. Quoted in: J Campos (1992) Burrow, Foulkes and Freud: An Historical Perspective. Lifwynn Correspondence 2(2-9): 8.

Marsh LC (1933) An experiment in group treatment of patients at Worcester State Hospital. Mental Hygiene 17: 396-416.

Pratt JH (1907) The class method of treating consumption in the homes of the poor. Journal of the American Medical Association 49: 755-9.

Read Sir Herbert (1949) Review of The Neurosis of Man. In: The Tiger's Eye, quoted in 'Comments on Burrow'. Lifwynn Correspondence (1992) 2(1): 11.

延伸阅读

Adler A (1938) Social Interest: A Challenge to Mankind. London: Faber and Faber.

Argelander H (1972) Gruppenprozesse: Wege zur Anwendung der Psychoanalyse in Behandlung, Lehre und Forschung. Reinbek: Rowohlt.

Bion W (1961) Experiences in Groups. London: Tavistock Publications.

Bridger H (1992) Northfield Revisited. Chapter 3 in M Pines (ed) Bion and Group Psychotherapy. London: Routledge.

Burrow T (1927) The group method of analysis. Psychoanalytic Review 10: 268-80.

Burrow T (1928) The basis of group-analysis, or the analysis of the reactions of normal and neurotic individuals. British Journal of Medical Psychology 8: 198-206.

Campos J (1992) Burrow, Foulkes and Freud: An Historical Perspective. Lifwynn Correspondence 2(2-9).

De Maré P (1972) Perspectives in Group Psychotherapy: A Theoretical Background. London: George Allen and Unwin.

Dreikurs R (1959) Early experiments with group psychotherapy. A historical review. American Journal of Psychotherapy 13: 882-91.

Ettin MF (1992) Chapter 3: The invention of modern group treatment at the turn of the twentieth century; Chapter 4: The growth spurt of group psychotherapy. In: Foundations and Applications of Group Psychotherapy: A Sphere of Influence. Boston: Allyn and Bacon.

Ezriel H (1950) A psycho-analytic approach to group treatment. British Journal of Medical Psychology 23: 59-74.

Foulkes SH (1946) Group analysis in a military neurosis centre. Lancet, vol. 1, 2 March: 303-13.

Freud S (1921) Group Psychology and the Analysis of the Ego. Standard Edition Vol. 18. London: Hogarth Press.

Greenberg LA (ed) (1975) Psychodrama: Theory and Therapy. London: Souvenir Press.

Harrison T (2000) Bion, Rickman, Foulkes and the Northfield Experiments: Advancing on a Different Front. London: Jessica Kingsley.

Heigl-Evers A, Heigl F (1995) Psychosocial compromise formation: understanding defence and coping in group analysis. Group Analysis 28(4): 483-92.

Jones M (1953) The Therapeutic Community: A New Treatment Method in Psychiatry. New York: Basic Books.

Lazell EW (1921) The group treatment of dementia praecox. Psychoanalytic Review 8: 168-79.

Le Bon G (1896) La Psychologie des Foules, Paris. The Crowd: A Study of the Popular Mind. London: Benn (1947)

Lewin K, Lippitt R, White RK (1939) Patterns of aggressive behaviour in experimentally created 'social climates'. Journal of Social Psychology 10: 271-99.

Lewin K (1947) Frontiers in group dynamics: concept, method and reality in social science. Social equilibria and social change. Human Relations 1:5-41.

Main T (1946) The Hospital as a Therapeutic Institution. Bulletin of the Menninger Clinic 10: 66-90.

Marsh LC (1935) Group therapy in the psychiatric clinic. Journal of Nervous and Mental Diseases 82:381-92.

Moreno JL (1953) Who Shall Survive? Foundations of Sociometry, Group Psychotherapy and Sociodrama, 2nd edition. Beacon, NY: Beacon House (Original work published in 1934).

Nichol B (undated) Early Development of Group Psychotherapy in Britain. Centre for Adult and Higher Education. University of Manchester. Occasional Papers No. 22.

Nye RA (1975) TTie Origins of Crowd Psychology: Gustave LeBon and the Crisis of Mass Democracy in the Third Republic. London and Beverley Hills: Sage Publications.

Pines M (1983) The Contribution of SH Foulkes to Group Therapy. Chapter 16 in: M Pines (ed) The Evolution of Group Analysis. London: Routledge and Kegan Paul.

Pratt JH (1906) Home Sanatorium Treatment of Consumption. Johns Hopkins Hospital Bulletin.

Rosenbaum M (1978) Group Psychotherapy: Heritage, History and the Current Scene. Chapter 1 in H Mullan and M Rosenbaum Group Psychotherapy: Theory and Practice. Free Press, New York: Macmillan.

Scheidlinger S (1994) An overview of nine decades of group psychotherapy. Hospital and Community Psychiatry 45(3): 217-25.

Schilder P (1936) The analysis of ideologies as a psychotherapeutic method. American Journal of Psychiatry 93: 601-14.

Schilder P (1939) Results and problems of group psychotherapy in severe neurosis. Mental Hygiene 23: 87-98.

Schindler R (1957/58) Grundprinzipien der Psychodynamic in der Gruppe. Psyche 11, 308.

Slavson SR (1964) A Textbook in Analytic Group Psychotherapy. New York: International Universities Press.

Wender L (1936) The dynamics of group psychotherapy and its application. Journal of Nervous and Mental Diseases 84: 54-60.

Whitaker DS, Lieberman M (1964) Psychotherapy through the Group Process. Chicago: Atherton Press.

Whitaker DS (1987). Connections between group-analytic and a group focal conflict perspective. International Journal of Group Psychotherapy 37: 201-18.

Wolf A, Schwartz EK (1962) Psychoanalysis in Groups. New York: Grune & Stratton.

第 3 章　计划组建分析性团体

参考文献

Foulkes SH (1948) Introduction to Group-Analytic Psychotherapy: Studies of Social Interaction of Individuals and Groups, p.55-6. London: Interface.

Piper WE (1991) Brief group psychotherapy. Psychiatric Annals 21(7): 419-22.

延伸阅读

Balmer R (1993) Therapeutic factors in group analysis: meeting them in the block training setting. Group Analysis 26(2): 139-45.

Barnes B, Ernst S, Hyde K (1999) Growing a Group. Chapter 3 in: An Introduction to Groupwork: A Group-Analytic Perspective. London: Macmillan.

Hilpert RH (1995). The place of the training group analyst and the problem of personal group analysis in block training. Group Analysis 28(3): 301-11.

Home HJ (1983) The effect of numbers on the basic transference pattern in group analysis. In: M Pines (ed) The Evolution of Group Analysis. Routledge: London.

Kibel HD (1981) A conceptual model for short-term inpatient group psychotherapy. American Journal of Psychiatry 138: 74-80.

Klein RH (1993) Short-term group psychotherapy. Chapter in: HI Kaplan and BJ Sadock (eds) Comprehensive Group Psychotherapy, 3rd edition. Baltimore: Williams and Wilkins.

Knauss W, Rudnitzki G (1990) Block training in Heidelberg: historical and contemporary influences. Group Analysis 23: 367-75.

Lorentzen S, Herlofsen P, Karterud S, Ruud T (1995) Block training in group analysis: the Norwegian Program. International Journal of Group Psychotherapy 45(1): 73-89.

Lorentzen S, Kuriené A, Laurenaitis E, Lyngstad K, Petkuté E, Sørlie T, Zileniéné S (1998) Block training in group psychotherapy in the Baltic States. Group Analysis 31(3): 351-61.

Marrone M (1993) Analytic group therapy in block sessions: An experience in Milan. Group Analysis 26(2): 147-55.

Molnos A (1995) A Question of Time: Essentials of Brief Dynamic Psychotherapy. London: Karnac.

Reik H (1989) A changed time-structure: the effects on the analytic group. Group Analysis 22(3): 325-32.

Rogers C (2004) Working in different settings. Chapter 7 in: Psychotherapy and Counselling: A Professional Business. London: Whurr Publishers.

第 4 章　动力性管理

参考文献

van der Kleij G (1983) The setting of the group. Group Analysis 16(1): 75-80.

延伸阅读

Foulkes SH (1975) The conductor in action: Part I: as administrator. Chapter 6 in: Group-

Analytic Psychotherapy: Method and Principles. London: An Interface Book.

Pines M, Hearst LE, Behr HL (1982) Group analysis (group analytic psychotherapy) pp. 150-54. In: GM Gazda (ed) Basic Approaches to Group Psychotherapy and Counselling. 3rd edition. Springfield, IL: Charles C Thomas.

Yalom ID (1970) Creation of the group: time, size, preparation. In: The Theory and Practice of Group Psychotherapy. New York and London: Basic Books.

第 5 章　评估性访谈

参考文献

Garland C (1982) Group analysis: taking the non-problem seriously. Group Analysis 15(1): 4-14.

延伸阅读

Brown D (1991) Assessment and selection for groups. Chapter 4 in: J Roberts and M Pines (eds) The Practice of Group Analysis. London: Routledge.

Coltart N (1988) The assessment of psychological mindedness in the diagnostic interview. British Journal of Psychiatry 153: 819-20.

Foulkes SH (1964) Therapeutic Group Analysis. London: George Allen and Unwin, pp.22-3, 44-6, 243-5.

Foulkes SH (1975) Group-Analytic Psychotherapy: Method and Principles, pp.38-63. London: Gordon and Breach.

Salvendy J (1993) Selection and preparation of patients for group Psychotherapy. In: HI Kaplan and BJ Sadock (eds) Comprehensive Group Psychotherapy. Baltimore: Williams and Wilkins.

第 6 章　团体情境中的症状

延伸阅读

Battegay R (1989) Group psychotherapy with depressives. Group Analysis 22: 31-8.

Brown D (1989) A contribution to the understanding of psychosomatic processes in groups. British Journal of Psychotherapy 6: 5-9.

Fiumara R, Zanasi M (1989) Depression of the group and depression in the group. Group Analysis 22(1): 49-57.

Greenberg M, Shergill SS, Szmukler G, Tantam D (2003) Narratives in Psychiatry. London: Jessica Kingsley.

Holmes J (ed) (1991) A Textbook of Psychotherapy in Psychiatric Practice. Edinburgh:

Churchill Livingstone.

Horwitz L (1980) Group psychotherapy for borderline and narcissistic patients. Bulletin of the Menninger Clinic 44(2): 181-200.

Knauss W (1985) The treatment of psychosomatic illness in group-analytic psychotherapy. Group Analysis 18(3): 177-90.

Pines M (1975) Group therapy with 'difficult' patients. In: L Wolberg and M Aronson (eds) Group and Family Therapy: An Overview. New York: Stratton Intercontinental.

Resnik S (1999) Borderline personalities in groups. Group Analysis 32(3): 331-47.

Roth BE, Stone WN, Kibel HD (eds) (1990) The Difficult Patient in the Group. Madison: International Universities Press.

Schermer VL, Pines M (eds) (1999) Group Psychotherapy of the Psychoses: Concepts, Interventions and Contexts. London: Jessica Kingsley.

Schneider E (1996) Holding and caring: a borderline patient in a new psychotherapy group. Group Analysis 29(2): 123-34.

Smith J (1999) Five questions about group therapy in long-term schizophrenia. Group Analysis 32(4): 515-24.

Winther G, Sorensen T (1989) Group therapy with manic depressives: dynamic and therapeutic aspects. Group Analysis 22(1): 19-30.

Zulueta F de (1993) From Pain to Violence: The Traumatic Roots of Destructiveness. London: Whurr Publishers.

Zulueta F de, Mark P (2000) Attachment and contained splitting: a combined approach of group and individual therapy to the treatment of patients suffering from borderline personality disorder. Group Analysis 33(4): 486-500.

第7章　开始新的团体

延伸阅读

Agmon S, Schneider S (1998) The first stages in the development of the small group: a psychological understanding. Group Analysis 31(2): 131-56.

Kadis AL, Krasner JD, Weiner MF, Winick C, Foulkes SH (1974) The first group session: reparation, procedure and structure. Chapter 6 in: Practicum of Group Psychotherapy, 2nd edition. New York: Harper and Row.

Kennard D (1993) The first session-an apparent distraction. Chapter 3 in: D Kennard, J Roberts and DA Winter, A Work Book of Group-Analytic Interventions. London and New York: Routledge.

Nitsun M (1989) Early development: linking the individual and the group. Group Analysis

22(3): 249-61.

Winter DA (1993) Turn taking in the early sessions. Chapter 4 in: D Kennard, J Roberts and DA Winter, A Work Book of Group-Analytic Interventions. London and New York: Routledge.

第 8 章　团体的新成员

延伸阅读

Bacha C (1997) The stranger in the group: new members in analytic group psychotherapy. Psychodynamic Counselling 3(1): 7-23.

Yalom ID (1975) The monopoliser. Chapter 12 in: The Theory and Practice of Group Psychotherapy. New York and London: Basic Books.

第 9 章　行动中的团体

参考文献

Rattegay RC (1977) The group dream. In: LR Wolberg and ML Aronson (eds) Group Therapy: An Overview. New York: Stratton Intercontinental.

Dalal F (2002) Race, Colour and the Process of Racialization, p.74. London: Brunner/ Routledge.

Foulkes SH (1964) Therapeutic Group Analysis.London: George Allen and Unwin.

Foulkes SH (1975) Group-Analytic Psychotherapy: Method and Principles, pp. 1-5. London: An Interface Book.

Ogden TH (1979) On projective identification. International Journal of Psychoanalysis 60: 357-73.

Pines M (1981) The frame of reference of group psychotherapy. International Journal of Group Psychotherapy 31(3): 275-85.

Schlapobersky J (1994) The language of the group. In: D Brown and L Zinkin (eds) The Psyche and the Social World: Developments in Group- Analytic Theory. London: Routledge.

Volkan V (1997) Blood Lines: From Ethnic Pride to Ethnic Terrorism. New York: Farrar, Straus and Giroux.

Zinkin L (1983) Malignant mirroring. Group Analysis 16(2): 113-26.

延伸阅读

Blackwell D (1994) The emergence of racism in group analysis. Group Analysis 27(2): 197-211.

Burman E (2001) Engendering authority in the group. Psychodynamic Counselling 7(3): 347-70.

Conlon I (1991) The effect of gender on the role of the conductor. Group Analysis 24(2): 187-200.

Dalal F (2002) Race, Colour and the Process of Racialisation. London: Brunner/Routledge.

Foss T (1994). From phobic inhibitions to dreams. Group Analysis 27(3): 305-18.

Foulkes SH (1968). On interpretation in group analysis. International Journal of Group Psychotherapy 18(4): 432-44.

Friedman R (2000) The interpersonal containment of dreams in group psychotherapy: a contribution to the work with dreams in a group. Group Analysis 33(2): 221-33.

König K (1991) Projective identification: transference type and defence type. Group Analysis 24(3): 323-31

Pines M (1993) Interpretation: why, for whom and when. Chapter 12 in D Kennard, J Roberts and DA Winter, A Work Book of Group-Analytic Interventions. London and New York: Routledge.

Rauchfleisch U (1995) Dreams as defence and coping strategies in group analysis. Group Analysis 28(4): 465-72.

Roitman M (1989) The concept of projective identification: its use in understanding interpersonal and group processes. Group Analysis 22(3): 249-60.

Spotnitz H (1973) Acting out in group psychotherapy. In: LA Wolberg and EK Schwartz (eds) Group Therapy: an Overview. New York: Thieme.

Stone WN, Whitman RM (1980) Observations on empathy in group psychotherapy. Chapter 12 in: LR Wolberg, and MR Aronson (eds) Group and Family Therapy. New York: Brunner/Mazel.

Storck, LE (1997) Cultural psychotherapy: a consideration of psychosocial class and cultural differences in group treatment. Group 21(4): 331-49.

Zinkin L (1989) The group as container and contained. Group Analysis 22(3): 227-34.

第 10 章　团体的生活事件

参考文献

König K (1981) Angst und Persoehnlichkeit: Das Konzept vom steuernden Objekt und seine Anwendung. Goettingen: Medizinische Psychologie. Vandenhoek Ruprecht.

Winnicott DW (1965) The Family and Individual Development, p. 15. London: Tavistock Publications.

延伸阅读

Berne E (1964) Games People Play. New York: Grove Press.

Rogers C (2004) Clinical Predicaments. Chapter 2 in: Psychotherapy and Counselling: a Professional Business. London: Whurr Publishers.

Sandison R (1991) The psychotic patient and psychotic conflict in group analysis. Group Analysis 24(1): 73-83.

Zulueta F de (1993) From Pain to Violence: The Traumatic Roots of Destructiveness. London: Whurr Publishers.

第 11 章　结束治疗

延伸阅读

Maar V (1989) Attempts at grasping the self during the termination phase of group-analytic psychotherapy. Group Analysis 22(1): 99-104.

Mullan H, Rosenbaum M (1978) The last group session: the departure. Chapter 11 in: Group Psychotherapy: Theory and Practice. New York: Free Press.

Powell A (1994) Ending is for life. Group Analysis 27(1): 37-50.

Wardi D (1989) The termination process in the group process. Group Analysis 22(1): 87-99.

Zinkin L (1994) All's well that ends well - or is it? Group Analysis 27(1): 15-24.

第 12 章　治疗的陷阱

延伸阅读

Ezriel H (1950) A psycho-analytic approach to group treatment. British Journal of Medical Psychology 23: 59-74.

Foulkes SH (1975) Group-Analytic Psychotherapy: Method and Principles, pp. 124-9. London: An Interface Book.

König K (1991) Group-analytic interpretations: individual and group. Descriptive and metaphoric. Group Analysis 24(2): 111-15.

Pines M (1993) Interpretation: why, for whom and when. Chapter 12 in: D Kennard, J Roberts and DA Winter, A Work Book of Group-Analytic Interventions. London and New York: Routledge.

Wolf A, Schwartz EK (1962). Psychoanalysis in Groups. New York: Grune & Stratton.

第 13 章　挑战性的情境

参考文献

Behr HL (2004) Commentary on 'Drawing the Isolate into the Group Flow' by L Ormont. Group Analysis 37(1): 76-81.

Foulkes SH (1948) Introduction to Group-Analytic Psychotherapy, p. 169. London: William Heinemann Medical Books.

Foulkes E (1990) (ed) SH Foulkes's Selected Papers: Psychoanalysis and Group Analysis, p.291. London: Karnac.

Ormont LR (2004) Drawing the isolate into the group flow. Group Analysis 37(1): 65-76.

Yalom ID (1975) Problem patients: the monopolist. Chapter 12 in: Theory and Practice of Group Psychotherapy. New York: Basic Books.

Zinkin L (1983) Malignant mirroring. Group Analysis 16(2): 113-26.

延伸阅读

Arzoumanides Y (1993) Disillusionment with therapy. Chapter 9 in: D Kennard, J Roberts and DA Winter, A Work Book of Group-Analytic Interventions. London and New York: Routledge.

Kennard D (1993) A potential drop-out. Chapter 5 in: D Kennard, J Roberts and DA Winter, A Work Book of Group-Analytic Interventions. London and New York: Routledge.

Knauss W (1999) The creativity of destructive fantasies. Group Analysis 32(3): 397-411.

Lyndon P (1994) The Leader and the Scapegoat: a dependency group study. Group Analysis 27(1): 95-104.

Maccoby H (1982) The Sacred Executioner. London: Thames and Hudson.

Nitsun M (1996) The Anti-Group: Destructive forces in the group and their creative potential. London: Routledge.

Roberts J (1991) Destructive phases in groups. Chapter 8 in: J Roberts and M Pines (eds) The Practice of Group Analysis. London: Routledge.

Roberts J (1993) Threatened premature termination of therapy. Chapter 8 in: D Kennard, J Roberts and DA Winter, A Work Book of Group- Analytic Interventions. London and New York: Routledge.

Scheidlinger S (1982) On scapegoating in group psychotherapy. International Journal of Group Psychotherapy 32: 131-43.

Tantam D (1984) A prophet in the group. Group Analysis 17(1): 44-57.

第 14 章　困境中的治疗师

延伸阅读

Anderson L (1994) The experience of being a pregnant group therapist. Group Analysis 27(1): 75-85.

Lesnik B (2003) Some observations from a group 'inherited' from a deceased therapist. Group Analysis 36(1): 55-72.

Mullen PE, Pathe M (2000) Stalkers and their Victims. Cambridge: Cambridge University Press.

Rogers C (2004) Events in the Therapist's Life. Chapter 1 in: Psychotherapy and Counselling: a Professional Business. London: Whurr Publishers.

Sharpe M (1991) Death and the Practice. Chapter 12 in: J Roberts, M Pines (eds) The Practice of Group Analysis. London: Routledge.

第 15 章　大型团体

参考文献

Foulkes SH (1964) Therapeutic Group Analysis, pp. 187-206. London: George Allen and Unwin.

Foulkes SH (1975) Problems of the large group from a group-analytic point of view. Chapter 1 in: L Kreeger (ed) The Large Group: Dynamics and Therapy London: Constable.

Shaked J (2003) The large group and the political process. Chapter 9 in: S Schneider, M Weinberg (eds) The Large Group Re-Visited: The Herd, Primal Horde, Crowds and Masses. London: Jessica Kingsley.

Springmann R (1975) Psychotherapy in the large group. In: L. Kreeger (ed) The Large Group. London: Constable.

Wilke G (2003) Chaos and order in the large group. Chapter 5 in: S Schneider, M Weinberg (eds) The Large Group Re-Visited: The Herd, Primal Horde, Crowds and Masses. London: Jessica Kingsley.

延伸阅读

De Maré P (1975) The politics of large groups. Chapter 3 in: L Kreeger (ed) The Large Group: Dynamics and Therapy. London: Constable.

De Maré P (1989) The history of Large Group phenomena in relation to group-analytic psychotherapy: the history of the Median Group. Group 13: 173-97.

De Maré P, Piper R, Thompson S (1991) Koinonia: From Hate, Through Dialogue, to Culture in the Large Group. London: Karnac.

Kreeger L (ed) (1975) The Large Group. London: Constable.

Island TK (2003) The large group and leadership challenges in a group- analytic training community. Chapter 13 in: S Schneider, M Weinberg (eds) The Large Group Re-Visited: The Herd, Primal Horde, Crowds and Masses. London: Jessica Kingsley.

Maxwell B (2000) The Median group. Group Analysis 33(1): 35-47.

Pisani R (2000) The Median group in clinical practice: an experience of eight years. Group Analysis 33(1): 77-90.

Schneider S, Weinberg M (eds) (2003) The Large Group Re-Visited: The Herd, Primal Horde, Crowds and Masses. London: Jessica Kingsley.

Turquet P (1975) Threats to identity in the large group. Chapter 3 in: L. Kreeger (ed) The Large Group. London: Constable.

第 16 章　同舟共济：同质性团体的价值

参考文献

Foulkes SH (1948) Part 3, Selection by Contrast, p.61. In Introduction to Group-Analytic Psychotherapy. London: Maresfield Reprint (1983).

Pratt JH (1907) The class method of treating consumption in the homes of the poor. Journal of the American Medical Association 49: 755-9.

延伸阅读

Barnes B, Ernst S, Hyde K (1999) Differences in groups: heterogeneity and homogeneity. Chapter 7 in: An Introduction to Groupwork: A Group- Analytic Perspective. New York: Macmillan Press.

Behr HL (1997) Group work with parents. Chapter 7 in: KN Dwivedi (ed.) Enhancing Parenting Skills: A Guide for Professionals Working with Parents. Chichester: John Wiley and Sons.

Evans S, Chisholm P, WalsheJ (2001) A dynamic psychotherapy group for the elderly. Group Analysis 34(2): 287-98.

Hudson I, Richie S, Brennan C, Sutton-Smith D (1999) Consuming passions: groups for women with eating disorders. Group Analysis 32(1): 37-51.

Kibel HD (1981) A conceptual model for short-term in-patient group psychotherapy. American Journal of Psychiatry 138: 74-80.

Rice CA, Rutan JS (1987). Inpatient Group Psychotherapy. A Psychodynamic Perspective. New York: Macmillan.

Reading B, Weegmann M (2004) Group Psychotherapy and Addiction. London: Whurr Publishers.

Valbak K (2003) Specialized psychotherapeutic group analysis: how do we make group analysis suitable for 'non-suitable' patients? Group Analysis 36(1): 73-86.

Van der Kolk BA (1993) Groups for patients with histories of catastrophic trauma. Chapter 16 in: A Alonso, HI Swiller, Group Therapy in Clinical Practice. Washington and London: American Psychiatric Press.

Willis S (1999) Group analysis and eating disorders. Group Analysis 32(1): 21-33.

Woods J (2003) Group therapy for adolescents who have abused. Chapter 6 in: Psychoanalytic Therapy with Victims/Perpetrators of Sexual Abuse. London: Jessica Kingsley.

Wright S (2000) Group work. In: B Lask and R Bryant-Waugh (eds) Anorexia Nervosa and Related Eating Disorders, 2nd edition. London: Psychology Press.

Yalom ID (1983) Inpatient Group Psychotherapy. New York: Basic Books.

第 17 章　儿童与青少年团体

延伸阅读

Behr HL (1982) The significance of teasing in group psychotherapy. In: M Pines, L Rafaelsen (eds) The Individual and the Group: Boundaries and Interrelations. Volume 2: Practice. New York and London: Plenum Press.

Behr HL (1988) Group analysis with early adolescents: some clinical issues. Group Analysis 21(2): 119-33.

Behr HL (2003) Psychodynamic groups for children and adolescents. Chapter 8 in: ME Garralda, C Hyde (eds) Managing Children with Psychiatric Problems, 2nd edition. London: BMJ Books.

Berkovitz IH (ed) (1995) Adolescents Grow in Groups. New York: Jason Aronson.

Dwivedi KN (1993) Group Work with Children and Adolescents. London: Jessica Kingsley.

Evans J (1998) Active Analytic Group Therapy for Adolescents London: Jessica Kingsley.

Foulkes SH, Anthony EJ (1965) Group-analytic psychotherapy for children and adolescents. Chapter 8 in Group Psychotherapy: The Psychoanalytic Approach, 2nd edition. London: Penguin Books.

MacLennan BW, Dies KR (1992) Group Counseling and Psychotherapy with Adolescents, 2nd edition. New York: Columbia University Press.

Riester AE, Kraft IA. (eds) (1986) Child Group Therapy: Future Tense. American Group Psychotherapy Association Monograph Series 3. New York: International Universities Press.

Slavson SR, Schiffer M (1975) Group Psychotherapies for Children. New York: International Universities Press.

Woods J (1996) Handling violence in child group therapy. Group Analysis 29(1): 81-98.

第 18 章 从团体分析角度看家庭治疗

参考文献

Foulkes SH (1975) Group-Analytic Psychotherapy: Methods and Principles. London: Interface, Gordon and Breach, reprinted Karnac 1986

Haley J (1976) Problem-Solving Therapy. San Francisco: Jossey-Bass.

Hoffman L (1981) Foundations of Family Therapy. New York: Basic Books.

Minuchin S, Fishman C (1981) Family Therapy Techniques, Cambridge MA: Harvard University Press.

Palazzoli MS, Cecchin G, Pratao G, Boscolo L (1978) Paradox and Counter- Paradox. New York: Jason Aronson.

Skynner ACR (1979) Reflections on the family therapist as family scapegoat. Journal of Family Therapy 1: 7-22.

延伸阅读

Behr HL (1994) Families and group analysis. Chapter 11 in: D Brown, L Zinkin (eds) The Psyche and the Social World. London: Routledge.

Behr HL (1996) Multiple family group therapy: a group-analytic perspective. Group Analysis 29(1): 9-22.

Behr HL (2001) The importance of being father: a tribute to Robin Skynner. Journal of Family Therapy 23(3): 327-33.

Byng Hall J (1995) Rewriting Family Scripts: Improvisation and Systems Change. London: Guilford Press.

Schlapobersky JR (ed) (1987) Selected Papers of Robin Skynner vol. I. Explorations with Families: Group Analysis and Family Therapy. London: Methuen.

Skynner ACR (1981) An open-systems, group-analytic approach to family therapy. In: AS Gurman, DP Kniskern (eds) Handbook of Family Therapy. New York: Brunner/Mazel.

第 19 章 团体分析在非临床设置中的应用

参考文献

Rance C (2003) Commentary on article by Marlene Spero. Group Analysis 36(3): 338.

Spero M (2003) A working conference on professional and management dilemmas working in and with organisations. Group Analysis 36(3): 324-35.

Stacey RD (2001) Complex Responsive Processes in Organisations, Learning and Knowledge Creation. London: Routledge.

Wilke G, Freeman S (2001) How to be a Good Enough GP: Surviving and Thriving in the New Primary Care Organisations. Abingdon: Radcliffe Medical Press.

延伸阅读

Cooklin A (1999) Changing Organisations. Clinicians as Agents of Change. London: Karnac.

Nitsun M (1998) The organisational mirror: a group-analytic approach to organisational consultation. Part 1 Group Analysis 31(3): 245-67. Part 2 Group Analysis 31(4): 505-18.

Obholzer A (1997) Institutions in a changing world. In: ER Schapiro (ed) The Inner World in the Outer World. London: Karnac.

Schwartz G (1980) Conflict resolution as a process. Chapter 8 in: Trygve Johnstad (ed.) Group Dynamics and Society: A Multinational Approach. Published by the European Institute for Transnational Studies in Group and Organisational Development. Cambridge, MA: Oelgeschlager, Gunn and Hain.

Whitaker DS (1992) Transposing learnings from group psychotherapy to work groups. Group Analysis 25(2): 131-49.

第 20 章　团体治疗的督导

延伸阅读

Foulkes SH (1964) Teaching, study and research. Chapter 20 in: Therapeutic Group Analysis. London: George Allen and Unwin Ltd.

Gustafson JP (1980) Group therapy supervision: critical problems of theory and technique. Chapter 17 in: LR Wolberg, ML Aronson, Group and Family Therapy. New York: Brunner/Mazel.

Halperin DH (1981) Issues in the supervision of group psychotherapy: countertransference and the group supervisor's agenda. Group 5(3): 24-32.

Moss E (1995) Group supervision: focus on countertransference. International Journal of Group Psychotherapy 45(4): 537-48.

Rosenthal L (1999) Group supervision of groups: a modern analytic perspective. International Journal of Group Psychotherapy 49(2): 197-213.

Schoenholtz-Read J (1996) The supervisor as gender-analyst: feminist perspectives on group supervision and training. International Journal of Group Psychotherapy 46(4): 479-501.

Sharpe M, Blackwell D (1987) Creative supervision through student involvement. Group

Analysis 20(3): 195-208.

Sharpe M (ed) (1995) The Third Eye. London: Routledge.

第 21 章 作为专业人士的团体分析师

参考文献

Rogers C (2004) Psychotherapy and Counselling: a Professional Business. London: Whurr Publishers.

Wilke G, Freeman S (2001) How to be a Good Enough GP: Surviving and Thriving in the New Primary Care Organisations. Abingdon: Radcliffe Medical Press.

延伸阅读

Clarkson P (2000) Working with Ethical and other Moral Dilemmas in Psychotherapy. London and Philadelphia: Whurr Publishers.

Cordess C (ed) (2001) Confidentiality and Mental Health. London: Jessica Kingsley.

Kibel HD (1987) Contributions of the group psychotherapist to education in the psychiatric unit: teaching through group dynamics. International Journal of Psychotherapy 37(1): 3-29.

Gazda GM, Mack S (1982) Ethical practice guidelines for groupwork practitioners. Chapter 3 in: GM Gazda (ed) Basic Approaches to Group Psychotherapy and Group Counselling, 3rd edition. Springfield, IL: Charles C Thomas.

Sharpe M (1991) Administration of the practice. Chapter 13 in:J Roberts, M Pines (eds) The Practice of Group Analysis. London: Routledge.

第 22 章 团体分析中不断变化的情况

参考文献

Apprey M (2001) Group process in the resolution of ethnonational conflicts: the case of Estonia. Group Analysis 34(1): 99-113.

Blackwell RD (2003) Colonialism and globalisation: a group-analytic perspective. Group Analysis 36(4): 445-63.

Brown DA (2001) Contribution to the understanding of the social unconscious. Group Analysis 34(1): 29-38.

Dalal F (1998) Taking the Group Seriously: Towards a Post-Foulkesian Group-Analytic Theory. London: Jessica Kingsley.

Dalal F (2001). The social unconscious: a post-Foulkesian perspective. Group Analysis 34(4): 539-57.

De Maré PB (1972) Perspectives in Group Psychotherapy: A Theoretical Background. London: George Allen and Unwin.

Ettin M (2001) A psychotherapy group as a sociopolitical context: the case of the 'silent majority'. Group Analysis 34(1): 39-54.

Fonagy P (2003) Psychoanalysis today. World Psychiatry 2(2): 73-80.

Hopper E (1997) Traumatic experience in the unconscious life of groups: a fourth basic assumption. Group Analysis. 30(4): 439-70.

Hopper E (2001) The social unconscious: theoretical considerations. Group Analysis 34(1): 9-27.

Hopper E (2003) The Social Unconscious: Selected Papers. London: Jessica Kingsley.

Karterud S (2000) On the scientific foundations of group analysis: commentary on article by Ralph Stacey. Group Analysis 33(4): 514-18.

Lorentzen S (2000) Assessment of change after long-term psychoanalytic group treatment: presentation of a field study of outpatients from private psychiatric practice. Group Analysis 33(3): 373-96.

Mendelssohn de F (2000) The aesthetics of the political in group-analytic process - the wider scope of group analysis. Group Analysis 33(4): 438-58.

Nitsun M (1996) The Anti-Group: Destructive forces in the group and their creative potential. London: Routledge.

Stacey RD (2000) Reflexivity, self-organisation and emergence in the group matrix. Group Analysis 33(4): 501-14.

Stacey RD (2003) Complexity and Group Processes: A Radically Social Understanding of Individuals. Hove: Brunner/Routledge.

Volkan VD (2001)Transgenerational transmissions and chosen traumas: an aspect of Large Group identity. Group Analysis 34(1): 79-97.

Volkan VD (1992) Ethnonationalistic rituals: an introduction. Mind and Human Interaction 4(1): 3-19.

延伸阅读

Auchincloss EL, Michels R (2003) A reassessment of psychoanalytic education: controversies and changes. International Journal of Psychoanalysis 84: 387-403.

Blackwell RD (2002) The politicisation of group analysis in the 21st Century. Group Analysis 35(1): 105-18.

Brown DA (1994) Self-development through subjective interaction. In: D Brown, L Zinkin (eds) The Psyche and the Social World: Developments in Group-Analytic Theory.

London: Routledge.

Hearst LE, Sharpe M (1991) Training for and trainees in group analysis. Chapter 10 in: J Roberts, M Pines (eds) The Practice of Group Analysis. London: Routledge.

Hearst LE, Behr HL (1995) Training in group analysis: institutional dilemmas. Group Analysis 28(4): 407-12.

Karterud S (1992) Reflections on group-analytic research. Group Analysis 25: 353-64.

Karterud S (1996) The hospital as a therapeutic text. Therapeutic Communities 17: 125-9.

Karterud S (1998) The group self, empathy, intersubjectivity and hermeneutics. A group-analytic perspective. In: IH Harwood, M Pines (eds) Self Experiences in Group: Intersubjective and Self Psychological Pathways to Human Understanding. London: Jessica Kingsley.

Kennard D, Roberts J, Winter D (eds) (1993) A Workbook of Group-analytic Interventions. London: Routledge.

Mittwoch A (2001) Our place in the world of science: what is at stake? Group Analysis 34(4): 431-48.

Nitzgen D (2001) Training in democracy, democracy in training: notes on group analysis and democracy. Group Analysis 34(3): 331-47.

Pines M (1998) What should a psychotherapist know? (Chapter 8) Coherency and disruption in the sense of the self (Chapter 12) in: M Pines Circular Reflections: Selected Papers on Group Analysis and Psychoanalysis. London and Philadelphia: Jessica Kingsley.

Piper WE (1993) Group psychotherapy research. In: HI Kaplan and BJ Sadock (eds) Comprehensive Group Psychotherapy. Baltimore: Williams and Wilkins.

Roth A, Fonagy P (1996) What Works for Whom? A Critical Review of Psychotherapy Research. New York and London: Guildford Press.

Schneider S (1993) Group psychotherapy under the threat of war: The Gulf Crisis. Group Analysis 26(1): 99-108.

Schulte P (2000) Holding in mind: intersubjectivity, subject relations and the group. Group Analysis 33(4): 531-44.

Stern DN (1985) The Interpersonal World of the Infant. New York: Basic Books.

Stone EG (2001) Culture, politics and group therapy: identification and voyeurism. Group Analysis 34(4): 501-14.

Tsegos Y (1995) Further thoughts on group-analytic training. Group Analysis 28(3): 313-26.

Weegmann M (2001) Working intersubjectively: what does it mean for theory and therapy? Group Analysis 34(4): 515-30.

Whitaker DS (1992) Making research a part of group therapeutic practice. Group Analysis

25(4): 433-48.

术语

参考文献

Dick B (1993) The group matrix as a Holomovement and Quantum Field. Group Analysis 26(4): 469-80.

Foulkes SH (1964) Therapeutic Group Analysis, p.81. London: George Allen & Unwin.

Pines M (1996) Dialogue and selfhood. Group Analysis 29(3): 327-41.

Powell A (1994) Towards a Unifying Concept of the Group Matrix. In: D Brown and L Zinkin (eds) The Psyche and the Social World. London: Routledge.

Stacey R (2001) Complexity and the group matrix. Group Analysis 34(2): 235.

Zinkin L (1983) Malignant mirroring. Group Analysis 16(2): 113-26.

心理动力学团体分析的著作

Barnes B, Ernst S, Hyde K (1999) An Introduction to Groupwork: A Group- Analytic Perspective. London: Macmillan.

Brown D, Zinkin L (eds) The Psyche and the Social World: Developments in Group-Analytic Theory. London: Routledge.

Foulkes E (ed) (1990) Selected Papers of S.H. Foulkes: Psychoanalysis and Group Analysis. London: Karnac.

Foulkes SH (1948) Introduction to Group-Analytic Psychotherapy. London: Heinemann. Maresfield reprint, 1984.

Foulkes SH (1964) Therapeutic Group Analysis. London: Allen and Unwin; reprinted London: Karnac (1984).

Foulkes SH, Anthony EJ (1965) Group Psychotherapy: The Psychoanalytic Approach, 2nd edition. London: Penguin Books.

Foulkes SH (1975) Group-Analytic Psychotherapy: Method and Principles. London: Gordon and Breach.

Heigl-Evers A (1978) Konzepte der Analytischen Gruppentherapi. Gottingen: Vandenhoek und Ruprecht.

Karterud S (1999) Gruppe Analyse og psykodynamisk gruppepsykoterapi. Oslo: Pax Forlag.

Kennard D, Roberts J, Winter DA (1993) A Workbook of Group-Analytic Interventions. London and New York: Routledge.

Pines M (1983) The Evolution of Group Analysis. London and New York: Routledge and Kegan Paul.

Pines M (1998) Circular Reflections: Selected Papers on Group Analysis and Psychoanalysis. London and Philadelphia: Jessica Kingsley.

Pines M, Rafaelsen L (1982) (eds) The Individual and the Group: Boundaries and Interrelations. Volume 1: Theory. Volume 2: Practice. New York: Plenum Press.

Roberts J, Pines M (1991) (eds) The Practice of Group Analysis. London: Tavistock / Routledge.

Thompson S (1999) The Group Context. London: Jessica Kingsley.

相关资料中关于团体分析的章节

Behr HL, Hearst LE, van der Kleij GA (1985) Die Methode der Gruppenanalyse im Sinne von Foulkes. In: P Kutter (ed) Methoden und Theorien der Gruppenpsychotherapie: Psychoanalytische und tiefenpsychologische Perspektiven. Stuttgart: Frommann-Holzboog.

Pines M, Hearst LE (1993) Group analysis. In: HI Kaplan and BJ Sadock (eds) Comprehensive Group Psychotherapy, 3rd edition. Baltimore: Williams and Wilkins.

Pines M, Hutchinson S (1993) In: A Alonso and HI Swiller (1993) Group Therapy in Clinical Practice. Washington and London: American Psychiatric Press.

Pines M, Hearst LE, Behr HL (1982) Group analysis (group analytic psychotherapy). In: GM Gazda (ed) Basic Approaches to Group Psychotherapy and Counselling, 3rd edition. Springfield, IL: Charles C Thomas.

SchlapoberskyJ, Pines M (2000) Group methods in adult psychiatry. In: MG Gelder, JJ Lopez-Ibor, N Andreasan (eds) The New Oxford Textbook of Psychiatry. Oxford: Oxford University Press.

团体治疗相关资料

Alonso A, Swiller HI (1993) Group Therapy in Clinical Practice. Washington and London: American Psychiatric Press.

Ettin MF (1992) Foundations and Applications of Group Psychotherapy: A Sphere of Influence. Boston: Allyn and Bacon.

Gazda GM (1982) (ed) Basic Approaches to Group Psychotherapy and Counselling, 3rd edition. Springfield, IL: Charles C. Thomas.

Grotjahn M. (1977) The Art and Technique of Group Therapy. New York: Jason Aronson.

Kaplan HI, Sadock BJ (1993) Comprehensive Group Psychotherapy, 3rd edition. Baltimore: Williams and Wilkins.

Mullan H, Rosenbaum M (1978) Group Psychotherapy: Theory and Practice. New York: Free

Press.

Rutan JS, Stone WN (1993) Psychodynamic Group Psychotherapy. New York: Guilford Press.

Scheidlinger S (1980) Psychoanalytic Group Dynamics: Basic Readings. New York: International Universities Press.

Schermer VL, Pines M (eds) (1994) Ring of Fire: Primitive Affects and Object Relations in Group Psychotherapy. London and New York: Routledge.

Shaffer JBP, Galinsky MD (1989) Models of Group Therapy and Sensitivity Training, 2nd edition. Princeton, NJ: Prentice-Hall.

Whitaker DS, Lieberman MA (1964) Psychotherapy Through the Group Process. Chicago: Aldine.

WhiteleyJS, Gordon J (1979) Group Approaches in Psychiatry. London: Routledge and Kegan Paul.

Yalom ID (1995) Theory and Practice of Group Psychotherapy, 4th edition. New York: Basic Books.